SEUCHEN

UND

ANSTECKENDE KRANKHEITEN

DER HAUSSÄUGETHIERE.

ALLGEMEINE LEHRE

DER

SEUCHEN

UND

ANSTECKENDEN KRANKHEITEN

DER

HAUSSÄUGETHIERE.

VORLESUNGEN

MIT ERGÄNZENDEN UND RECHTFERTIGENDEN BEILAGEN.

VON

CHRISTIAN JOSEPH FUCHS,

PROFESSOR DER VETERINÄR-MEDICIN AN DER UNIVERSITÄT HEIDELBERG.

LEIPZIG,

VERLAG VON VEIT & COMP.

1862.

VORWORT.

Als ich vor 20 Jahren mein „Handbuch der allgemeinen Pathologie der Haussäugethiere“ schrieb, empfand ich es als ein Bedürfniss für die Fortbildung des Thierheilwesens, dass vorzugsweise die wissenschaftlichen Grundlagen der Hauptdisciplinen desselben gefördert werden möchten, und glaubte ich in mir den Beruf zu erkennen, in dieser Richtung etwas beitragen zu können. Diesem Glauben getreu, habe ich seither, trotz meinem umfangreichen Dienste an der ehemaligen Thierarzneischule in Karlsruhe und in verschiedenen Nebenstellungen, und ungeachtet vieler anderweitigen literarischen Arbeiten, ausser dem genannten Handbuche, eine allgemeine Hygiene nach dem Französischen, sowie selbstständig eine allgemeine Therapie und eine pathologische Anatomie, welche letztere ebenfalls vorzugsweise eine allgemeine ist, bearbeitet und herausgegeben. Diesem Cyclus schliesst sich die vorliegende Schrift an und findet derselbe dadurch einen gewissen Abschluss; ob aber dieser Cyclus in der Folge meinerseits noch eine Erweiterung finden werde, das hängt von der nicht vorauszusehenden Gunst der Zukunft ab.

Die Form des Hauptinhaltes der gegenwärtigen Schrift wurde dadurch bedingt, dass er einen Theil derjenigen Vorlesungen ausmacht, die ich im Sommersemester 1861 vor Studirenden der Medicin hielt. Es ist zu erwarten, dass eben diese Form wegen ihrer Fasslichkeit und Eindringlichkeit auch den Lesern willkommen sein wird, zumal da der Inhalt der Vorlesungen, wo es nothwendig erschien, durch Beilagen weitere wissenschaftliche Ausführungen erhalten hat, die namentlich in Betreff der Giftpflanzen und der Pflanzenkrankheiten einem längst anerkannten Bedürfnisse entsprechen dürften.

Die ermunternde Aufnahme, welche meine früheren Schriften gefunden haben, berechtigt zur Hoffnung, dass auch die gegenwärtige, die ich wenigstens mit besonderer Neigung und einem der Wichtigkeit des Gegenstandes entsprechenden Fleisse bearbeitete, freundlich entgegengenommen, und bei anderen Collegen eine Anregung zur Fortbildung ihrer Materie werden wird.

Heidelberg, am 4. Jan. 1862.

Der Verfasser.

INHALTS-ÜBERSICHT.

ELFTE VORLESUNG.

Beilage A. zu Seite 53.

Beilage B. zu Seite 90.

Zusammenstellung der Beobachtungen und Versuche über die den Hausthieren schädlichen phanerogamischen Pflanzen.

Beilage C. zu Seite 91.

Die Krankheiten der Culturgewächse und ihre Nachtheile.

Beilage D. zu Seite 102.

Uebersicht der bemerkenswerthesten Seuchen und ansteckenden Krankheiten der Haussäugethiere.

A. Reine (d. h. nicht ansteckende) Seuchen.

B. Ansteckende Seuchen oder Einzelkrankheiten, deren Contagien ihrem Wesen nach unbekannt sind.

I. Krankheiten mit einem flüchtigen Contagium.

II. Krankheiten mit einem gewöhnlich gebundenen (fixen), unter Umständen aber flüchtig werdenden Contagium.

III. Krankheiten mit einem stets gebundenen (fixen) Contagium.

IV. Krankheiten, deren Vorkommen als specifische bei den Hausthieren überhaupt zweifelhaft, daher es auch insbesondere ihre Ansteckungsfähigkeit ist.

C. Ansteckende Krankheiten, deren Contagien aus Parasiten bestehen.

Beilage E. zu Seite 160.

ERSTE VORLESUNG.

Wie fast eine jede Disciplin der Medicin und Thierheilkunst in eine allgemeine und besondere Lehre eingetheilt wird, so kann diess auch mit der Lehre von den Seuchen und ansteckenden Krankheiten unserer Haussäugethiere geschehen.

In dem allgemeinen Theile dieser Lehre, welcher uns hier beschäftigen wird, soll Das abgehandelt werden, was bei einer jeden einzelnen Seuche und ansteckenden Krankheit mehr oder weniger in Betracht kommt, und somit ist unsere allgemeine Lehre, da sie wie jede andere der Art eine Absonderung aus speciellen Erfahrungen und deren Erklärungen ist, eine Vorkenntniss, welche für das gehörige Verständniss der speciellen Lehre der Seuchen und ansteckenden Krankheiten vorausgesetzt wird und in dieser letzteren zeitraubende Wiederholungen entbehrlich macht.

Die Gesammtlehre von den Seuchen und ansteckenden Krankheiten der Haussäugethiere, mithin die allgemeine im Verein mit der speciellen, hat fast ein eben so grosses Interesse für den Mediciner, wie für den Thierarzt; für die Staatsheilkunde aber, also ebensowohl für den Staatsarzt, wie für den Staatsthierarzt ist die Kenntniss derselben geradezu unentbehrlich.

Für die Mediciner überhaupt ist diese Lehre insofern beachtenswerth, als sie zu fruchtbaren Vergleichungen zwischen den Krankheiten der Menschen und Thiere Veranlassung gibt, insbesondere hinsichtlich ihrer ursächlichen Verhältnisse und der Verschiedenheit ihrer Wirkung in verschiedenartig organisirten Wesen; für den Staatsarzt ist dieselbe aber insofern unentbehrlich, als ihm auch die Sorge für das Heil der Hausthiere im Allgemeinen anheimfällt, und als er insbesondere die Pflicht hat, diejenigen Schädlichkeiten von den Menschen abzuhalten, welche ihnen aus Seuchen und ansteckenden Krankheiten jener Thiere erwachsen können.

Die allgemeine Sorge des Staatsarztes für das Heil der Hausthiere gründet sich auf die hohe Bedeutung, welche dieselben, insbesondere die landwirthschaftlichen Haussäugethiere, — ich meine das Pferd, den Esel und ihre Bastarde, ferner das Rind, das Schaf, die Ziege und das Schwein — als Privat- und National-Vermögen haben, insofern von der Erhaltung derselben das Heil der Menschen zum grössten Theile abhängig ist; ja man muss sogar unserer gegenwärtigen Einsicht gemäss behaupten, dass ohne blühenden Hausthierstand eine gesunde und kräftige Entwicklung der Menschheit, eine hohe Civilisation gar nicht möglich ist. Wie gross aber die Gefahr ist hinsichtlich besonderer Schädlichkeiten, welche den Menschen aus Thierkrankheiten erwachsen können, das wird sich im Verlaufe der Vorträge hinsichtlich der Ansteckungsstoffe, des Genusses schädlichen Fleisches, ungesunder Milch u. s. w. genügend herausstellen, wogegen es hinwiederum bekannt ist, dass eine ansteckende Thierkrankheit den Menschen zur ausgezeichneten Wohlthat geworden ist (Kuhpocke).

Bei gehöriger Beherzigung des eben Gesagten werden sich meine geehrten Zuhörer gewiss aufgefordert fühlen, unserer Lehre eine angemessene Aufmerksamkeit zu schenken. So diess geschieht, werden die entsprechenden Früchte daraus erwachsen; es wird über Manches Aufklärung erfolgen, was Ihnen bisher dunkel geblieben ist. Denn die Lehre von den Seuchen und ansteckenden Krankheiten hat auf dem Gebiete der Veterinär-Medicin, trotz ihrer Jugend, einen Standpunct erreicht, der, — ich darf es ohne die geringste Ueberhebung meines Faches wohl sagen — dem auf dem Gebiete der Menschenheilkunst errungenen mindestens nicht nachsteht. Die Möglichkeit der Erreichung dieses Standpunctes liegt aber in dem Gegenstande selbst, insofern sich auf dem Gebiete der Thierheilkunst, aus Gründen, deren Erörterung noch nicht hierher gehört, öfter Gelegenheit zur Beobachtung, wenigstens von Seuchen bietet, als auf dem Gebiete der Menschenheilkunst, und insofern auf dem Gebiete der Thierheilkunst hinsichtlich der Seuchen, insbesondere aber der ansteckenden Krankheiten, aus nahe liegenden Gründen, der Weg der Forschung durch Versuche eher eingeschlagen werden kann, und auch häufiger betreten worden ist, als auf dem Gebiete der Menschenheilkunde.

Bei gehöriger Aufmerksamkeit auf unsere Lehre werden meine Zuhörer, ausser den bereits bezeichneten Vortheilen noch einen Gewinn haben, den hervorzuheben mir besonders am Herzen liegt; es ist der: dass, wenn Sie dereinst als Staatsärzte auftreten, Sie sich dann wissenschaftlich gebildeten Thierärzten gegenüber nicht beengt fühlen werden; dass Sie die Thierheilkunst, welche leider noch so oft als ein unbedeutender Anhang der Medicin angesehen wird, gerade weil dieselbe auf den Lehrstühlen der Universitäten und in den ärztlichen Prüfungen von Nichtthierärzten so behandelt wird, — dass Sie, sage ich, die Thierheilkunst unter jener Voraussetzung und mit Hitansetzung von Vorurtheilen werden achten lernen, und dass diese Achtung für die Thierheilkunst derselben hinwiederum zum Segen gereichen werde, insofern es zur Zeit noch meist Staatsärzte sind, welchen die Sorge für die Organisation des Veterinärwesens und die Ueberwachung desselben anheimgegeben ist. Indess machen viele Staaten Deutschlands hievon bereits eine anerkennenswerthe Ausnahme, insofern in denselben dem Veterinärwesen eine mehr oder minder umfangreiche eigene Vertretung eingeräumt ist; doch habe ich nicht das Vergnügen hinzusetzen zu können, dass Baden, welches sonst durch Einsicht und Freisinnigkeit in Deutschland hervorleuchtet, ebenfalls zu diesen Staaten gehört.

Leider kann ich Ihnen kein Buch zur Selbstbelehrung über unsere gegenwärtige Aufgabe anempfehlen, und zwar aus dem Grunde nicht, weil keines vorhanden ist, welches die allgemeine Lehre der Seuchen und ansteckenden Krankheiten der Haussäugethiere ausführlich genug und in einer dem gegenwärtigen Standpuncte der Wissenschaft entsprechenden Weise behandelte. Das, was in das Gebiet unserer Lehre gebracht werden kann, findet sich zerstreut in vielartigen Schriften, und namentlich in den Hand- und Lehrbüchern über allgemeine und specielle Pathologie und Therapie der Haussäugethiere, sowie auch manches Beachtenswerthe, zumal wenn es auf eigener Erfahrung beruht, in ärztlichen Schriften sich vorfindet. Die Angabe der vorzüglicheren Bücher dieser Art gehört aber in die specielle Lehre; hier mögen nur die folgenden Beachtung finden, wovon die beiden letzten auch den allgemeinen Theil berücksichtigen.

Mundigl, Allgemeine Ansichten über die Seuchen unserer Hausthiere. München 1817.

Körber, Handbuch der Seuchen und ansteckenden Krankheiten der Hausthiere. Quedlinburg und Leipzig 1835.

Wirth, Lehrbuch der Seuchen und ansteckenden Krankheiten der Hausthiere. Zürich 1838.

Wenn ich vorläufig eine allgemeine Uebersicht des hier Abzuhandelnden geben soll, so wäre es folgende: Zunächst werden wir uns mit der Begriffsbestimmung der Seuchen und ansteckenden Krankheiten, sowie mit der Eintheilung derselben zu befassen haben; hierauf alsdann mit dem sehr wichtigen Kapitel der ursächlichen Veranlassungen der Seuchen und ansteckenden Krankheiten. Ferner wird eine Uebersicht der Seuchen und ansteckenden Krankheiten versucht, und sollen unter denselben vorzugsweise diejenigen hervorgehoben werden, welche ein besonderes Interesse für den Staatsarzt in den früher gedachten Beziehungen haben, und schliesslich wird sodann der Gang der Seuchen und ansteckenden Krankheiten, deren Vorbauung und Tilgung mit besonderer Berücksichtigung der dabei zu beobachtenden polizeilichen Massregeln besprochen; alles diess aber, wie sich hier von selbst versteht, vom allgemeinen Standpuncte aus.

Sie sehen, dass in dieser kurzen Uebersicht von der Geschichte der Seuchen, die man vielleicht erwartet, nicht die Rede ist, und zwar aus dem Grunde nicht, weil sie in ihrem gegenwärtigen Zustande nur wenig allgemein Verwerthbares bietet. Das, was sie in dieser Art gewährt, betrifft vorzugsweise die Aetiologie, und wird bei dieser nebenbei Berücksichtigung finden. Das Uebrige aber, insbesondere das geschichtlich Denkwürdige hinsichtlich der Benennungen der Seuchen und ansteckenden Krankheiten, sowie die chronologischen Verhältnisse der letzteren finden in der speciellen Lehre der Seuchen und ansteckenden Krankheiten den geeignetsten Platz.

Inzwischen sind folgende geschichtliche Werke über Seuchen und ansteckende Krankheiten der Hausthiere zu merken:

J. J. Paulet, *Recherches historiques et physiques sur les maladies épizootiques. Paris* 1775. 2 *Vol.* 8. In's Italienische übersetzt durch Lotti. Venedig 1785. 2 Vol. 4. In's Deutsche übersetzt durch Rumpelt: Beiträge zur Geschichte der Viehseuchen. Dresden 1776. 2 Bde. 8.

B. Laubender, Seuchengeschichte der landw. Hausthiere, von den ältesten Zeiten herab bis auf das Jahr 1811. München 1811. 2 Bde. 8.

L. Metaxa, *delle Malattie contagiose et epizootiche*, *compendio storico delle principali epizootie. Roma* 1817. 2 *Tom.* 8.

Dupuy, *Traité historique et pratique sur les maladies épizootiques des bêtes à cornes et à laine*, *ou sur la picote et la clavellée. Paris* 1837. 8.

Fortunato Bianchini, *Osservazioni intorno alla medicina veterinaria del Friuli.* In der *Memorie della Societa d'agricultura d' Udine. Vol.* 1. *p.* 197.

P. Adami, Beiträge zur Geschichte der Viehseuchen in den K. K. Erbländern. Wien 1781. 8.

J. B. Franque, Geschichte der Hausthierseuchen im Herzogthum Nassau seit dem Ende des vorigen Jahrhunderts. Frankfurt 1834.

T. M. Bottani, *delle Epizoozie de veneto dominio, Venezia* 1819. 8.

Ausserdem findet man nur noch Weniges in den Seuchenbeschreibungen der Menschen.

Von den hier genannten geschichtlichen Werken sind unstreitig die von Paulet und Franque die besten, weil die zuverlässigsten, da sie grösstentheils auf eigenen Quellenstudien und Untersuchungen ihrer Verfasser beruhen. Für den, welcher in das vergleichende Studium der Krankheiten des Menschen und der Thiere tiefer eindringen will, ist das folgende Werk dringend zu empfehlen:

Heusinger, *Recherches de pathologie comparée.* 2 Bde. in 4. Cassel 1844.

Wir schreiten nach dieser kurzen Einleitung zur Sache, und fragen zunächst:

Was ist eine Seuche.

Als Seuche wird auf beiden Gebieten der Medicin eine Krankheit bezeichnet, welche eine grössere Zahl, auf einem mehr oder minder ausgedehnten Raume lebender Individuen der menschlichen Gattung, oder einer oder mehrerer Thierarten zugleich oder kurz nach einander befällt, und bei allen diesen Individuen aus gleichen wesentlichen Symptomen besteht.

Hiemit wird die Seuche dem Einzelfalle oder der sporadischen Krankheit gegenüber gestellt, aber nicht entgegengesetzt, insofern gewisse Krankheiten ebensowohl als Einzelfälle, wie auch als Seuchen aufzutreten vermögen, wie es z. B. mit dem Milzbrande, mit den Typhuskrankheiten überhaupt u. a. der Fall ist. Zuweilen pflegt man die Seuche der individuellen Krankheit, d. h. der Krankheit des einzelnen Individuums gegenüber zu stellen, und sodann die individuelle Krankheit gleich der sporadischen zu achten. Diess scheint aber insofern nicht thunlich, als auch ein jeder Einzelfall einer wirklichen Seuche als ein individueller betrachtet werden kann, weil die Seuchenkrankheit ebensowohl wie eine jede andere durch die besondere Artung der Individuen eine individuelle Prägung erlangt; und desshalb stellt man ja auch an eine gründliche Diagnose die Forderung, die Krankheiten zu individualisiren. Ebensowenig bin ich heute damit einverstanden, — obwohl ich es früher selbst in meiner allgemeinen Pathologie gesagt habe — dass die allgemeine Krankheit zu der örtlichen oder gar der Krankheit eines einzelnen Organes sich verhalte, wie die Seuche zu dem Einzelfalle, und bin ich insofern nicht mehr damit einverstanden, als örtliche und allgemeine Krankheiten ihrer Natur nach stets verschieden sind, nicht aber immer die Seuchenkrankheit und die sporadische.

Die Seuche wird auf beiden Gebieten der Medicin als herrschende oder als gemeinschaftliche Krankheit bezeichnet, und zwar als letztere mit Rücksicht auf die Gemeinsamkeit der ursächlichen Verhältnisse für die eine Seuche darstellenden Einzelfälle. Auf dem eigentlichen Gebiete der Medicin aber ist die Seuche Volkskrankheit, während sie auf dem Gebiete der Veterinär-Medicin als Heerdenkrankheit erscheint; auf jenem heisst die Seuche Pandemie, auf diesem Panzootie, bezw. *morbus pandemicus et panzooticus*. Bezeichnender dürfte es sein, die panzootische Krankheit, insofern sie Hausthiere betrifft, als pankteniscbe, *morbus panktenicus*, zu bezeichnen; aber es ist diess nicht üblich, und unnöthigerweise soll man nicht von dem üblichen Sprachgebrauche abgehen. Davor aber ist hier zu warnen, dass nicht eine Thierseuche als Pandemie, und eine Menschenseuche als Panzootie bezeichnet werde, wie namentlich jenes in der That öfter geschieht. Denn Pandemie unter den Thieren würde soviel heissen, als: Volkskrankheit unter den Thieren, und Panzootie unter den Menschen würde soviel sagen, als: Thierseuche unter den Menschen. Diess letztere könnte nur insofern gerechtfertigt erscheinen, als der Mensch wirklich das vollkommenste Thier, demnach zunächst Thier und dann erst Mensch ist, und insofern eine seuchenhaft auftretende und für den Menschen ansteckende Thierkrankheit, eine Zoonose, durch Uebertragung auch seuchenhaft unter den Menschen sich ausbreitete, wie es kaum jemals vorkommen wird, noch vorgekommen ist. Jene Warnung ist ebenso zu beachten hinsichtlich der sogleich zu erörternden Ausdrücke Epidemie und Epizootie, sowie Endemie und Enzootie.

Unter die allgemeineren Begriffe Pandemie und Panzootie fallen einerseits die besonderen Begriffe Epidemie und Endemie, und anderseits die Begriffe Epizootie und Enzootie, oder bezw. die Begriffe *morbus epidemicus et endemicus*, sowie *morbus epizooticus et enzooticus*. Demnach kann die Lehre von den Seuchen auf medicinischem Gebiete bezw. als Pan-, Epi- und Endemiologie, auf thierärztlichem Gebiete als Pan-, Epi- und Enzootiologie bezeichnet werden.

Nunmehr fragt es sich: wodurch werden auf unserem Gebiete die epizootischen und enzootischen Krankheiten unterschieden?

Diese Unterscheidung ist schon ziemlich gründlich dadurch gegeben, dass man die enzootischen Krankheiten als Ortsseuchen, die epizootischen als Landseuchen bezeichnet, und will man damit zu erkennen geben, dass die ursächlichen Veranlassungen der Enzootie ortseigene, an die Oertlichkeit gebundene, insbesondere aus den Bodenverhältnissen stammende sind, die sich zwar überhaupt vermindern, beschränken, oder gar beseitigen lassen, deren Vermeidung aber aus landwirthschaftlichen Rücksichten nur selten thunlich ist. Dagegen die ursächlichen Veranlassungen zu den Epizootien allgemein verbreitete, in der Atmosphäre enthaltene Schädlichkeiten oder in gewissen Zuständen der Atmosphäre bestehende sind, welche sich entweder nicht oder kaum vermeiden, vermindern oder beseitigen lassen. Um sich das eben Gesagte an Beispielen klar zu machen, denke man rücksichtlich der Enzootie an die Knochenbrüchigkeit des Rindviehes, die durch ungeeignetes Futter einer Oertlichkeit entstehen kann, das zwar vermieden werden könnte, wenn es die landwirthschaftlichen Interessen erlaubten, von anderswoher Futter anzukaufen und das eigene vermodern zu lassen. Hinsichtlich der Epizootie, insofern sie von einem gewissen Zustande der Atmosphäre abhängig ist, erinnere man sich der so häufig vorkommenden katarrhalischen Zustände der Luftwege; und endlich hinsichtlich der Epizootie, insofern sie von einer schädlichen Beimischung der Atmosphäre abhängig ist, denke man an die Pockenseuche der Schafe in Folge des ihr eigenthümlichen, sehr flüchtigen Ansteckungsstoffes.

Jedoch darf man es mit jener Unterscheidung nicht allzu genau nehmen, denn die Natur bindet sich nicht an unsere Systematik. So kann z. B. eine Seuche wegen besonderer Bodenverhältnisse als Enzootie vorkommen, aber auch bei gewisser Witterungs- oder Luftbeschaffenheit als Epizootie, wie es u. a. die Fäule der Schafe beweist. Und so kann auch selbst ein Einzelfall, wenn er von einem fixen Contagium begleitet ist, unter den gewöhnlichen Verhältnissen zu einer Enzootie, und wenn er von einem flüchtigen Contagium begleitet ist, zu einer Epizootie Veranlassung geben; und endlich kann selbst eine mit einem fixen Contagium versehene Krankheit unter ungewöhnlichen Verhältnissen, in denen die gewöhnlichen Beschränkungen, wie z. B. im Kriege, nicht mehr stattfinden, die

Veranlassung zu einer Epizootie sein, wofür die Räude der Schafe hinsichtlich des fixen und die Lungenseuche des Rindviehes hinsichtlich des flüchtigen Contagiums die Belege liefern.

Da die Seuchen entweder von einem Ansteckungsstoffe begleitet sind, oder nicht, so werden sie in ansteckende oder nicht ansteckende, *morbi panzootici contagiosi v. non contagiosi,* unterschieden. Die nicht ansteckenden Seuchen werden auch als reine bezeichnet, während diejenigen ansteckenden Seuchen, welche bei uns nicht ursprünglich entstehen, sondern sich hierher nur durch einen Ansteckungsstoff verbreiten, Contagionen genannt werden. Andere Unterscheidungen der Seuchen, welche, wie das in der Folge näher erörtert werden wird, wichtig für die Erforschung ihrer ursächlichen Bedingungen sind, gründen sich darauf, ob sie an gewisse Jahreszeiten und an die in denselben herrschenden Witterungs-Verhältnisse gebunden sind, oder ob sie, ohne Rücksicht auf diese Verhältnisse eine längere Zeit, die Jahreszeiten überdauernd, fortherrschen. Die Ersteren werden Jahres- oder Witterungsseuchen, *morbi panzootici annui*, und nach ihrem Auftreten im Frühling, Sommer, Herbst oder Winter *m. p. vernales, aestivales, autumnales et hyemales;* die andern aber, im Gegensatz der eben genannten vorübergehenden, *m. p. transitorii,* stehende oder ausdauernde Seuchen, *m. p. stationarii v. perennes* genannt. Tritt endlich zwischen den Panzootien oder dieselben unterbrechend eine mehr oder minder grosse Zahl sporadischer Fälle von anderer Art, als die seither herrschende Seuche auf, so nennt man dieselben zwischenlaufende Krankheiten, *morbi intercurrentes;* die aber dann meist, weil sie unter der herrschenden Seuchenconstitution, dem *genius panzooticus,* auftreten, eine mehr oder minder starke Färbung von derselben erhalten, was als *complicatio panzootica,* bezw. als *compl. epizootica v. enzootica* bezeichnet wird. Von den zwischenlaufenden Krankheiten sind die zwischenlaufenden Seuchen zu unterscheiden *(morbi epizootici intercurrentes);* so kann z. B. die Maul- und Klauenseuche beim Rindvieh innerhalb der länger dauernden Lungenseuche, und selbst an den mit dieser behafteten Individuen ablaufen, was, beiläufig gesagt, zuweilen zu der irrthümlichen Annahme geführt hat, dass beide Seuchen in einem ursächlichen Verhältnisse zu einander stünden.

Wie aus dem Vorhergehenden ersichtlich, haben wir die Panzootie als Gattungsbegriff aufgestellt, unter den die Epizootie und Enzootie als Artbegriffe fallen; es wird aber auch von anderen Pathologen die Panzootie als erweiterter Begriff der Epizootie in der Art genommen, dass diese letztere dann, wenn sie in grosser Ausdehnung auftritt, oder wenn sie sich auf mehrere Thierarten erstreckt, als Panzootie bezeichnet wird. Es ist ein Uebelstand, dass in der Pathologie mit den gleichen Ausdrücken nicht immer gleiche Begriffe verbunden werden; man hat sich daher zunächst mit den Begriffsbestimmungen der Kunstausdrücke bei den verschiedenen Pathologen bekannt zu machen, bevor man ihre fernere Anwendung in Betracht zieht.

Bisher haben wir keine besonderen Schwierigkeiten bei der Bestimmung desjenigen, was Epizootie oder Enzootie oder überhaupt eine Seuche ist, gefunden; es ist jedoch nicht zu umgehen, hier wenigstens auf ein paar aufmerksam zu machen. Wenn in einem mehr oder minder grossen Rindviehstande zum Zwecke einer Vorbauungscur Salpeter zu geben verordnet würde, und man reichte anstatt dessen durch Verwechslung, wie es zuweilen wirklich vorgekommen ist, Bleizucker, so sind alsdann Vergiftungen bei allen denjenigen Thieren, welche davon erhalten haben, unausbleiblich. Ist nun die hiedurch entstehende Krankheit eine Enzootie? Wir werden alle ohne Zögerung antworten: Nein! Wenn nun aber in der Umgebung eines Bleibergwerkes durch die dort befindlichen Aufbereitungsstoffe das Futter der Waiden und das Wasser der Tränken mit Bleitheilen verunreinigt wird, und auch hier bei dem Waidvieh, wenn die gefährlichen Stellen nicht vermieden werden, jahraus und jahrein Bleivergiftungen vorkommen, wie es von mir untersuchte und beschriebene Reviere gibt, — ist dann etwa ein solches Ereigniss als Enzootie, und zwar als stationäre zu bezeichnen? — Jetzt werden wir mit der Antwort zurückhalten. Dieselbe Bewandtniss hat es mit Vergiftungen durch Pflanzen im Stalle und auf der Waide, wenn solche sich in einer Gegend, wo schädliche Pflanzen häufig vorkommen, ereignen. In solchen Fällen werden wir das Ereigniss ebensowohl als Enzootie bezeichnen, als auch unter die zufälligen Vergiftungen zählen dürfen. Als Enzootie dürfen wir insofern ein solches Ereigniss ansehen, als es hier ebenfalls der Boden ist, — was früher als vorzugsweises charakteristisches Merkmal der Enzootie aufgestellt wurde, — der die ortseigene herrschende Krankheit veranlasst, und zwar bei der Bleikrankheit unmittelbar, bei der Krankheit durch Giftpflanzen mittelbar.

Noch weniger werden wir anstehen, das sog. Blutharnen des Rindviehes, *haematuria v. mictus cruentus*, wenn diese Krankheit in einer Oertlichkeit herrschend auftritt, als Enzootie zu bezeichnen, obwohl hinsichtlich dessen Entstehung ebenfalls der Genuss schädlicher Pflanzen vorzugsweise beschuldigt wird, indess die Wahrheit dieser Beschuldigung noch nicht bewiesen ist, und zudem auch die genannte Krankheit zuweilen in epizootischer Verbreitung vorkommt. Hier ist es also die Unsicherheit in der Kenntniss der ursächlichen Veranlassungen, welche uns eine grössere Sicherheit in der Bezeichnung der Krankheit als Enzootie verstattet; und so verhält es sich in der That mit den meisten Enzootien. So z. B. ist es wohl gerechtfertigt, wenn wir die Miasmen, überhaupt die Malaria, oft als die Hauptbedingung zur Entstehung von Epi- und Enzootien bezeichnen, doch ist uns das Wesen der Malaria, worüber später Ausführliches, noch nicht genau bekannt.

Eine weitere Schwierigkeit, welche sich bei der Bestimmung einer Krankheit als Seuche ergibt, ist dem thierärztlichen Gebiete eigenthümlich, und soll dieselbe hier noch kurz hervorgehoben werden. Die Viehversicherungen nämlich schliessen entweder den Schadenersatz des Verlustes an Seuchen aus oder nicht, oder ihre Wirksamkeit bezieht sich ausschliesslich auf Seuchen, indem bestimmte Seuchenkrankheiten genannt werden oder auch nicht. Werden die Seuchen, wie es insbesondere in, auf Gemeindeverbänden beschränkten gegenseitigen Assecuranzen Regel ist, ausgeschlossen, weil der Schadenersatz denselben zuweilen bei Seuchen unerschwinglich werden kann, oder dehnt eine Assecuranz ihre Wirksamkeit ausschliesslich auf Seuchen aus, indem bestimmte genannt werden oder auch nicht, so entsteht alsdann natürlich die Frage: wann ist eine

Krankheit als Seuche anzusehen, wann nicht? — Ist schon der Einzelfall, kann man ferner fragen, wenn er einer, gewöhnlich oder anderwärts seuchenhaft auftretenden Krankheit angehört, wie es z. B. mit der Lungenseuche des Rindviehes und mit dem Milzbrande sich öfter ereignet, als Seuchenfall zu bezeichnen oder nicht? — Erwägt man nun hiebei noch die sich oftmals bei der Diagnose ergebenden Schwierigkeiten oder Leichtfertigkeiten und die Schwankungen auf dem wissenschaftlichen Gebiete hinsichtlich der Zahlenverhältnisse bei der Seuchenbestimmung, so scheint zum Behufe der, in der Regel es mathematisch genau nehmenden Assecuranzen und ihrer rechtlichen Handhabung, sowie um endlosen Reclamationen der Schadenersatz-Suchenden vorzubauen, nichts anderes übrig zu bleiben, als den Begriff der Seuche in der Art praktisch zu bestimmen, dass zu ihr die unter sich ähnlichen und tödtlichen Krankheitsfälle gehören, wenn sie in einer bestimmten Zeit und in einem bestimmten Raume eine bestimmte und festgesetzte Zahl übersteigen. Ja sogar kann es zum Behufe der Vermeidung der Ueberbürdung der zu einer gegenseitigen Assecuranz Beitrag Leistenden räthlich sein, zu bestimmen, dass, selbst ohne Rücksicht auf die Natur der Krankheit und die Aehnlichkeit der Fälle, in conventioneller Weise die Gegenwart einer Seuche dann angenommen wird, wenn die Sterbefälle eine bestimmte Zahl in einer bestimmten Zeit im Assecuranzverbande erreichen. Freilich verhält sich die Sache anders, wenn eine Assecuranz ausdrücklich Ersatz oder auch keinen leistet für die Einzelfälle einer bestimmten und genannten Krankheit, welche gewöhnlich seuchenhaft auftritt; alsdann kommt es nur auf bestimmte, wissenschaftlich festzustellende Diagnosen an.

Ganz abgesehen hier von den nahe liegenden Eigenthümlichkeiten des Thierheilwesens, welche aus der Verschiedenheit der Organisation der Thiere und der davon abhängigen Verschiedenheit der physiologischen, pathologischen, und therapeutischen Processe fliessen, bieten sich noch zahlreiche andere dar, welche insgesammt darauf fussen, dass den Hausthieren, insbesondere den landwirthschaftlichen in der Regel nur ein Sachenwerth beigelegt wird, und dass sie als Mittel betrachtet werden, die landwirthschaftlichen Zwecke zu erreichen, und sonach sich auch unter den Grundsatz zu beugen haben: mit den geringstmöglichen Mitteln die grösstmögliche Production fördern und die Producte zu den höchstmöglichen Preisen absetzen zu helfen. Auf aus dieser Quelle fliessenden Eigenthümlichkeiten des Thierheilwesens findet sich in den speciellen Lehren derselben öfter Gelegenheit hinzuweisen; um inzwischen hier nur Weniges anzudeuten, möge bemerkt werden, dass selbst Körperverstümmlungen und Schwächung der Constitution der Thiere geduldet werden müssen, wenn solche zur Erreichung landwirthschaftlicher Zwecke dienlich sind, so jene durch die Castration, um die Thiere fügsamer, milchergiebiger und mastfähiger zu machen, diese, nämlich die Schwächung der Constitution z. B. bei den Schafen, um sie zur Hervorbringung feiner Wolle zu befähigen. Da wir uns aber in den gegenwärtigen Vorlesungen ausschliesslich auf dem Gebiete der Seuchen und ansteckenden Krankheiten umzusehen haben, so möge für heute schliesslich nur noch bemerkt werden, dass mit solchen behaftete Thiere, wenn die Kosten ihrer Cur voraussichtlich in einem Missverhältnisse mit ihrem Werthe stehen sollten, sie dann zu tödten und auf die bestmögliche Weise zu verwerthen sind, oder dass insbesondere mit ansteckenden Krankheiten behaftete Thiere, wenn sie eine erhebliche Gefahr für den Menschen oder das übrige Eigenthum an Vieh bieten sollten, zu tödten und je nach Umständen gründlich zu beseitigen sind.

In der folgenden Vorlesung werden wir uns zunächst mit der Begriffsentwicklung der ansteckenden Krankheit zu befassen haben, und hieran anschliessend sofort mit der Betrachtung der wichtigsten ursächlichen Veranlassungen der Seuchen und ansteckenden Krankheiten, nämlich der Contagien und Miasmen beginnen.

ZWEITE VORLESUNG.

Was ist eine ansteckende Krankheit?

Diese Frage ist, insbesondere hinsichtlich der wichtigsten und häufigsten ursächlichen Bedingungen der ansteckenden Krankheiten, nämlich der Ansteckungsstoffe sehr verschieden beantwortet worden; ja, man kann wohl sagen, dass auf keinem andern pathologischen Gebiete eine so grosse Abweichung der Ansichten besteht, und auf keinem, darf man hinzufügen, ist die Verwirrung grösser, als auf dem gegenwärtig uns beschäftigenden. Diess hat zunächst seinen Grund in der Schwierigkeit des Gegenstandes selbst; dann aber auch in der Eitelkeit, die gern den gewohnten Weg vermeidet, und neue, bisher unbekannte Bahnen einschlägt, und endlich in der Scheu, für einen unkritischen Kopf gehalten zu werden, in deren Folge man lieber die Sachen so lange dreht, wendet und zersetzt, bis für sie aller feste Boden verloren gegangen ist, und dieselben unsicher in der Luft schweben, als dass man einfach und mit nüchternem Sinne daran ginge, die Sachen nach dem gegenwärtigen Standpuncte des Wissens und Nichtwissens so zu ordnen, dass sie in den Lehrbüchern eine Grundlage für die Jünger der Wissenschaft, sowie in der täglichen Praxis eine Norm für die Beurtheilung bieten könnten. Ich will es von meinem Standpuncte aus, welcher der kritischen Untersuchung nicht abhold ist, aber auch gern unfruchtbaren, zu keinem nützlichen praktischen Resultate führenden kritischen Luxus vermeidet, versuchen, die gegenwärtige Aufgabe so klar als möglich zu lösen, oder sie doch der Lösung entgegen zu führen.

Also: Was ist eine ansteckende Krankheit?

Eine ansteckende (contagiöse) Krankheit ist eine solche, welche von einem damit behafteten Individuum auf ein anderes dafür empfängliche Individuum derselben oder auch einer verschiedenen Gattung sich in der Art wirksam übertragen lässt, dass in beiden Fällen die wesentlichen Erscheinungen gleich sind.

Das Mittel, wodurch eine solche Uebertragung geschieht, wird Ansteckungsstoff (*contagium*) genannt, während die wirksame Uebertragung desselben als Ansteckung (*contagio*) bezeichnet wird, und bleibt es vorläufig unentschieden oder völlig dahingestellt und gleichgültig, ob das Contagium durch die von ihm erzeugte Krankheit vervielfältigt (reproducirt) wird, oder ob diese Vervielfältigung vorhergeht, und die Krankheit eine Folge, gleichsam eine Rückwirkung derselben ist.

Auf die genaue Beachtung dieser Begriffsbestimmungen sowohl, als auch auf die nun zunächst folgenden erläuternden Zusätze kommt sehr viel für die richtige und consequente Auffassung der ansteckenden Krankheiten an.

Das Wort „*contagium*" ist abgeleitet von *contingere*, berühren; hiermit ist ursprünglich gesagt, dass das Contagium mit dem dafür empfänglichen Menschen oder Thiere in Berührung kommen müsse, wenn es anstecken soll, und bleibt es dabei ganz gleichgültig, ob das mit einer ansteckenden Krankheit behaftete Individuum zum Behufe der Uebertragung seiner Krankheit mit einem anderen, dafür empfänglichen gesunden in unmittelbare oder mittelbare Berührung kommt. Demnach schliesst der Begriff des Contagiums den Begriff des Stofflichen (der Materialität) ein, und demnach die scheinbare Uebertragung gewisser Zustände durch psychischen Einfluss und Nachahmung aus; so z. B. mit Rücksicht auf den Menschen: Lachen, Weinen oder Krämpfe in Folge psychischer Mitleidenschaft, und hinsichtlich der Thiere z. B. die Untugend des Koppens bei Pferden durch Nachahmung.

Auf einer hievon verschiedenen Erklärung des Wortes *contagium* beruht die verwirrende Forderung einiger Pathologen, die Krankheit nur dann als eine contagiöse zu bezeichnen, wenn zu ihrer Uebertragung die unmittelbare Berührung des kranken Individuums mit dem gesunden, oder doch wenigstens ein greifbarer (palpabler) Stoff desselben erforderlich ist, während dieselben von miasmatischer Uebertragung und Verbreitung ansteckender Krankheiten reden, wenn jene unmittelbare Berührung nicht nothwendig ist, vielmehr der Ansteckungsstoff auch vermittelst der atmosphärischen Luft übertragen werden kann.

Wieder andere Pathologen unterscheiden, wie es mir scheint ganz gegen den Wortbegriff und daher willkürlich und in nicht minder verwirrender Weise den Ansteckungsstoff vom *Contagium* und die Ansteckung von *contagio*, und zwar so, dass sie den Fall, in welchem eine entschieden miasmatische Krankheit, d. h. eine solche, welche auf miasmatische Weise, oder überhaupt selbstständig (spontan), d. i. ohne Ansteckung entstanden ist, — sich wirksam auf ein anderes Individuum übertragen lässt, diess Ansteckung in Folge eines miasmatischen Ansteckungsstoffes nennen; dagegen *contagio* und deren Wirksames *contagium*, wenn es eine wirklich contagiöse Krankheit, d. h. eine solche betrifft, deren miasmatischer oder spontaner Ursprung nicht nachgewiesen werden kann.

Hier kommt es zur Vermeidung der Verwirrung vor Allem darauf an, zu unterscheiden, ob die durch Uebertragung entstandene Krankheit in ihren wesentlichen Symptomen der übertragenden gleich ist, oder nicht. Ist das Erstere der Fall, so hat man es mit Ansteckung = *contagio* und mit einem Ansteckungsstoffe = *contagium* zu thun. Ist dagegen die übertragene Krankheit der übertragenden in ihren wesentlichen Symptomen nicht gleich, so hat man es mit einem Miasma, und zwar mit einem Krankheitsmiasma zu thun, und ist dann die Uebertragung eine miasmatische, die als *infectio* zu bezeichnen ist.

Demnach ist es wiederum verwirrend, wenn, wie es so oft geschieht, die Uebertragung einer wirklich ansteckenden Krankheit *infectio* genannt wird, anstatt dieses Wort für die wirklich miasmatische Uebertragung zu gebrauchen. Das Wort „*infectio*“ ist abzuleiten von *inficere* (verderben, vergiften), und kann ebensowohl angewandt werden, wenn das *inficiens* (der verderbende oder vergiftende Stoff) in Luftform vorkommt, oder an einen flüssigen oder auch an einen mehr oder minder festen, vom kranken Thiere abstammenden Körper gebunden ist. In diesen beiden letzteren Fällen spricht man aber auch wohl von *contaminatio* (von *contaminare*, besudeln), wogegen nichts einzuwenden ist. Es dürfte in den eben gedachten Beziehungen beachtenswerth sein, zu bemerken, dass die Franzosen das mineralische Gift „*poison*", das thierische „*venin*" und den Ansteckungsstoff „*virus*" nennen, und dass bei ihnen *infectio virulenta* = *contagio* ist. Diess letztere verdient, insofern, als man das Wort *infectio* anstatt *contagio* gebrauchen will, Nachahmung.

Noch viel wichtiger für die gehörige Begrenzung der Begriffe „Ansteckungsstoff und ansteckende Krankheit" = „*contagium et morbus contagiosus*" ist die Zurückweisung der von einigen Pathologen insofern gemachten willkürlichen Beschränkung derselben, als sie mit der von ihnen selbst gewählten Definition jener Ausdrücke im Widerspruch steht. So gibt z. B. Wunderlich (Handb. d. Pathol. u. Therap. Erlangen 1850) zu erkennen, dass mit Unrecht Viele auch solche Affectionen zu den contagiösen Krankheiten zählen, bei welchen ein nachweisbarer Parasit von einem Individuum auf das andere übertragen werde, und hier die ähnlichen Erscheinungen wie dort hervorrufe. Diese Vermischung der Verhältnisse — fährt W. fort — könne höchstens nur für die populäre Anschauung erlaubt sein, die allerdings fortfahren werde, die Krätze als ansteckend zu bezeichnen; die Krätze aber sei eben so wenig eine ansteckende Krankheit, als man die Flohstiche als eine solche bezeichne, und als man von zwei Individuen, die mit demselben Säbel verwundet worden sind, sagen würde: das eine Individuum habe das andere mit seiner Wunde angesteckt. Kein Grund liege vor, aus welchem man schliessen dürfe, dass die Uebertragung der eigentlichen contagiösen Krankheiten in derselben Weise stattfinde und auf demselben Vorgang beruhe, wie die Versetzung einer Milbe von der Haut des einen Menschen auf die des anderen. Und wenn auch — schliesst W. — bei der einen oder der andern für contagiös gehaltenen Krankheit eine solche einfache Mittheilung der Ursache im Laufe der Zeit sich herausstellen sollte, so wäre diess nur ein Grund, das Reich der contagiösen Krankheiten von dieser Affection zu reinigen; denn nichts könne dem Verständniss der contagiösen Verhältnisse mehr schaden, als wenn man von ganz anderweitigen Verhältnissen (der Krätze, der Muscardine) aus jene abstract rechtfertigen wolle.

Dagegen sagt Virchow (Handb. d. Pathol. u. Therap. Erlangen 1855. II. Bd. 1. Abthl.) mit meiner Annahme und mit der oben gegebenen Begriffsbestimmung völlig übereinstimmend: „Als eigentlich übertragbare Krankheiten können nur diejenigen betrachtet werden, in denen der contagiöse Körper eine mit der bei dem ursprünglich erkrankten Thiere beobachteten gleichartigen Reihe von Störungen erregt. Ich rechne hierher — fährt V. fort — auch die parasitischen Thiere, da ich die Polemik, welche Wunderlich gegen die ansteckende Natur der Krätze führt, nicht ganz begreife. Gewiss hat er Recht, dass man die Flohstiche nicht als eine ansteckende Krankheit bezeichnet, allein er scheint zu übersehen, dass Flohstiche überhaupt keine Krankheit sind, sondern nur Verletzungen, und selbst im äussersten Falle nicht Krankheitsursachen werden. Darauf kann wohl nichts ankommen — schliesst V. — ob der contagiöse Körper belebt (pflanzlich oder thierisch) oder unbelebt (chemisch) ist; wenn er als Mittelpunct einer constanten Reihe von Störungen erscheint und fortpflanzungsfähig ist, so wird auch die durch ihn gesetzte Krankheit eine ansteckende sein; sonst wäre eine Augenblennorrhoe gewiss eben so wenig ansteckend, als nach W. es die Krätze sein soll.“

Es ist nicht zu verkennen, dass Virchow in dieser kritischen Bemerkung in Bezug auf die Polemik Wunderlich's sehr zurückhaltend ist, und dieselbe, Säbel und Wunden ausser Acht lassend, nur auf die Flohstiche beschränkt; denn es ist in der That auffallend, wie W. ein solches Beispiel vom Säbel zur Unterstützung seiner Ansicht vorführen konnte. Was die Krätzmilben anbetrifft, so entsprechen dieselben, wie alle Parasiten, wenn sie wirklich krankhafte Erscheinungen veranlassen, dem Begriffe des Contagiums genau; doch nur die schwangeren Weibchen unter ihnen, indem nur diese sich vermehren, und eben hierdurch die wesentlich gleichen Erscheinungen der Krätze oder Räude bei Menschen und Thieren veranlassen. Wie alle Parasiten, so vermehren sich auch die Krätzmilben nicht in Folge der durch sie hervorgerufenen Affection, sondern diese ist die Folge jener Vermehrung. Dieses Verhältniss ist bei den Contagien, deren parasitische Natur nicht nachgewiesen ist, zweifelhaft, und desshalb ist auch dasselbe in der früher vom Contagium gegebenen Begriffsbestimmung als zweifelhaft hingestellt worden. Desshalb ist es ferner auch unrichtig, wenn man, wie es gewöhnlich geschieht, sagt, dass die Contagien durch die Krankheiten erzeugt und vervielfältigt werden; vielmehr ist bei den parasitischen Contagien, wie angedeutet, das Umgekehrte der Fall; und da diese sich den Contagien, deren Natur noch nicht erkannt ist, ähnlich verhalten, so dürfte man eher berechtigt sein, anzunehmen, dass die Vervielfältigung der Contagien überhaupt nicht Folge, sondern Ursache der Krankheiten ist. Nur hinsichtlich der spontan entstehenden Krankheiten, welche in ihrem Verlaufe ein Contagium zeigen, lässt sich dessen Auftreten als eine Folge der Krankheitsprocesse mit Gewissheit annehmen. Demnach lässt sich bei den Contagien ein zweifaches Verhältniss, wie es hie und da auch noch hinsichtlich der Entstehung lebender Wesen überhaupt hypothetisch angenommen wird, erkennen, nämlich eine Urzeugung (*generatio originaria*) und eine abgeleitete (*gen. secundaria*); und kann es in Frage gestellt werden, ob die parasitischen Contagien einer wiederholten Urzeugung unterworfen sind oder nicht; klar aber ist, dass alle Contagien wenigstens einmal auf eine sogenannte spontane (originäre) Weise haben entstehen müssen.

Wenn aber Virchow in seiner früher gedachten Entgegnung die belebten Contagien den unbelebten als chemischen gegenüberstellt, so ist diess jedenfalls nur so zu verstehen, dass bisher eine Anzahl von Contagien als belebte Wesen erkannt worden ist, eine andere aber noch nicht, und die der letzteren Art werden sonach, aber nur hypothetisch, als chemische bezeichnet, obwohl auch bei dem einen oder dem anderen derselben mit der Zeit die parasitische Natur, eine pflanzliche oder thierische nachgewiesen werden könnte, wie es ja selbst bei der Krätze noch nicht so sehr lange her ist, dass die Ursache derselben als ein Thier mit Bestimmtheit erkannt worden ist. Uebrigens sind die Ausdrücke: belebte und unbelebte (todte, chemische) Contagien = *contagia animata et inanimata v. viva et mortua* verschieden gebraucht worden; so z. B. hat man, abweichend von der vorhin angedeuteten richtigeren Annahme, und wie es scheint in völlig unerlaubter Weise, die eigentlichen Contagien, abgesehen von ihrer pflanzlichen oder thierischen Natur, und nur insofern sie in lebenden Wesen ihren Ursprung haben, als belebte, die Miasmen aber, insofern sie ausser in lebenden Wesen auch in der todten Natur ihren Ursprung haben können, als unbelebte Contagien bezeichnet.

Wenn, wie es von uns geschieht, diejenigen Parasiten und deren Keime zu den Contagien gezählt werden, welche von einem Individuum auf das andere übertragbar sind, sich vermehren und in beiden wesentlich gleiche krankhafte Zustände hervorbringen, so dürfen doch gewisse Schwierigkeiten nicht übersehen werden. Es ist nämlich der Fall, dass solch parasitische Uebertragungen stattfinden können, ohne dass sich eine Krankheit im gewöhnlichen Sinne des Wortes entwickelt; so z. B. wenn eine Balg- oder Mitessermilbe (*Acarus folliculorum*) oder deren Keime von einem Menschen auf den anderen gerathen, bei diesem sich vermehren, und die sog. Finnen hervorbringen, so wird man diese nur bei grosser Ausbildung und Ausdehnung als Krankheit bezeichnen dürfen. Hierbei verhält es sich aber nicht anders, als bei den Krankheiten überhaupt, deren Begriff stets nur ein relativer, von ihrer Ausdehnung und Ausbildung abhängiger bleibt. Und liegt um so weniger ein erheblicher Grund vor, die Mitesser (*comedones*) aus der Reihe der Contagien zu streichen, als bei den Hunden die, wahrscheinlich mit denen des Menschen identischen Haarsackmilben, ausser den eiterigen Knötchen noch den Verlust der Haare und den Tod bewirken können, und als auch die nicht parasitischen Contagien unter Umständen krankhafte Zustände verschiedener Grade veranlassen (Kuhpocke).

Eine Schwierigkeit anderer Art bietet sich dar z. B. hinsichtlich der Trichinenkrankheit des Menschen und der Thiere, welche in der Gegenwart eines Wurmes, der *Trichina spiralis* in ungeheurer Zahl in den rothen Muskeln mit Ausnahme des Herzens, also in den sog. animalen Muskeln besteht, und nachweislich von dem Genusse des trichinösen Schweinefleisches beim Menschen entstehen kann. Hier geht zwar nicht die contagiöse Krankheitsursache vom Menschen auf den Menschen über, sondern von einem Thiere auf denselben; bei beiden Geschöpfen sind indess diese Zustände wesentlich ganz gleich, und ist es nur zufällig, dass die Menschen bei uns überhaupt kein Menschenfleisch essen, also auch kein trichinöses. Dieses Beispiel ist übrigens, zumal da die Trichinen in einem gewissen Zustande nur mikroskopisch wahrgenommen werden können, und in früheren Zeiten kaum einer daran gedacht haben wird, in Krankheits- oder Sterbefällen die Muskeln mikroskopisch zu untersuchen, — noch in einer anderen, hier nahe liegenden Beziehung denkwürdig. Sollte es sich nämlich nicht schon ereignet haben, dass eine mehr oder minder grosse Zahl von Menschen einer oder mehrerer Familien kurz nacheinander erkrankten und starben, und man wohl eine ansteckende Krankheit angenommen, aber das Contagium nicht erkannt hat, und diess vielleicht in Trichinen bestand? Die Denkbarkeit solcher Ereignisse macht es wahrscheinlich, dass der Natur ausser den bereits bekannten auch noch andere parasitische Contagien werden abgelauscht werden.

Eine dritte Schwierigkeit in der früher gedachten Beziehung bietet sich in dem folgenden Beispiele dar. Ist nämlich ein Mensch mit der Bandwurmkrankheit befallen, etwa mit dem eigentlichen Kettenwurm (*Taenia Solium*), so gehen dessen befruchtete Glieder (die Proglottiden) zeitweise ab, ihre Eier gerathen zufällig in Schweine, und entwickeln sich in denselben zu Zellgewebs-Hülsenwürmern (*Cysticercus cellulosae*), die, wenn sie durch den Genuss eines solchen mit Finnen behafteten Schweinefleisches zurück in den Menschen gerathen, wiederum Veranlassung zur Entwicklung der Bandwürmer geben. In diesem Falle findet ebenfalls keine unmittelbare Uebertragung vom Menschen auf den Menschen Statt, und beim Schweine ist die Finnenkrankheit der Form nach eine andere, als beim Menschen die Bandwurmkrankheit. Doch überkommen den Menschen dieselben Keime, welche er in seiner Bandwurmkrankheit abgesetzt hat, nur weiter entwickelt, und auf einem Umwege durch ein anderes Thier. Diess ändert aber im Wesentlichen an der Sache nichts, und können wir auch in der

That nicht wissen, ob bei denjenigen contagiösen Krankheiten, welche zur Zeit noch keine parasitischen Contagien erkennen liessen, die Krankheitsstoffe nicht etwa eine ähnliche Wandlung erleiden, entweder in den Säften der kranken Menschen und Thiere oder in der Luft, und erst dann als Contagien wirken, und sich vervielfältigen, wenn sie einen gewissen Grad der Wandlung erreicht haben.

Wir haben gesehen, dass die von uns selbst in den Weg gelegten Schwierigkeiten keine unübersteiglichen sind, und daher auch keinen Grund abgeben, die Parasiten überhaupt als Contagien zu verwerfen. Nur ist zu beachten, dass nicht alle in und auf den Menschen und Thieren lebende Parasiten den Contagien gleich zu achten sind, selbst dann nicht, wenn sie krankhafte Zufälle erregen. So z. B. leben im Magen des Pferdes Larven von mehreren Bremsenarten, die Kolikzufälle und unter Umständen gar den Tod bewirken können; diese Larven aber halten sich nur so lange im Magen auf, bis sie einen gewissen Grad der Entwicklung erreicht haben, und vermehren sich in demselben nicht, während wir vom Contagium die Vervielfältigung als Merkmal aufgestellt haben.

Diesem zufolge ist ein finniges Schwein rücksichtlich des früher gedachten Beispieles auch nicht als mit einer ansteckenden Krankheit versehen zu betrachten, weil aus jedem Eie oder Embryo eines Bandwurmes sich auch nur ein Zellgewebs-Hülsenwurm entwickelt, und ein solcher sich im Schweine nicht vermehrt, während der daraus im Menschen sich entwickelnde Bandwurm bekanntlich eine Wurmkolonie darstellt. Das Schwein ist also in diesem Falle nur der Träger des Contagiums, aber kein indifferenter, sondern ein solcher, welcher erst das Contagium zu einem solchen für den Menschen bis auf die gehörige Stufe fortentwickelt.

Weiter ist zu beachten, dass zwar in einem Falle auch die unmittelbare Uebertragung eines Eingeweidewurmes von dem einen Individuum auf ein anderes erkannt ist, nämlich die Aus- und Einwanderung des sog. Madenwurmes (*Oxyuris vermicularis*) bei zusammenschlafenden Menschen; dass hingegen bei den meisten Eingeweidewürmern die Art ihrer Wanderungen, sowie die Metamorphose oder der Generationswechsel ihrer

Keime noch nicht erkannt ist, und wir daher auch nicht wissen können, wie sie in Menschen und Thiere gerathen. Indess hindert auch diess nicht, ihre Keime theoretisch als Ansteckungsstoffe zu betrachten, obwohl es keinen praktischen Werth hat, insofern wir die Träger dieser Keime und die Wege, auf welchen sie den Anzusteckenden überkommen, nicht kennen.

Aus all' dem, was bisher über die Contagien angeführt wurde, ersehen wir, dass, nach der hier befolgten Annahme, die Zahl der ansteckenden oder contagiösen Krankheiten bei Menschen und Thieren ziemlich gross ausfallen wird, während einige Schriftsteller als wirklich contagiöse Krankheiten der Menschen nur die fieberhaften Exantheme: Masern, Scharlach und Pocken, und dann ferner den Keuchhusten und die Syphilis gelten lassen wollen; sie rechnen nur diese zu den wirklich contagiösen oder rein contagiösen Krankheiten der Menschen, weil sich diese Krankheiten, wie man annimmt, aber noch nicht unzweifelhaft feststeht, nur durch Ansteckung vermittelst eines specifischen Stoffes forterhalten sollen, und ihre ursprüngliche spontane Entwicklung eben so wenig nachgewiesen werden könne, wie diess hinsichtlich der Entstehung der lebenden Wesen der Fall ist.

Alle übrigen übertragbaren Krankheiten des Menschen werden von den, jener Ansicht huldigenden Schriftstellern wohl als ansteckende, nicht aber als wirklich contagiöse angesehen, weil ihre spontane Entstehung nachgewiesen sei; und verwerfen sie demnach auch alle die von ihnen angenommenen von den Thieren auf den Menschen übertragbaren Krankheiten als wirklich contagiöse, daher den Rotz, Wurm, Milzbrand, die Hundswuth, mit sammt der Kuhpocke, weil dieselben, wie sie sagen, was übrigens ebenfalls noch nicht von allen diesen Krankheiten völlig erwiesen ist, — heute noch auf spontanem oder miasmatischem Wege entstehen. Wollten wir auf thierärztlichem Gebiete so verfahren, so dürften wir mit Zuverlässigkeit nur die Rinderpest zu den wirklich contagiösen Krankheiten, indess auch nur insofern zählen, als dieselbe sich bei uns, d. h. im westlichen und mittleren Europa nicht spontan entwickelt, und hierher nur durch einen Ansteckungsstoff gebracht und dann weiter verbreitet wird. Aber es ist selbst bei dieser Krankheit sehr wahrscheinlich, dass dieselbe heute noch unter dem Steppenvieh Russlands spontan auf miasmatische Weise erzeugt wird. Ist diess wirklich der Fall, so hätten wir nach der Ansicht jener Schriftsteller auf thierärztlichem Gebiete z. Z. wenigstens keine wirklich contagiöse Krankheit. Uebrigens ist hier wiederholt darauf aufmerksam zu machen, dass wir diejenigen ansteckenden Krankheiten, welche bei uns nicht zur selbstständigen Entwicklung kommen, also die exotischen, zum Unterschiede von denjenigen, bei welchen es der Fall ist, also den indigenen, als Contagionen bezeichnen, als contagiöse Krankheiten aber die anderen. Und kann man auf beiden Gebieten der Medicin die Ansteckungsstoffe derjenigen ansteckenden Krankheiten, welche zur Zeit nicht mehr selbstständig zu entstehen scheinen, als nothwendige oder ausdauernde (*contagia necessaria v. perennia*), die andern aber als zufällige oder vorübergehende (*c. accidentalia v. temporaria*) bezeichnen. Es ist indess zu bemerken, dass diese letztere Unterscheidung auch darauf bezogen werden kann, ob die Ansteckungsstoffe die Menschen und Thiere von selbst verlassen oder nicht. In diesem Sinne läge der Syphilis beim Menschen und dem Rotz beim Pferde ein ausdauerndes, dagegen der Pockenkrankheit bei Menschen und Hausthieren ein vorübergehendes Contagium zu Grunde.

Wir werden später auf das eine oder andere hier Erörterte zurückkommen müssen; einstweilen möge das Gegebene zur Begründung unseres Begriffes vom Contagium und von ansteckender Krankheit genügen, um einen möglichst sicheren Boden für unsere ferneren Betrachtungen zu gewinnen, womit uns die nächste Vorlesung beschäftigen wird.

DRITTE VORLESUNG.

Wir haben uns in der letzten Vorlesung mit der Frage der ansteckenden Krankheit, und insbesondere mit der häufigsten Veranlassung derselben, mit dem Ansteckungsstoffe und der Ansteckung beschäftigt.

Es sind die Begriffe dieser Bezeichnungen möglichst genau festgestellt und von anderen verwandten Begriffen unterschieden worden.

Es ist ferner der Controverse gedacht worden, welche hinsichtlich der Anerkennung oder Nichtanerkennung gewisser Parasiten als Ansteckungsstoffe besteht, und meine Anerkennung der parasitischen Krankheiten bestimmter Art als contagiöse ausgesprochen worden, nämlich derjenigen, welche dem Begriffe, den wir von der contagiösen Krankheit aufgestellt haben, genau entsprechen. Wir gehen nun weiter.

Der Vergleich der Gegenstände untereinander zum Behufe der Hervorhebungen ihrer Aehnlichkeiten und Unähnlichkeiten dient bekanntlich zur Feststellung ihrer Eigenthümlichkeiten. Daher hat man auch die Contagien zu diesem Zwecke mit anderen Stoffen verglichen, so z. B. mit den Giften, sowohl unorganischen als organischen (pflanzlichen und thierischen). Dass eine solche Vergleichung zwischen den von uns angenommenen Contagien, welche in wirklich organisirten, lebenden Wesen, Pflanzen und Thieren oder in Keimen derselben bestehen, ungeeignet wäre, leuchtet von selbst ein; daher kann es sich hier nur um eine solche handeln zwischen Contagien, welche zur Zeit als todte (bezw. chemische) bezeichnet werden, und den eigentlichen Giften.

Beide: Contagien und Gifte, hat man gesagt, sind gesundheitswidrige Stoffe, die in kleinen Mengen gefährlich werden können, und zwar die Gifte im Verhältniss ihrer Menge, die Contagien jedoch auch in kleinster Menge. So z. B. vermag ein Tropfen Thränenflüssigkeit von einem pestkranken Rinde, mit der zehn- und mehrfachen Menge destillirten Wassers verdünnt, noch anzustecken (Jessen). Die Contagien aber haben ihren Ursprung in Krankheiten, die Gifte nicht, und jene werden während der durch sie erzeugten Krankheiten vervielfältigt, diese nicht. Hier haben wir Aehnlichkeiten, aber auch Unähnlichkeiten, welch' letztere als bestimmtes Unterscheidungs-Merkmal dienen können. Daher hat man auch wohl die Contagien als Krankheitsgifte bezeichnet, und demnach müssten die eigentlichen Gifte als solche angesehen werden, welche nicht in Krankheiten entstehen. Nun können aber kranke Menschen und Thiere Veranlassung zu Luftverunreinigungen geben, die man als Miasmen bezeichnet, die sich schädlich oder giftig für gesunde Individuen erweisen, ohne als Contagien betrachtet werden zu dürfen, eben weil sie nicht nothwendig dieselben Krankheiten erzeugen, in welchen sie ihren Ursprung hatten. Daher ist es besser, die Contagien: specifische Krankheitsgifte, oder noch besser: specifische ursächliche Momente zu Krankheiten zu nennen, und zwar specifische desshalb, weil sie, wenn Empfänglichkeit für sie vorhanden ist, stets die ihnen entsprechenden Krankheiten erzeugen, und nicht abgeändert werden, vielmehr wirkungslos bleiben, wenn jene Empfänglichkeit nicht vorhanden ist. Aus diesem letzteren Grunde verdienen diese sog. Krankheits-Ursachen auch nur als ursächliche Momente betrachtet zu werden, weil sie in sich allein nicht den vollen Grund zur Entstehung der Krankheiten enthalten, sondern das andere, in der Empfänglichkeit dafür bestehende Moment zur Hervorbringung der ihnen eigenthümlichen Wirkung voraussetzen. Desshalb kann man auch sagen, dass es keine unbedingten (absoluten), sondern nur bedingte (relative) Contagien gibt.

Am meisten Aehnlichkeit haben die Contagien mit den Miasmen der sog. miasmatisch-contagiösen Krankheiten. Von der Grippe des Menschen z. B. sowie von der Maul- und Klauenseuche der Thiere sagt man, dass sie ursprünglich durch Miasmen entstehen, sich aber nachher auch durch Contagien fortpflanzen, welche letztere, da sie ganz gleiche Wirkungen wie die ursprünglichen Miasmen hervorbringen, auch als identisch mit jenen betrachtet werden dürfen. Doch ist es vielleicht der Ursprung, der sie von einander unterscheiden lässt; denn die Miasmen der genannten Krankheiten können hinsichtlich ihrer ursprünglichen Entstehung thatsächlich nicht auf Krankheitsprocesse zurückgeführt werden, theoretisch ist man aber zu einer solchen Zurückführung fast gezwungen, sowie auch zu der Annahme, dass sie das Vermögen besitzen müssen, sich in der Luft zu vervielfältigen, wofür wenigstens die mitunter erkannten grossen Wanderungen jener Miasmen aus einem Klima in das andere sprechen, was sie schwerlich zu thun vermöchten, wenn sie sich auf ihren Wanderungen nicht vervielfältigten.

Mit Ausnahme der in Pflänzchen oder Thierchen oder deren Keime bestehenden Contagien ist uns die Natur derselben völlig unbekannt; wir kennen nur die Stoffe, an welchen sie haften, die daher als Träger (*vehicula* = Fortschaffungsmittel) bezeichnet werden. Hierher gehören luftförmige Absonderungsstoffe, welche aus mit ansteckenden Krankheiten behafteten Thieren stammen, so wie die atmosphärische Luft, der jene mitgetheilt werden; ferner gehören hierher greifbare, palpable Stoffe desselben Ursprungs, wie tropfbar flüssige und festere Ab- und Aussonderungsstoffe, wie Thränen, Speichel, Schleim, Eiter, Harn, Koth und nicht minder auch Blut, Fleisch, Haar, Haut und dergl. — An diesen Trägern sind die Contagien bisher nur durch ihre Wirkungen in gesunden, für sie empfänglichen Individuen erkannt worden, weil weder die makro- noch mikroskopische noch chemische Untersuchung zur Zeit eine wesentliche Verschiedenheit z. B. zwischen contagiösem und nicht contagiösem Speichel auffinden liess, obwohl die Untersuchungen in dieser Beziehung noch keineswegs als geschlossen, vielmehr nur als erst in ihren Anfängen vorhanden angesehen werden können. Auch der eigentliche Geruch, den man wohl als eine Eigenschaft der Contagien angegeben hat, ist trügerisch und kommt wahrscheinlich nur ihren Trägern zu. Es bleibt also zur Erkennung der hier in Rede stehenden Contagien nichts anderes als ihre eigenthümliche, specifische Reaction der für sie empfänglichen Individuen übrig. Dass die als Träger der Contagien bezeichneten Stoffe wirklich nur solche sind, geht daraus hervor, dass ihre contagiöse Eigenschaft vermittelst gewisser Mittel zerstört werden kann, ohne sie selbst zu zerstören; noch eher aber dürfte daraus, dass gewisse Contagien sich ebensowohl in der Luft verbreiten, als auch an greifbaren Stoffen haften, zu schliessen sein, dass die Träger mit den Contagien nicht identisch sind. Zwischenträger werden diejenigen Gegenstände genannt, woran sich die Contagien mit ihren Trägern zufällig befinden, so z. B. Futterstoffe wie Heu und Stroh, ferner Kleidungs- und Bedeckungsstücke der Menschen und Thiere, oder auch diese letzteren selbst ohne alle Bedeckungsstücke, die schon oft Zwischenträger der Ansteckungsstoffe waren, ohne dass sie selbst krank wurden.

Contagien, welche die Eigenschaft haben, sich durch die Atmosphäre wirksam zu verbreiten, werden flüchtige (*contagia volatilia*) genannt; diejenigen aber, welche diese Eigenschaft nicht besitzen, sondern nur an greifbaren, von kranken Menschen und Thieren stammenden Stoffen wirksam haften, werden als gebundene Contagien (*contagia fixa*) bezeichnet. Dabei ist jedoch wohl zu merken, dass flüchtige Contagien, ausser an die atmosphärische Luft, auch an greifbare Stoffe gebunden vorkommen, während die fixen Contagien nur an diesen letzteren haften; so ist z. B. das Pocken-Contagium der Menschen und der Schafe nicht allein der Luft mittheilbar, sondern es haftet auch an der Lymphe und selbst an den Schorfen der Pocken, während das Contagium der Syphilis und das der Hundswuth durchaus nicht vermittelst der Luft sich verbreiten. Einige Krankheiten bringen daher ein blos fixes, andere dagegen ein solches, welches fix und flüchtig zugleich ist, hervor, und ist es fraglich, ob es auch Krankheiten gibt, welche durch ein blos flüchtiges Contagium ausgezeichnet sind. Die Lungenseuche des Rindviehes hat man für eine solche gehalten, weil die Uebertragung eines aus der Lunge entnommenen Impfstoffes der mit dieser Krankheit behafteten Thiere in das Unterhautbindegewebe gesunder Individuen nicht einen Krankheits-Process in der Lunge derselben, sondern nur im Bindegewebe der Anwendungsstelle bewirkt. Da eine solche Impfung aber Schutzkraft zeigt, wenn auch nur während einer kurzen Zeit, so scheinen beide Processe nicht specifisch verschieden zu sein, und bei der natürlichen Ansteckung der

Process sich nur desshalb in der Lunge zu entwickeln, weil das in der Luft enthaltene Contagium zunächst mit diesem Organe in Berührung kommt. Dass jedoch das Contagium von der Lunge aus in das Blut aufgenommen werden könne, beweisen die Fälle, in denen man von mit der Lungenseuche behafteten Kühen geborene Kälber sogleich nach der Geburt bereits mit der Lungenseuche behaftet fand.

Die Zwischenträger, woran die Contagien mit ihren Trägern (Vehikeln) haften, sind je nach ihrer Beschaffenheit mehr oder weniger geeignet, die Wirksamkeit der Contagien zu erhalten. Die Erfahrung hat gelehrt, dass lockere, poröse, von Thieren und Pflanzen abstammende Stoffe, wie Baumwolle, Leinwand, Haare, Thierwolle, Federn und dergl. viel bessere Erhalter der Wirksamkeit der Contagien sind, als glatte, dichte Körper aus dem organischen und unorganischen Reiche, wie festes Holz, Harz, Knochen, Metalle, Glas und dergl. Die guten Erhalter der contagiösen Wirksamkeit hat man auch Leiter (*conductores*), die schlechten: schlechte oder Nichtleiter (*isolatores*) genannt, und sich dabei irgend eine Beziehung derselben zur Elektricität gedacht, und zwar so, dass die guten Leiter der Elektricität schlechte für die Contagien seien und umgekehrt. In der That wird es aber der Fall sein, dass in Pflänzchen und Thierchen oder deren Keime bestehende Contagien nicht allein an den sog. guten Leitern der Contagien leichter haften, sondern auch ihre Lebens- und Fortpflanzungsfähigkeit länger darin bewahren werden, und dass die sogen. chemischen Contagien in porösen Stoffen eher vor der Zersetzung durch die Luft geschützt sind, obwohl eben die lange Bewahrung der Wirksamkeit dieser Contagien in solchen Stoffen sie als belebte vermuthen lässt. Dass die atmosphärische Luft, obgleich sie Trägerin und Verbreiterin der flüchtigen Contagien ist, doch auch durch die in derselben sich geltend machenden Potenzen, wie des Sauerstoffes, des Lichtes und der Wärme, vielleicht auch der Elektricität und eines Gehaltes an Ozon, wiederum eine Feindin der Contagien ist, geht schon daraus hervor, dass die Impfstoffe, wenn sie ihre Wirksamkeit lange erhalten sollen, vor ihr geschützt werden müssen. Und hiermit steht dann auch die Thatsache, dass Contagien sich in verschlossenen Räumen, sowie in undichten Gegenständen, alten Krippen, fugenreichen Wänden und dergl. länger wirksam erhalten, in erklärendem Zusammenhange.

Mit dem soeben Erörterten steht auch die Wirksamkeit der flüchtigen Contagien in Beziehung, welche sie in mehr oder weniger grossen Entfernungen von ihrer Quelle noch zeigen oder nicht mehr zeigen. Man war bemüht, die Distanzen, in welchen ein mit einer ansteckenden Krankheit behaftetes Thier oder eine Anzahl solcher auf andere gesunde Thiere ansteckend wirken können, oder wo diese Wirksamkeit ihre Grenzen hat, zu messen; doch hat man es hierin nicht zu einem erklecklichen Ergebnisse gebracht, und werden es auch wahrscheinlich alle folgenden Bemühungen nicht dahin bringen, vorauszusagen, auf wie viel Fuss ein mit einer gewissen, von einem flüchtigen Contagium begleiteten Krankheit behaftetes Thier ein anderes gesundes anzustecken vermag. Denn viele zufällige Umstände wirken hierbei abändernd mit. Man denke in dieser Hinsicht nur daran, dass die Kräftigkeit und Menge des Contagiums, welches ein krankes Thier in dem einen Falle entlässt, sich nicht nothwendig so in dem anderen Falle verhalten müsse, dass die verschiedenen Zustände der Luft in Bezug auf Licht, Temperatur, Feuchtigkeit, Ozon, Richtung und Stärke des Windes sowie das Verhalten der Oertlichkeit in Bezug auf Baumpflanzungen, Berg und Thal, Flüsse und dergl. gewiss abändernd mitwirken werden. Nur soviel scheint festzustehen, dass im Allgemeinen eine mässig warme und feuchte Luft die Contagien länger wirksam erhält und weiter trägt, als Luft mit entgegengesetzter Beschaffenheit; inzwischen kann aber eine für die Erhaltung der Contagien scheinbar bestbeschaffene Luft die Wirksamkeit jener auf die Dauer nicht erhalten, weil sie entweder verdünnend oder tödtend und zersetzend oder wahrscheinlich in beider Weise wirkt.

Der Uebergang der Ansteckungsstoffe vermittelst ihrer Träger findet bei denjenigen, welche aus pflanzlichen Parasiten bestehen, soweit bis jetzt bekannt, nur auf die Haut der anzusteckenden Thiere Statt, dagegen die thierischen Parasiten theils auf die Haut, theils durch die natürlichen Körperöffnungen in das Innere derselben gelangen, während die hypothetisch als chemische Stoffe angenommenen Contagien ihre Wirksamkeit nur dann sicher entfalten, wenn sie durch die verletzte oder unverletzte allgemeine Decke, durch die in der Nähe der natürlichen Leibesöffnungen befindlichen Schleimhautgebilde, oder durch die Lungen zur Aufsaugung gelangen, wogegen es sehr zweifelhaft ist, dass diese letzteren auch vom Magen oder Darmkanale aus anstecken können. In allen jenen Beziehungen machen sich indess viele Eigenthümlichkeiten und Unterschiede bei den verschiedenen Contagien geltend, und sind die bezüglichen Erfahrungen auch noch zu wenig geläutert, als dass sich jetzt schon ein gesetzliches Verhalten klar zeichnen liesse. Daher ist das in dieser Angelegenheit Bekannte bei den einzelnen Krankheiten speciell anzuführen. Hier soll nur der Unparteilichkeit wegen auf Einiges hingewiesen werden, welches für die Möglichkeit des wirksamen Ueberganges der sog. chemischen Contagien vom Verdauungskanale auszusprechen scheint. In dieser Beziehung drängen sich gewisse Fälle von Milzbrandübertragungen am meisten hervor; dann aber auch die Versuche von Renault, nach welchen Pillen mit Materie von acutem Rotz von gesunden Pferden verschluckt, bei diesen die Rotzkrankheit hervorgebracht haben sollen. Vor allen aber gehört hierher die denkwürdige Beobachtung Steele's in Bezug auf die Tollwuth, und zwar ist dieselbe nicht allein denkwürdig hinsichtlich der hier beregten Frage, sondern auch hinsichtlich der Frage über die Möglichkeit der contagiösen Uebertragung im latenten Stadium der Krankheit. Zwei Schafe nämlich wurden von einem tollen Hunde gebissen. Beide säugten, das Eine ein Lamm, das Andere zwei. Von beiden Müttern wurden die Lämmer 14 Tage nach dem Bisse entfernt; hierauf wurden 4 Wochen später beide Mutterschafe toll, und 9 oder 10 Tage nach dem Auftreten der ersten Symptome bei den Mutterschafen erkrankten auch die Lämmer und starben an der Wuth (*Lond. med. gaz. vol. XXV. p. 160*).

Wenn die Contagien auf gesunde Thiere übergegangen sind, so entwickeln sich in denselben nicht sofort die entsprechenden Krankheiten, sondern erst nach einer mehr oder minder langen Zeit, die nicht allein bei den verschiedenen Krankheiten verschieden gross ist, sondern auch in den Einzelfällen einer und derselben Krankheit verschieden gross beobachtet wird, so dass sich bei keiner ansteckenden Krankheit von vorne herein eine genau bestimmte Zeit für das Offenbarwerden derselben vom Momente der Ansteckung, bezw. der Uebertragung des Contagiums an gerechnet, angeben lässt; vielmehr lässt sich bei jeder einzelnen Krankheit nur das kleinste und das grösste bisher beobachtete Zeitmass aufstellen, zwischen welchen die Krankheiten in der Regel in die Erscheinung treten. Daher ist auch dieses Verhältniss bei den einzelnen Krankheiten den speciellen Erfahrungen gemäss zu erörtern. Hier lässt sich nur soviel sagen, dass wahrscheinlich die Kräftigkeit der Contagien, ihre Menge, der Grad der Empfänglichkeit für dieselben und andere Nebenumstände massgebend sein werden, wie diess wenigstens bei den parasitischen Contagien völlig einleuchtend ist.

Die Zeit, welche zwischen der Uebertragung des Contagiums und der Offenbarung der ersten Erscheinungen der ihm entsprechenden Krankheit verläuft, wird als Zeitraum des Verborgenseins oder des Verschwindens des Ansteckungsstoffes (*stadium latentis sive delitescentiae contagii*) bezeichnet und zwar im Gegensatze zum Stadium des Anfalls (*stad. invasionis*), das in Bezug auf exanthematische Krankheiten: Ausbruchs-Stadium (*stad. eruptionis*) genannt wird, fasslicher aber, und wie es auch gewöhnlich geschieht, als Brützeit (*stad. incubationis*); und will man mit dieser letzteren Bezeichnung die Aehnlichkeit andeuten, welche zwischen dem Bebrüten der Vogeleier und den organischen Vorgängen der allmäligen Entwicklung der contagiösen Krankheiten besteht. Bei den parasitischen Contagien ist das Incubations-Stadium, wie leicht einzusehen, gleichbedeutend mit der Vervielfältigung und Entwicklung ihrer Keime bis zu dem Masse, das zu einer krankhaften Störung hinreicht; bei den todten oder chemischen Contagien aber ist dieses Verhalten völlig unbekannt. In Anbetracht dieser Letzteren hat man früher geglaubt, dass das Incubations-Stadium der Zeit entspreche, welche der Ansteckungsstoff brauche, um vom Aufnahmsorgane aus durch Aufsaugung in's Blut zu gelangen, inzwischen haben directe

Versuche bewiesen, dass dem nicht so ist. Man hat z. B. in 68 Impfversuchen der Pocken bei Schafen und des acuten Rotzes bei Pferden, bei jenen 5 Minuten, bei diesen 1 Stunde nach der Uebertragung der Impfstoffe das Glüheisen auf die Impfstellen angewandt, ohne den Ausbruch der Krankheiten verhindern zu können (Hausmann und Renault); ja sogar hat man bei Impfung der Pockenlymphe an den Ohrspitzen der Schafe, diese Theile nach 24, 12 und 6 Stunden abgeschnitten, und dasselbe Ergebniss gehabt (Spinola). Es geht also aus diesen Versuchen hervor, dass die Contagien in's Blut gelangen, bevor die ihnen entsprechenden Krankheiten zum Ausbruch kommen, und sonach das Incubations-Stadium der Contagien nicht der Zeit ihrer Aufsaugung entspricht. Aus dem bisher Erörterten geht ferner hervor, dass nebst der Ansteckungsfähigkeit und Vervielfältigung auch die Incubation zu den wesentlichen Merkmalen der Contagien gehört.

Die Wirkung der Contagien ist je nach ihrer Art sehr verschieden. Darin stimmen sie jedoch alle überein, dass sie mehr oder weniger grosse, specifische, örtliche oder allgemeine Störungen des normalen Lebensvorganges oder auch beides zugleich veranlassen, und zwar solche Störungen, die, wie schon zum Behufe der Begriffs-Bestimmung der Contagien erwähnt wurde, denen gleich sind, worin sie ihren Ursprung oder Vervielfältigung fanden. Einige Contagien zeichnen sich dadurch aus, dass ihre in jenen Störungen bestehenden Wirkungen schon gleich anfangs mit Fieber verbunden und desshalb acut sind, andere dadurch, dass das Fieber erst später im weiteren Verlaufe und dann nicht einmal nothwendig hinzutritt, und eben desshalb chronisch sind. Zu der ersteren Art gehören z. B. die Rinderpest, die Maul- und Klauenseuche und die Schafpocken; zu der anderen Art die sämmtlichen parasitischen Contagien, sowie der Rotz, der Hautwurm, die Beschälkrankheit und die Lungenseuche. Einige Contagien tilgen durch ihre Wirkung die Empfänglichkeit für wiederholte Ansteckung durch dasselbe Contagium, wenigstens während einer mehr oder minder langen Zeit, andere nicht; jenes thun z. B. die Rinderpest und die Schafpocken und überhaupt die gleich anfangs mit Fieber auftretenden Krankheiten, dieses die parasitischen Contagien ohne Ausnahme. Einige Contagien haben ihren Ursprung und entfalten ihre Wirksamkeit nur in einer Thierart, wie z. B. die Rinderpest und die Lungenseuche, andere in mehreren Thierarten, wie die Maul- und Klauenseuche und der Milzbrand. Und endlich tilgt sogar das Contagium einer Thierkrankheit die Empfänglichkeit des Menschen für eine ihm eigenthümliche, höchst gefährliche Krankheit: die Kuhpocke nämlich schützt, wie allbekannt, gegen die Menschenblattern.

Einige thierische Ansteckungsstoffe sind auf Menschen wirksam übertragbar; sie werden Zoonosen genannt. Dahin gehören: der Rotz und der ihm verwandte Hautwurm, ferner die Hundswuth, der Milzbrand, die Maul- und Klauenseuche, die Räude, die Trichinenkrankheit, die Kuh-, Pferde-, Schweine- und Ziegenpocken (Vaccine, Equine, Porcine und Caprine); aber nur wenige menschliche Ansteckungsstoffe sind auf Thiere wirksam übertragbar; hierher gehören, und zwar zum Theil noch in zweifelhafter Weise: die Blattern, die Syphilis, die Pest und die Cholera. Man kann sie in Bezug auf die Thiere Anthroponosen nennen. Virchow (Handb. d. spec. Pathol. u. Therap.) theilt die Krankheiten der Thiere, deren begleitende schädliche Stoffe auf den Menschen übertragbar sind, in drei Gruppen ein: 1) in homologe und contagiöse Krankheiten, 2) in heterologe und contagiöse Krankheiten, 3) in heterologe nicht contagiöse Krankheiten. Zu der ersten Gruppe wären nach demselben diejenigen contagiösen Krankheiten der Thiere zu zählen, welche beim Menschen jenen gleiche Formen hervorbringen. Wenn aber u. a. hierzu auch der Milzbrand gezählt wird, so lässt sich entgegnen, dass die beim Menschen durch das Milzbrand-Contagium der Thiere erzeugten Krankheitsformen nur selten denjenigen der Thiere gleich sind, obwohl kein wesentlicher Unterschied zwischen beiden obwaltet. Diese Ungleichheit hat dann auch schon (Schwab) zu der Annahme verleitet, dass die Milzbrandschädlichkeit (das Anthracin) kein eigentlicher Ansteckungsstoff, sondern nur eine dem Schlangengift ähnliche Schädlichkeit sei; welcher Annahme jedoch der Umstand entgegensteht, dass Schlangengift im Menschen nicht vervielfältigt wird, und überdiess kein pathologisches, sondern ein physiologisches Erzeugniss ist, ferner, dass Rückimpfungen des Milzbrandes des Menschen auf Thiere bei diesen wiederum wesentlich gleiche Krankheiten erzeugten. Zu jener zweiten Gruppe, welche in Thierkrankheiten bestehen, die, auf Menschen übertragen, ungleiche Formen erzeugen, wäre nach Virchow die Mauke des Pferdes zu zählen, wenn sie wirklich die Kuhpocke, und mit dieser eine wirkungsfähige Vaccine erzeugen sollte. Ist diess aber wirklich der Fall, so wäre die Kuhpocke mit der wahren Mauke (Schutzmauke) wiederum wesentlich gleich, und überdies dabei zu beachten, dass bei dem Pferde auch wirklich wahre Pocken an der Stelle der Mauke beobachtet worden sind (Spinola), und demnach die Mauke wahrscheinlich nur eine Formverschiedenheit von der wahren Pockenkrankheit dieses Thieres wäre, zudem jene auch nicht selten die Bläschenform zeigt, und die Kuhpocke selbst in verschiedenen Formen mit Schutzkraft auftritt. Zu derselben zweiten Gruppe der heterologen Krankheiten ist Virchow geneigt, auch die Syphilis des Menschen als eine so zu sagen degenerirte Krankheit zu zählen, wenn sich die so oft geäusserte Vermuthung erweisen liesse, dass dieselbe ursprünglich aus einem Thier-Contagium, z. B. aus dem Rotze (nach Ricord) hervorgegangen sei; wenigstens finde sich jetzt nichts Aehnliches bei den Thieren, da die sogen. Beschälkrankheit der Pferde für den Menschen nicht ansteckend zu sein scheine. Zu der dritten Gruppe der heterologen, nicht contagiösen Krankheiten zählt Virchow die Uebertragungen deletärer Stoffe von Thieren auf Menschen, welche bei diesen heftige Entzündungen mit erysipelatösem oder septischem Charakter hervorbringen können, wie es sich z. B. öfter ereignet hat, dass Thierärzte nach der Hülfeleistung bei scheinbar einfachen Geburten heftige gangränescirende Entzündungen an ihren Armen bekamen.

Wir ersehen aus diesen Angaben, dass eine grosse Verschiedenheit hinsichtlich der Wirkung der Contagien obwaltet, und ist es daher der speciellen Betrachtung der einzelnen contagiösen Krankheiten vorbehalten, ihre Eigenthümlichkeiten in der beregten Beziehung hervorzuheben. Nur lässt sich hier noch im Allgemeinen der Erfahrung gemäss sagen: 1) dass, wenn mit contagiösen Krankheiten behaftete Thiere in schlecht gelüfteten und unreinlich gehaltenen Räumen zusammenstehen, sie dann heftiger leiden werden, weil sie zugleich unter miasmatischen, die Säftemischung verderbenden Einflüssen stehen; und 2) dass die Meinung derjenigen, welche das Einheimischwerden exotischer Contagien, wohin auf medicinischem Gebiete die Blattern und die Cholera, auf thierärztlichem die Lungenseuche und die Schafpocken von einigen Thierärzten gezählt werden, von einer durch diese Contagien bewirkten Umwandlung der ursprünglichen Anlagen abhängig machen, so dass dann ein Zusammenfluss von gewöhnlichen ursächlichen Momenten hinreiche, um die genannten contagiösen Krankheiten an dem Orte oder in der Gegend, worin sie einmal geherrscht haben, immer wieder von neuem entstehen könnten; — ich sage, dass die Meinung derjenigen, die diess thun, mit vieler Vorsicht aufzunehmen sein möchte, insofern es viel ungezwungener erscheint anzunehmen, dass in solchen Fällen die betreffenden Ansteckungsstoffe einheimisch geworden sind, hin und wieder unbeachtet herumschleichen, selbst zeitweise latent sein können, und erst dann wieder mit ihren vollen Wirkungen hervortreten, wenn die Umstände ihnen günstig sind.

Bereits bei den allgemeinen Erörterungen über die Seuchen ist angemerkt worden, dass die ansteckenden aus leicht begreiflichen Gründen eine raschere und grössere Ausbreitung gewinnen, und dass Einzelfälle ansteckender Krankheiten unter begünstigenden Umständen eine seuchenartige Verbreitung erlangen können. Ueber dieses an und für sich klare Verhältniss ist hier kein weiteres Wort zu verlieren. Inzwischen ist einer anderen bemerkenswerthen Erscheinung ansteckender Seuchenkrankheiten und insbesondere der acuten, fieberhaften zu gedenken, nämlich ihrer Stadien. Diese zeigen sie ähnlich den sporadischen Krankheiten, so dass ein Entstehen, eine Zunahme, die Höhe, eine Abnahme und ein Ende zu unterscheiden ist, nicht minder auch ein Wiederanwachsen nach vorhergegangener Abnahme, und endlich, obwohl selten, ein Rückfällig- und Rückläufigwerden. Alle diese Erscheinungen ist man wohl geneigt auf dem Gebiete der naturhistorischen Pathologie mit den ähnlichen Eigenschaften des Lebens überhaupt zu vergleichen, oder sie gar als eine Ureigenschaft der Contagien anzusehen, wodurch sie unter denselben Gesetzen, wie die Organismen überhaupt stehen. Indess dürfte vielleicht hierbei die Annahme mehr Berücksichtigung verdienen, dass an jenen Erscheinungen äussere Verhältnisse eine grössere Schuld tragen, wie eine dem Seuchengange entsprechende günstige oder ungünstige Zusammenwirkung ursächlicher Momente, wodurch nicht allein die Contagien, sondern auch die Empfänglichkeit der denselben ausgesetzten Thiere zeitweise eine mehr oder minder grosse Intensität erlangen; und dann dürfte auch ferner wohl zu beachten sein, dass die Contagien schon dadurch ihren natürlichen Untergang finden werden, wenn die für sie disponirten Thiere durchgeseucht haben oder hingerafft worden sind, und es ihnen somit zeitweise an einem geeigneten Boden für die Fortsetzung ihrer Wirksamkeit gebricht. Mit der soeben betrachteten Erscheinung ist man geneigt, eine andere gleichlaufende, bei der künstlichen Uebertragung contagiöser Krankheiten beobachtete in erklärenden Zusammenhang zu bringen, die nämlich, welche man als Milderung oder völlige Unwirksamkeit des contagiösen Impfstoffes bei mehr oder minder zahlreichen fortzeugenden Uebertragungen in gerader Linie beobachtet haben will. Diese Uebertragungen hat man Propagationen, Reproductionen und Regenerationen genannt, und die vermeintliche Milderung der Impfstoffe als Melioration, Cultivirung oder Mitigation bezeichnet. Hier wollen wir es bei diesen Angaben bewenden lassen, um später auf diesen Gegenstand näher einzugehen, wenn von der Impfung als Schutzmittel vor ansteckenden Krankheiten die Rede sein wird.

VIERTE VORLESUNG.

Wenn wir endlich beim Schlusse der allgemeinen Erörterungen über die ansteckenden Krankheiten der Theorien der Contagien gedenken, d. h. der Erklärungsversuche über das Wesen der Ansteckung und der Art und Weise, wie sich die Ansteckungsstoffe vermehren und die ihnen entsprechenden Krankheitszustände bewirkt werden, so handelt es sich hierbei nur um diejenigen Contagien, deren Natur noch nicht bekannt ist, und welche hypothetisch als todte, chemische betrachtet werden. Denn die von uns als Contagien angesehenen Parasiten, wenn sie dem von jenen aufgestellten Begriffe entsprechen, bedürfen keines besonderen Erklärungsversuches; vielmehr will jeder hierher gehörige Parasit für sich studirt sein, und kennt man allemal soviel von ihrem Verhalten als Contagien, als ihre Naturgeschichte und ihre Wirkungen in den sie beherbergenden Organismen bekannt sind. Wenn wir also hier allein von den Theorien über die Ansteckung vermittelst der sog. todten Contagien reden, so kann es sich hierbei, da ihre Natur gänzlich unbekannt ist, nur um Vorstellungen, Bilder und Vergleichungen handeln, wodurch dem forschenden Geiste anstatt thatsächlicher Aufklärung nur eine gewisse Befriedigung durch Verdeutlichung gegeben wird, die ihn jedoch nicht aufhalten darf, die Wahrheit zu ergründen. Hierzu findet sich dann auch um so eher Veranlassung, als bei hypothetischen Theorien fast immer zwei oder mehrere sich bekämpfend gegenüber stehen, und dann jede mit empirischen Thatsachen sich zu waffnen sucht, die den endlichen Sieg auf der einen oder der andern Seite zum Kummer der unterliegenden Partei, aber zum Ruhme der wahren Wissenschaft entscheiden.

Wie es denn immer so gegangen ist, dass, wenn irgend eine Naturerscheinung näher erkannt wurde, man dann auch von ihr eine ausgedehnte Anwendung zur Erklärung anderer unaufgeklärter Naturerscheinungen gemacht hat, so hat man ehedem in der Ansteckung einen elektrischen Act gesehen, und sich in Spannungen, Differenzirungen, Polarisirungen und

Ausgleichungen auf's Beste ergangen. Diese Phantasien haben wir nun hinter uns, nicht minder auch die Theorien der Mischungs-Veränderungen und der Reizungen angewandt auf Ansteckungsstoffe und deren Wirkungen. Der später in der naturhistorischen Schule aufgestellte Vergleich der Ansteckung mit der Zeugung ist zwar sinnreich, aber er erklärt ebenfalls nichts, zumal da die Zeugung selbst noch eines der grössten Probleme der Physiologie ist. Nach dieser Analogie hat man den anzusteckenden Organismus als das weibliche, empfangende Moment, den Ansteckungsstoff als das männliche, zeugende Princip, und die ansteckende Krankheit als das Erzeugte, als ein Wesen angesehen, das neuen zeugenden Saamen hervorzubringen vermag. Diese Art von Zeugung hat man mit der elterlichen verglichen, die Entstehung der nicht ansteckenden Krankheiten aber mit der Urzeugung, und hat sich glücklich geschätzt, ebendieselben Möglichkeiten der Krankheitsentstehung nachgewiesen zu haben, wie sie heute beide noch von Manchen für die Entstehung wirklich lebender Wesen angenommen werden, nämlich die *generatio originaria* und *sexualis.*

Hinsichtlich der Hypothese der belebten Contagien, die in früheren Zeiten ausschliesslich eine solche war, jetzt aber nur noch in Bezug auf eine Reihe noch nicht erkannter Contagien eine solche ist, erscheint es höchst denkwürdig, dass ein feiner und vielseitig gebildeter Kopf des hohen Alterthumes, nämlich Varro (geb. 116 v. Chr.) in seinem Werke: *de re rustica* gesagt hat: „*crescunt animalia quaedam minuta, quae non possunt oculi consequi, et intus in corpora per os et nares perveniunt, atque efficiunt difficiles morbos*". Es ist dieser Ausspruch um so bemerkenswerther, als dem Varro gewiss noch keine Thatsache zu Gebote stand, auf welche er fussen konnte, vielmehr nur auf das eigenthümliche Verhalten ansteckender Krankheiten sich stützte, das den mit dem organischen Leben bekannten leicht auf Dazwischenkunft eines solchen schliessen liess. Bei Linnée (geb. 1707) war es schon anders; er hatte die Milbe als Ursache der Krätze erkannt, und entfernte sich nur darin von dem Wege der nüchternen Naturforschung, dass er sofort die Lehre der *contagia viva* nicht allein für alle ansteckende Krankheiten aufstellte, sondern auch in allen Milben als wesentliche Ursachen ansah, (*Amoen. acad. III.*). Keiner aber hat diese Lehre so sehr auf die Spitze getrieben, wie Hameau im J. 1850 (*Bull. de l'acad. nat. d. méd. T. XVI.*); dieser nimmt nicht allein alle Contagien als thierische Wesen an, sondern er theilt auch dieselben in sichtbare und unsichtbare oder luftförmige ein, und erklärt das sog. Incubations-Stadium wirklich für den Zeitraum des Ausbrütens der Eier dieser Parasiten. Am ergötzlichsten ist Hameau's Erklärung der Erscheinung, dass das eine Contagium (Vaccine) die Empfänglichkeit für das andere (Variola) tilgt, und die, dass manche Contagien nicht zum zweiten Male ein und dasselbe Individuum anstecken. Zu diesem Behufe theilt er die contagiösen thierischen Parasiten in ausdauernde und vorübergehende ein; die ersteren verlassen nie ihre Wohnthiere freiwillig, die anderen aber thun diess nach einer gewissen Zeit. Die Ausdauernden ferner, wenn sie einmal vertrieben sind, streben immer wieder zurückzukehren; die Vorübergehenden aber, wenn sie einmal ausgewandert sind, kehren nicht wieder. Einige thierische Contagien haben eine Antipathie gegeneinander (so z. B. die Variola gegen die Vaccina); diess rührt nach H. von der Scheu her, welche die einen vor den hinterlassenen Excrementen der andern haben, und die Erscheinung, dass die vorübergehenden Contagien (z. B. das der Variola) nicht zum zweiten Mal in ein und dasselbe Individuum zurückkehren, erklärt derselbe als eine Reinlichkeits-Erscheinung, als Scheu der Parasiten vor ihren eigenen Excrementen. Nun aber hat H., wie es scheint, eine Lücke in seiner Koththeorie gelassen; er erklärt den Umstand nicht, dass ausdauernde Contagien (wohin z. B. die Syphilis gehört), wenn sie auch noch so oft vertrieben sind, wieder zurückzukehren streben, d. h. zum öfteren ein und dasselbe Individuum anzustecken vermögen. Wir wollen versuchen, diese Lücke im Sinne H's auszufüllen; es rührt nämlich daher, dass die zurückkehrenden Contagien wahre Schweinigel sind, die sich mit Wollust in ihrem eigenen Kothe wälzen. Es wird diese Auffassung gewiss um so richtiger erscheinen, als die Syphilis schon längst von aller Welt für eine Schweinigelei gehalten worden ist. Indess Spass bei Seite, so müssen wir es doch allen Ernstes verlangen, dass H. uns die thierischen Parasiten in denjenigen Contagien zeige, welche bisher für todte, chemische gehalten worden sind, dass er den Irrthum nachweise, wenn jetzt einige Contagien mit Sicherheit nicht als Thierchen, sondern als Pflänzchen erkannt werden wollen, und dass er endlich den Mysticismus aufhelle, dass es unsichtbare Contagien gibt, die dennoch in Thierchen bestehen sollen.

In früheren Zeiten war die Annahme sehr gangbar, dass gewisse Insecten, wie Heuschreckenschwärme, bekannte und unbekannte Mückenschwärme verschiedener Art mit den Seuchen und insbesondere mit den ansteckenden in Beziehung stehen, obwohl man sich niemals klar zu machen wusste, in welcher Art dieses geschehen soll. Dieselbe Ansicht ist auch oft hinsichtlich der Cholera von einer Art kleiner Fliegen, welche sich in grossen Schwärmen während oder vor der Einstellung jener Seuche gezeigt haben sollen, ausgesprochen worden; und Schleiden (in seinen „Studien") meint, dass hier wirklich eine gewisse Beziehung zwischen Insect und Krankheit stattfinden könne, zeige eine interessante Beobachtung von Cattrel in Sibirien. Die sog. sibirische Pest nämlich sei früher in ihrem Zuge von Westen nach Osten bis Tomsk von zahllosen, die Ernten verwüstenden Schaaren einer kleinen Heuschreckenart begleitet gewesen; seit 1833 hätten die Heuschrecken ihre Reiseroute geändert, sie zögen jetzt von Süden aus längs den Flüssen nach Norden, und ganz denselben Weg nehme seit 1833 die stets zugleich mit ihnen auftretende Rinderpest. Auf thierärztlichem Gebiete hat man vor allen anderen Insecten die Griebelmücken (*Simulida*) im Verdachte der Beziehung zu Seuchen und ansteckenden Krankheiten gehabt, zumal da eine Art derselben, die Mosquito's bekanntlich eine so grosse Plage für Menschen und Thiere in warmen und feuchten Gegenden sind. Die Columbaczer Mücke (*Simulium reptans*) insbesondere hat man für milzbranderzeugend gehalten. Diese kommt vorzüglich im südlichen Ungarn und in Serbien vor, doch wurde sie auch in Oestreich, Mähren und in den angrenzenden Gegenden Ungarns längs der March beobachtet, nachdem ausgebreitete Ueberschwemmungen stattgefunden hatten; sie erscheinen in der zweiten Hälfte Aprils und Anfangs Mai oft in so ausserordentlicher Menge, dass sie, in der Ferne gesehen, wie Wolken erscheinen, und dass man (wie Röll sich ausdrückt) kaum einen Athemzug machen kann, ohne eine Menge derselben einzuschlürfen. Vorzüglich fallen sie Rinder, Pferde und Schafe an den Augen, den Nasenlöchern, dem Maule, After und an den Geschlechtstheilen an, und kriechen sogar durch diese Körperöffnungen in grosser Menge ein. Werden Heerden von zahllosen Thieren dieser Art angefallen, so gehen viele Stücken derselben zu Grunde, indem jeder Stich des Insectes eine harte, schmerzhafte Geschwulst hervorbringt, und eben desshalb hat man sie früher unter den Ursachen des Milzbrandes mit um so grösserer Zuverlässigkeit aufgeführt, als man ähnliche Erscheinungen der Blutzersetzung wie beim Milzbrande fand, die man aber ebenso auch bei zu Tode gehetzten Thieren findet.

Aus all dem geht nun soviel hervor, dass die bezeichneten und andere Insecten keineswegs in einer solchen ursächlichen Beziehung zu ansteckenden Krankheiten stehen, wie etwa die Krätzmilbe zur Krätze, welche das Contagium dieses Leidens selbst ist, sondern dass, wenn sie mit Seuchen und ansteckenden Krankheiten in einem näheren Zusammenhange sein sollten, dieser noch nicht gekannt ist, wenn nicht dieselbe Ursache, welche jene Krankheiten veranlasst, sie anlocken wird. Diess ist um so wahrscheinlicher, als man auch beobachtet hat, dass andere, höhere Thiere, wie Vögel verschiedener Art, die von der Cholera heimgesuchten Ortschaften verlassen haben und erst nach Beendigung dieser Seuche wieder zurückkehrten. Ein Anderes ist's, wenn angegeben wird, dass Insecten als Vermittler zur Verbreitung ansteckender Krankheiten dienen, indem sie contagiöse Stoffe von kranken Menschen und Thieren oder deren Leichen auf gesunde Menschen und Thiere übertragen, denn hierfür sind schon oft mehr oder minder zuverlässige Beobachtungen angeführt worden. Wenn dagegen Raspail (wie Verheyen sich ausdrückt) „eine Armee von Insecten in Scene setzt, um das weite Reich der contagiösen Krankheiten zu bevölkern, und Anderen die Sorge überlässt, die specifischen Formen und die Lebensweise dieser Wesen näher zu bestimmen", so ist das eben so unverantwortlich vor der exacten Forschung, als das früher erwähnte Beginnen Hameau's. Und so muss es ordentlich wohlthuend erscheinen, wenn solchen Ausschreitungen gegenüber eine ablenkende Hypothese auftaucht, und sollte sie selbst, trotz ihrer einladenden wissenschaftlichen Fassung ebenfalls vor dem Richterstuhl einer strengen Kritik nicht haltbar erscheinen: ich meine die Gährungstheorie.

Obwohl schon Sylvius (geb. 1660) die Gährungstheorie in Bezug auf die Contagien aufgestellt hat, so muss doch Liebig als der Repräsentant derselben angesehen werden, insofern er sie auf eine geschickte Weise mit den Hülfsmitteln der neueren Chemie fasste und vertheidigte. Nachdem Liebig (organ. Chemie) diejenigen mit Ironie behandelt hat, welche in den Contagien lebende Wesen erblicken, und solche (Pflänzchen und Thierchen) sogar mit der Gährung in einen wesentlichen Zusammenhang bringen, indem sie sich in den Gährungsflüssigkeiten von dem vorhandenen Zucker nähren, und Alkohol und Kohlensäure als Excremente wieder von sich geben sollen; nachdem Liebig ferner die vermeintliche Sonderbarkeit, flüchtige Contagien anzunehmen, und eben desshalb luftförmigen Körpern Leben zuzuschreiben, durchgehechelt hat, begründet derselbe seine Theorie ungefähr in folgender Weise: „Es ist gewiss, dass die Wirkungsweise der Contagien auf einer eigenthümlichen Thätigkeit beruht, abhängig von chemischen Kräften, welche in keiner Beziehung stehen zu der Lebenskraft; eine Thätigkeit, welche durch chemische Actionen aufgehoben wird, die sich überall äussert, wo sie keinen Widerstand zu überwinden hat; sie gibt sich der Beobachtung durch eine zusammenhängende Reihe von Veränderungen, von Metamorphosen zu erkennen, die sich auf alle Materien, welche fähig sind, eine ähnliche Verwandlung zu erfahren, überträgt. Eine im Zustand der Zersetzung begriffene, thierische Substanz, oder eine in Folge eines Krankheitsprocesses im lebenden Körper, aus seinen Bestandtheilen erzeugte Materie überträgt ihren Zustand allen Theilen eines lebenden Individuums, welche fähig sind, eine ähnliche Metamorphose einzugehen, wenn sich ihrer Action in diesen Theilen keine Ursache entgegensetzt, die sie aufhebt und vernichtet. Es entsteht Krankheit durch Ansteckung. Die in der entstandenen Krankheit hervorgerufene Metamorphose nimmt eine Reihe von Formen an. — Betrachten wir, um zu einer klaren Anschauung zu gelangen, die Veränderungen, welche ein bei weitem einfacherer Körper, der Zucker, durch die Einwirkung ähnlicher Ursachen zu erleiden fähig ist, so wissen wir, dass faulendes Blut oder eine in Metamorphose begriffene Hefe eine Umsetzung der Elemente des Zuckers in Alkohol und Kohlensäure bewirken. Ein in Zersetzung begriffenes Stück Lab veranlasst eine andere Lagerung der Elemente des Zuckers, ohne dass ein Element hinzutritt oder hinweggenommen wird. Es war der unmittelbare Contact der sich zerlegenden Substanz, welche die Form- und Beschaffenheitsänderung der Zuckertheilchen bedingte; entfernen wir sie, so hört damit die Zersetzung des Zuckers auf; ist ihre Metamorphose vollendet, und sind noch Zuckertheile übrig, so bleiben diese unzersetzt. Bei keiner der erwähnten Zersetzungsweisen hat sich der Erreger reproducirt: es fehlten unter den Elementen des Zuckers die Bedingungen seiner Wiedererzeugung. Aehnlich wie Hefe, faulendes Fleisch, in Zersetzung begriffener Labmagen den Zucker zur Zerlegung brachten, ohne sich selbst wiederzuerzeugen, bringen Miasmen und gewisse Ansteckungsstoffe Krankheiten im Organismus hervor, in denen sich der Zustand der Zersetzung, in welchem sie sich befinden, auf gewisse Theile des Organismus überträgt, ohne dass sie in dem Acte der Zersetzung in ihrer eigenthümlichen Form und Beschaffenheit wieder gebildet werden. Die Krankheit selbst ist in diesem Falle nicht ansteckend. — Wenn wir aber Hefe nicht zu reinem Zuckerwasser, sondern zu Bierwürze bringen, welche Zucker und Kleber enthält, so wissen wir, dass der Act der Zersetzung des Zuckers eine Form- und Beschaffenheits-Aenderung des Klebers bedingt, der Kleber selbst geht einer ersten Metamorphose entgegen. So lange noch gährender Zucker vorhanden ist, wird Kleber in verändertem Zustande, er wird als Hefe abgeschieden, welche wieder fähig ist, frisches Zuckerwasser oder Bierwürze in Gährung zu versetzen. Ist der Zucker verschwunden und noch Kleber vorhanden, so bleibt dieser Kleber, er geht nicht in

Hefe über. Die Reproduction des Erregers ist hier abhängig: 1) von dem Vorhandensein derjenigen Materie, aus der er ursprünglich entstanden ist; 2) von der Gegenwart einer zweiten Materie, welche fähig ist, durch Berührung mit dem Erreger in Zersetzung übergeführt zu werden. — Wenn wir der Reproduction der Contagien in ansteckenden Krankheiten den nämlichen Ausdruck unterlegen, so ist vollkommen gewiss, dass sie ohne Ausnahme aus dem Blute entspringen, dass also im Blute derjenige Bestandtheil sich vorfindet, durch dessen Zersetzung der Erreger gebildet werden kann. Es muss ferner, wenn Ansteckung erfolgt, vorausgesetzt werden, dass das Blut einen zweiten Bestandtheil enthält, welcher fähig ist, durch den Erreger in Zersetzung übergeführt zu werden. Erst in Folge der Umwandlung dieses zweiten Körpers kann der ursprüngliche Erreger wieder gebildet werden. Empfänglichkeit für Ansteckung setzt mithin die Gegenwart einer gewissen Quantität dieses zweiten Körpers im Blute voraus; mit seiner Masse steigt die Empfänglichkeit, die Stärke der Krankheit, und mit seiner Abnahme, mit seinem Verschwinden ändert sich ihr Verlauf."

So weit Liebig! Dieser Begründung müssen wir jedoch mit Spiess (Physiol.Pathol.) Folgendes entgegenhalten: „Wie überraschend auch auf den ersten Blick in einer und der anderen Beziehung die Aehnlichkeit zwischen der Wirkung der Ansteckungsstoffe und sonstiger Gährungs-Elemente sein mag, so ist doch die Verschiedenheit ungleich grösser und wesentlicher. Während bei der Gährung das Product derselben wesentlich von der Natur der gährungsfähigen Flüssigkeit abhängt, nicht aber von der Art des Fermentes bestimmt wird, indem in einer und derselben gährungsfähigen Flüssigkeit durch die verschiedensten Fermente eine und dieselbe Umsetzung hervorgerufen wird, bei der Ansteckung gerade umgekehrt deren Folgen allein von der verschiedenen Natur der einzelnen Ansteckungsstoffe abhangen, indem in einem und demselben Blute die verschiedenen Contagien, nach den weiteren Folgen zu schliessen, ganz verschiedene Wirkungen hervorbringen."

Demnach vermag also die Gährungstheorie die specifische Natur der Contagien nicht zu erklären.

Das Bedürfniss nach einer organischen Theorie machte sich daher wiederum geltend. Henle hat dieselbe zunächst in seinen „pathologischen Fragmenten" und sodann in seiner „rationellen Pathologie" in einer Weise geläutert und näher begründet, dass derselbe mit Recht als ihr geschicktester und verdienstvollster Repräsentant angesehen werden kann. Wir wollen die bemerkenswerthesten hierher gehörigen Stellen aus dem zuletzt gedachten Werke hier anführen: Zunächst ist es die Vervielfältigung der Contagien auf Kosten und durch Aneignung fremder organischer Substanz, auf welche Henle aufmerksam macht, und darauf, dass die miasmatisch-contagiösen Krankheiten zu derjenigen Gruppe von Krankheiten gehören, die er als wesentlich typische bezeichnet hat, deren scharf abgegrenzte Stadien nämlich auf eine zeitlich gesetzmässige Entwicklung der Ursache deuten, wie sie nur im Reiche des Lebendigen gefunden wird. Diess habe — fährt Henle fort — darauf geführt, Parasiten als Ursache mancher, vordem schlechthin sogen. contagiösen Krankheiten zu entdecken; inzwischen sei eine Anzahl Krankheiten übrig geblieben, in deren Contagium sich nichts finde, was an die Formen bekannter Thier- und Pflanzenspecies erinnere. Diess negative Resultat der Untersuchung sei jedoch nicht so sicher, dass dadurch die Zusammenstellung der Contagien mit jenen mikroskopischen Parasiten entschieden abgewiesen werden könnte, und sei es nicht nöthig, zu der Ausflucht zu greifen, dass die Organismen, die als Contagien wirken, für unsere optischen Hülfsmittel zu klein wären. Aber die kleinsten Thiere seien nur durch ihre Bewegungen, die niedersten Pflanzen nur in gewissen Entwicklungszuständen durch die Anordnung der Elementartheile von den Zellen, Kernen und Körnchen zu unterscheiden, die in so vielen Geweben und Excreten, namentlich auch im Eiter vorkommen. Da die Kügelchen, aus welchen die *Botrytis Bassiana* (eines Pilzes, der die Ursache der Muscardine-Krankheit der Seidenraupen ist) besteht, sich ganz so wie Pigmentkügelchen und wie die Molecüle des Eiters verhalten, so könnten also unter den Molecülen, die in jedem mikroskopischen Object wiederkehren, Körper von sehr verschiedener und von hoher Bedeutung versteckt sein. Es brauche kaum hinzugefügt zu werden, dass diese Reflexionen für jetzt nur zu einer hypothetischen Anschauung führen sollen, überflüssig seien sie jedoch für die Fälle nicht, wo man thierische oder pflanzliche Parasiten in dem Contagium entdeckt habe, oder noch entdecken werde. Denn immer bleibe dann noch die Frage zu beantworten, ob der Parasit ein zufälliger Bewohner des Contagiums und des kranken Körpers oder der wesentlich wirksame Bestandtheil der ersteren sei. An die Stelle der unverständlichen Ansicht, dass der erkrankte Leib oder die Krankheit Ansteckungsstoff bilde, sei nun die Einsicht getreten, dass die Bildung des Contagiums ein Reproductions-Process, die Krankheit aber Folge der Reproduction dieses fremdartigen auf dem Organismus und auf dessen Kosten sei.

Wenn die Ursachen der miasmatisch-contagiösen Krankheiten — gibt Henle ferner zu erkennen — für eine mit individuellem Leben begabte Materie zu halten seien, die sich nach Art der Thiere und Pflanzen reproduciren, durch Assimilation organischer Stoffe vermehren könne, und parasitisch auf dem inficirten Körper wuchernd, die Symptome der besonderen Krankheit hervorrufe: so entstehe die Frage, wie der bis jetzt noch ungesehene Leib der Parasiten beschaffen sei, dessen Lebensäusserungen sich so deutlich und verheerend zu erkennen geben. Es liege in den Gesetzen der menschlichen Phantasie, dass man dem Contagium, wenn man es einmal für etwas Lebendiges halte, eine von den Formen zuschreiben müsse, welche die bekannte organische Welt unseren Sinnen darbietet; darum habe man auf Insecten in der früheren kindlichen Zeit der Naturforschung gerathen, und als die mikroskopischen Thiere entdeckt waren, hätten mit noch grösserem Rechte die Infusorien beschuldigt werden können, Contagium und Miasma zu sein. Jetzt, nach den Aufschlüssen über den Pilz der Muscardine und ähnlicher Krankheiten liege es noch näher, das Contagium sich mit einem vegetabilischen Leib zu denken, da die grosse Verbreitung, die rasche Vermehrung und die Lebenszähigkeit der niederen mikroskopischen Pflanzenwelt, sowie selbst die Art ihrer Einwirkung auf den Körper, den sie zur Keimstätte erwählt haben, in der That die merkwürdigsten Analogien mit dem Ansteckungsstoffe der miasmatisch-contagiösen Krankheiten zeige. Aber ein selbstständiges Behaupten der Form und Mischung unter verschiedenen äusseren Einflüssen, gesetzmässig zeitliche Entwicklung der Fortpflanzung jener Eigenschaften, welche nicht blos der ganzen thierischen, sondern in beschränktem Masse auch den isolirten Elementargebilden desselben zukommen. Die Zellen des Flimmerepithelium z. B. vibrirten noch Tage lang nach der Abtrennung von dem Organimus, dem sie angehören; die Spermatozoen erhielten noch länger ihre Lebensäusserungen, und wenn man an dergleichen Gebilden eine Vergrösserung und Vermehrung in isolirtem Zustande nicht beobachtet habe, deren sie ja auch, einmal erwachsen, auf ihrem ursprünglichen Mutterboden nicht fähig zu sein schienen, so gebe es doch Complexe von Elementartheilen, welche nach Verpflanzung in einen fremden Organismus mit diesem fortleben und sogar fortwachsen. Gerade auf dieser relativen Selbstständigkeit einzelner Organe beruhe die Möglichkeit der Transplantation, und es müsse ein Theil um so geschickter zur Transplantation sein, je länger er abgetrennt sein Leben im latenten Zustande zu behaupten vermöge. Offenbar finde in dieser Art eine Mittheilung, eine wahre Ansteckung von einem Theile des Körpers auf einen anderen Theil desselben Körpers bei den Geschwülsten statt, welche parasitische genannt wurden, weil an ihnen die Selbstständigkeit der pathologischen Gewebe aufgefallen sei. Mögen nun — so lassen wir Henle hier schliessen, obgleich er seiner Theorie eine umfangreichere Begründung gewidmet hat, — die Beobachtungen, auf welche hin eine Contagiosität des Krebses, Markschwammes u. s. f. behauptet worden ist, Zutrauen verdienen oder nicht: ein theoretisches Bedenken stehe der Annahme nicht entgegen, dass ein Stoff, der sich von einem Körpertheil zum andern impfen lässt, unter günstigen Verhältnissen auch einmal mit Erfolg von einem Individuum zum andern übertragbar sei; es wäre demnach die Ansteckung gleich zu setzen der Transplantation eines pathologischen Gewebes, welches nach der Verpflanzung auf den neuen Boden zu wachsen fortfahre, und zu der anfänglich erwogenen Hypothese, dass das Contagium der miasmatisch-contagiösen Krankheiten aus absolut selbstständig belebten, thier- und pflanzenähnlichen Geschöpfen bestehe, käme eine zweite, wonach wir uns dasselbe als Wesen vorzustellen hätten, welche als relativ-selbsständig zu bezeichnen wären, als krankhaft gebildete und isolirte, fortpflanzungsfähige Elementartheile des Individuums, von welcher die Ansteckung ausgeht.

Der chemischen Theorie Liebig's steht nunmehr eine organische Theorie Henle's nach zwei Richtungen hin gegenüber, nach der Richtung des absoluten (thierischen oder pflanzlichen) Parasitismus und der Ueberpflanzung selbstständiger Gewebtheile: im ersteren Falle wäre die Ansteckung eine Uebersiedelung, im zweiten eine Transplantation, und kommt es lediglich nur auf die Erwägungen an, welcher Richtung wir in den concreten Fällen folgen wollen. Es scheint, dass Liebig die Macht der organischen Theorie und die Schwäche seiner Gährungstheorie wohl gefühlt hat, wesshalb derselbe seine Theorie jüngst in anderer Weise modificirt hat, so dass sie nun nicht mehr als Gährungstheorie, sondern als eine reine Contact-Theorie erscheint, wodurch sie der organischen näher gebracht wurde. Liebig sagt in dieser Beziehung (Chemische Briefe 3. Aufl. 1. Bd. S. 311) Folgendes:

„Durch die Erkenntniss der Ursache der Entstehung und Fortpflanzung der Fäulniss in organischen Atomen ist zuletzt die Frage über die Natur vieler Contagien und Miasmen einer einfachen Lösung fähig; sie reducirt sich auf folgende: Gibt es Thatsachen, welche beweisen, dass gewisse Zustände der Umsetzung oder Fäulniss einer Materie sich ebenfalls auf Theile oder Bestandtheile des lebendigen Thierkörpers fortpflanzen, dass durch die Berührung mit dem faulenden Körper in diesen Theilen ein gleicher oder ähnlicher Zustand herbeigeführt wird, wie der ist, in welchem sich die Theilchen des faulenden Körpers befinden? Diese Frage muss entschieden bejaht werden. Es ist Thatsache, dass Leichen auf anatomischen Theatern häufig in einen Zustand der Zersetzung übergehen, der sich dem Blute im lebenden Körper mittheilt; die kleinste Verwundung mit Messern, die zur Section gedient haben, bringt einen oft lebensgefährlichen Zustand hervor. Es ist ferner Thatsache, dass der Genuss mancher Nahrungsmittel, wie Fleisch, Schinken, Würste in gewissen Zuständen der Zersetzung in dem Leibe gesunder Menschen die gefährlichsten Krankheitszustände, ja den Tod nach sich ziehen. Diese Thatsachen beweisen, dass eine im Zustande der Zersetzung begriffene thierische Substanz einen Krankheitsprocess im Leibe gesunder Individuen hervorzubringen vermag. Da nun unter Krankheitsproducten nichts anderes verstanden werden kann, als Theile oder Bestandtheile des lebendigen Körpers, die sich in einem von dem gewöhnlichen abweichenden Zustande der Form- und Beschaffenheitsveränderung befinden, so ist klar, dass durch solche Materien, so lange sich dieser Zustand noch nicht vollendet hat, die Krankheit auf ein zweites, drittes u. s. w. Individuum übertragen werden könne. Wenn man noch überdiess in Betracht zieht, dass alle diejenigen Substanzen, welche die Fortpflanzungsfähigkeit der Contagien und Miasmen vernichten, gleichzeitige Bedingungen sind zur Aufhebung aller Fäulniss- und Gährungsprocesse, dass unter dem Einfluss empyreumatischer Substanzen, wie Holzessig z. B., welche der Fäulniss kräftig entgegenwirken, der Krankheitsprocess in bösartig eiternden Wunden gänzlich geändert wird, wenn in einer Menge von contagiösen Krankheiten, namentlich im Typhus, freies und gebundenes Ammoniak in der Luft, im Harn und in den Fäces (als phosphorsaures Bittererde - Ammoniak) wahrgenommen wird, so scheint es unmöglich, über die Entstehung und Fortpflanzung einer Menge contagiöser Krankheiten irgend einen Zweifel hegen zu können. Es ist zuletzt eine Erfahrung, dass sich der Ursprung der epidemischen Krankheiten häufig von Fäulniss grosser Mengen thierischer und pflanzlicher Stoffe herleiten lässt, dass miasmatische Krankheiten da epidemisch sind, wo beständig Zersetzung organischer Wesen stattfindet, in sumpfigen und feuchten Gegenden; sie entwickeln sich epidemisch unter denselben Umständen nach Ueberschwemmungen, ferner an Orten, wo eine grosse Menschenzahl bei geringem Luftwechsel zusammengedrängt ist, auf Schiffen, in Kerkern und belagerten Orten. Niemals aber kann man mit solcher Sicherheit die Entstehung epidemischer Krankheiten voraussagen, als wenn eine sumpfige Fläche durch anhaltende Hitze ausgetrocknet worden ist, wenn auf ausgebreitete Ueberschwemmungen starke Hitze folgt. Hiernach ist nach den Regeln der Naturforschung der Schluss vollkommen gerechtfertigt, dass in allen Fällen, wo ein Fäulnissprocess der Entstehung einer Krankheit vorausgeht, oder wo durch feste, flüssige oder luftförmige Krankheitsproducte die Krankheit fortgesetzt werden kann, und wo keine näher liegende Ursache der Krankheit ermittelbar ist, dass die im Zustande der Umsetzung begriffenen Stoffe oder Materien in Folge ihres Zustandes als die nächsten Ursachen der Krankheit angesehen werden müssen."

Werfen wir endlich einen kurzen Rückblick auf die geschichtlichen Aufführungen der Theorien über die Contagien, deren Natur noch nicht erkannt ist, und welche daher hypothetisch als todte, chemische bezeichnet zu werden pflegen, so gelangen wir zu dem Ergebniss, dass zur Zeit noch keiner die Siegespalme gereicht werden kann; dass aber die organische Theorie den grösseren Beifall finden dürfte. In der That haben wir gesehen, dass eine solche Theorie sich bereits dem Alterthum aufdrang, bevor noch irgend ein parasitisches Contagium bekannt war; wie viel mehr Recht haben wir heute eine solche Theorie anzunehmen, nachdem schon mehrere phyto- und zooparasitische Contagien gründlich nachgewiesen sind. Auch bietet die Flüchtigkeit mancher unbekannten Contagien hiezu kein Hinderniss mehr, nachdem erwiesen ist, dass Keime von Pilzen, Algen und Infusorien leicht, von der Luft getragen, weithin fortgeführt werden können. Vergessen wir aber nicht, dass die von uns belobte Theorie keine reale, sondern nur eine hypothetische ist, und dass dieselbe uns nicht hindern darf, mit offenen Sinnen und vorurtheilsfreiem Geiste weiter zu forschen.

FÜNFTE VORLESUNG.

Heute beginnen wir die Erörterungen über ein anderes wichtiges ursächliches Moment der Krankheiten, das auch die mittelbare Veranlassung zu ansteckenden Krankheiten werden kann: ich meine das Miasma oder die Miasmen. Sie sehen aus dem Oder zwischen dem Singular und dem Plural, dass sich auch die Annahme mehrerer unter sich verschiedenen Miasmen rechtfertigen lassen wird; hier aber soll diese Rechtfertigung selbst noch nicht gegeben, ja nicht einmal der Begriff „Miasma" festgestellt werden, denn dieser ist erst durch die folgenden Untersuchungen zu finden.

Was heisst aber das Wort Miasma zu Deutsch? Es heisst: (von μιαινω, unrein machen, abstammend) Etwas die Luft verunreinigendes; also miasmatische Luft: verunreinigte Luft. Damit ist nun, wie leicht einzusehen, der Begriff von Miasma nicht im Mindesten festgestellt, da es viele genau bekannte Verunreinigungen der atmosphärischen Luft gibt, die man nach einem Uebereinkommen nicht als miasmatische bezeichnet; vielmehr wird eine Verunreinigung derselben eigenthümlicher Art, deren Natur aber, wie vorgreifend angedeutet werden soll, nicht genau bekannt ist, miasmatisch genannt, dagegen aber die Abstammung und Wirkung der miasmatischen Luft bestimmter dargethan zu werden vermag.

Nicht ganz so verhält es sich mit dem Worte Malaria, welches nicht selten, aber irrthümlich gleichbedeutend mit dem Worte Miasma genommen wird. Denn dieses letztere Wort ist ein Gattungsname, der mehrere Artnamen für unter sich verschiedene Miasmen einschliesst, während die Italiener unter Malaria, was wörtlich: schlechte Luft heisst, schlechtweg Sumpfluft verstehen, ursprünglich *mala aria*, oft *Mal'aria* und am öftesten Malaria geschrieben wird. Diese Malaria wird nach dem mehr oder minder grossen Grade ihrer Gefährlichkeit als *aria pessima*, *cattiva*, *sospetta* bezeichnet, und ihr dann die von Sumpfausdünstung mehr oder weniger freie Luft als *aria ottima*, *buona*, *sofficiente* entgegengesetzt.

Da wir dem vorhin Gesagten zufolge durch Ausschliessung derjenigen Luftzustände, welche nicht als miasmatische bezeichnet werden, zu dem Begriffe „Miasma" gelangen müssen, so wird auch hier am Orte schon von den sog. Luftconstitutionen zu handeln sein, um zu zeigen, dass diese nicht gleichbedeutend mit miasmatischen Zuständen der Luft sind.

Die Atmosphäre, d. h. die Dunstkugel der Erde, in welcher wir leben und die feurigen und wässrigen meteorischen Processe (wie Gewitter, Nebel, Regen, Schnee, Hagel u. s. f.) vor sich gehen, ist wesentlich eine mechanische Mischung von verschiedenen Gasarten, dem Volumen nach aus 20.8 Sauerstoff, 79,2 Stickstoff, $\frac{4-5}{10,000}$ Kohlensäure, bei 0^0 $\frac{1}{200,000}$, bei 20^0 $\frac{1}{50,000}$ Wassergas bestehend. Ausserdem enthält die Atmosphäre einen kleinen Antheil kohlensauren Ammoniaks, sowie einen mehr oder minder grossen Antheil an Staub aus organischen und unorganischen Stoffen, die sich in Bezug auf das Leben der Menschen und Thiere entweder different oder indifferent verhalten. Zu den nachtheiligsten Stoffen dieser Art unorganischen Ursprungs, die am öftesten, aber stets nur in örtlicher Beschränkung die Atmosphäre verunreinigen, gehören vorzugsweise Arsenik, Quecksilber, Blei, Kupfer, Zink. Der Gehalt der Luft an Salpetersäure als steter Bestandtheil ist noch zweifelhaft, ebenso ein solcher an Jod und Brom; dagegen ist ihr Gehalt an Ozon nicht an einem und demselben Orte beständig, und wenn es vorkommt, sodann dessen Menge in schwankender Grösse. (Vergl. die Beilage A.)

Zufällig und vorübergehend können sich in der Atmosphäre, herstammend aus Erdhöhlen, Bergwerken, Vulkanen, Werkstätten der Menschen u. dergl. noch viele andere Bestandtheile in der Luft vorfinden, wie Kohlenoxydgas, Chlor, Salzsäure, schweflige Säure, salpetrige Säure u. dergl., die ihrer Natur gemäss mehr oder weniger nachtheilig auf Menschen und Thiere einzuwirken vermögen.

Findet sich die Atmosphäre in ihren wesentlichen Bestandtheilen (Sauerstoff, Stickstoff, Kohlensäure, Wassergas) in oben angegebener Weise zusammengesetzt, wie es immer der

Fall ist im freien Luftmeere, wenn sie nicht von localen Verhältnissen eine Abänderung erlitten hat: so ist sie von normaler Beschaffenheit, dem Leben des Menschen und der Thiere angemessen; dasselbe ist auch noch der Fall, wenn der gewöhnliche Gehalt der Luft an Ammoniak und Ozon nicht überschritten wird, und wenn darin nur eine geringe Menge Staubes indifferenter Beschaffenheit vorkommt. Treten aber Ammoniak und Ozon in ungewöhnlicher Menge auf; ist dasselbe der Fall mit den Staubtheilen differenter Natur und den genannten luftförmigen Stoffen aus industriellen und tellurischen Werkstätten: so bietet die Atmosphäre eine mehr oder minder grosse Schädlichkeit für das Leben der Menschen und der Thiere dar; sie ist eine verunreinigte, ohne desshalb eine miasmatische zu sein, und wollen ihre Nachtheile lediglich nur beurtheilt werden nach der Pharmakologie und Toxikologie.

Der für das Leben des Menschen und der Thiere im Athmungsprocesse (der Lunge und der Haut) wesentlichste Bestandtheil der Athmosphäre: der Sauerstoff, welcher den bisherigen Erfahrungen zufolge in der freien Natur zu dem Stickstoff — einem nicht positiv wirkenden Bestandtheile der Luft, der sich vielmehr nur als ein indifferentes, auflösendes und verdünnendes Mittel für die übrigen Bestandtheile derselben verhält — stets in einem gleichbleibenden oder fast constanten oben angegebenen Verhältnisse in allen Gegenden der Erde, in allen Jahreszeiten, in den verschiedensten Höhen und Tiefen vorkommt, zeigt sich nichts desto weniger hinsichtlich seiner absoluten Menge in einem gewissen Raumumfange, ebenso wie der Stickstoff, je nach der Dichtigkeit der Atmosphäre, welche von der mehr oder minder grossen Annäherung an den Mittelpunct der Erde, oder von der mehr oder minder grossen Entfernung von demselben, also von der Höhe und Tiefe ihrer Lage, und ferner ebenso von der verschiedenen Temperatur und der Beimischung einer mehr oder minder grossen Menge Wassergases abhängig ist, —sehr verschieden. Es ist einleuchtend, dass diese Verschiedenheiten Abweichungen im Leben des Menschen und der Thiere wegen der mehr oder minder intensiven organischen Verbrennungs-Processe, ohne welche das Leben dieser Geschöpfe gar nicht bestehen kann, bedingen müssen, und unter Umständen sogar der Tod derselben eintreten muss, wenn überhaupt die für das Leben erforderliche Menge Sauerstoffes nicht vorhanden ist. Aber es ist eben so einleuchtend, dass bei einer solchen Schädlichkeit der Luft nicht von einem Miasma die Rede sein kann, da ja nicht einmal von einer Verunreinigung der Luft die Rede ist.

Trotz den zahlreichen Veranlassungen zur Bildung der Kohlensäure und zum Uebergange derselben in die Atmosphäre, wie es z. B. in Bergwerken (saure Wetter), in anderweitigen Spalten und Höhlen der Erde, in Mineralquellen, bei vulkanischen Ausbrüchen, bei Verbrennungs- und Gährungs-Processen, beim Athmen der Menschen und Thiere und bei den Absonderungen der Pflanzen im Dunklen u. dergl. der Fall ist, so wird dadurch doch nur örtlich die normale Mischung der Atmosphäre gestört, ein grösserer Gehalt an Kohlensäure in derselben bewirkt, und sie dadurch zu einer Schädlichkeit für Menschen und Thiere erhoben, indem sie nachgerade ungenügend für das Athmen sein oder selbst den Tod der Menschen und Thiere durch Erstickung hervorbringen kann, und zwar nicht sowohl desshalb, weil die Kohlensäure an und für sich eine positive Schädlichkeit wäre, sondern weil zu ihrer Bildung der zum Athmen nothwendige Sauerstoff verbraucht wurde, oder weil die Kohlensäure den zum Athmen nöthigen Sauerstoff aus dem Luftraume verdrängt, und weil dieselbe in den Athmungsorganen den Austritt der Kohlensäure aus dem Blute und somit auch den Eintritt des atmosphärischen Sauerstoffes in das Blut behindert. Diese örtlichen Ueberladungen in der Atmosphäre mit Kohlensäure geben aber niemals Veranlassung zu allgemeinen, höchstens nur zu Schwankungen über das mittlere Mass hinaus in den, jene Oertlichkeit überschreitenden, mehr oder minder grossen Räumen, bis sich endlich das Gleichgewicht wieder herstellt. Bei dieser Herstellung des Gleichgewichtes im Kohlensäure- und Sauerstoffgehalte der Atmosphäre ist der heutigen Kenntniss zufolge vorzugsweise die Pflanzenwelt betheiligt, insofern die grünenden Pflanzen unter dem Einflusse des Sonnenlichtes Kohlensäure der Atmosphäre aufsaugen, den Kohlenstoff derselben sich aneignen und den Sauerstoff an die Atmosphäre zurückgeben. Diese bewunderungswürdige Gegenseitigkeit zwischen Pflanzen und Thierwelt im Haushalte der Natur reicht vollständig hin, um die thatsächliche Herstellung des Gleichgewichts zwischen Kohlensäure und Sauerstoff in der Atmosphäre zu erklären, und erscheint es daher ganz unnöthig, auf durchaus problematische Rechnugen hinzuweisen, nach denen der Sauerstoffgehalt des ganzen Luftmeeres so ungeheuer sein soll, dass die Thierwelt bisher keine nennenswerthe Abnahme des Sauerstoffes bewirken konnte. Wie dem aber auch sein mag, ein grösserer Gehalt an Kohlensäure in der Atmosphäre macht dieselbe nicht zu einer miasmatischen Luft; vielmehr ist unter jenen Verhältnissen die Schädlichkeit als eine bestimmt geartete und in ihren Wirkungen als eine genau bekannte erforscht.

Der Gehalt der Atmosphäre an Wassergas (luftförmiges Wasser) ist sehr schwankend; er ist abhängig von der mehr oder minder grossen Gelegenheit des Ueberganges des Wassers in Gasgestalt in die Luft, also von der Gegenwart verdunstungsfähigen Wassers an der Oberfläche der Erde, von der Temperatur der Luft und von der Richtung und Stärke der Winde. Es geht hieraus hervor, dass zu einer und derselbeu Zeit der Wassergehalt in der Atmosphäre in den verschiedenen Gegenden der Erde und in verschiedenen Zeiten in einer und derselben Gegend sehr verschieden sein kann. Ganz trocken ist die Luft nie; in durchaus wasserfreier Luft könnten die Pflanzen und Thiere wegen der Austrocknung ihrer Körper, insbesondere die Thiere wegen der dadurch eintretenden Störungen in ihren Luftwegen, in deren Folge die Wechselwirkung zwischen Blut und Atmosphäre unmöglich sein würde, nicht bestehen. Wasser in der Luft ist eben so nothwendig für Landthiere, wie Luft im Wasser für die Wasserthiere. Es ist gewiss, dass ein mehr oder minder grosser Wassergehalt in der Atmosphäre in bestimmter Art auf den menschlichen und thierischen Körper einwirkt; dass ebensowohl zu trockene wie zu feuchte Luft als mehr oder minder ausgezeichnete Schädlichkeit wirkt, je nachdem diese Zustände noch gepaart sind mit hoher oder niedriger Temperatur, mit starker oder geringer Bewegung der Luft. Aber alle die hieraus hervorgehenden Nachtheile lassen sich zurückführen auf die mehr oder minder grosse Tauglichkeit der Luft zum Athmen, auf die mehrere oder mindere Begünstigung der Ausdünstung der thierischen Leiber. Uebrigens sei hier bemerkt, dass, wenn die Atmosphäre in ihrem Einfluss auf den menschlichen und thierischen Körper gehörig gewürdigt werden soll, es nicht genügt, einen ihrer Bestandtheile oder Zustände in's Auge zu fassen, sondern dass stets ihr Gesammtzustand mit Rücksicht auf ihre Temperatur, Bewegung und Dichtigkeit beachtet werden muss; denn die Berücksichtigung im Einzelnen hat nur einen Werth für das bessere Verständniss des Ganzen. Weder die sehr trockene noch die sehr feuchte Luft kann als miasmatische bezeichnet werden, doch das dürfte hier schon vorgreifend hervorzuheben sein, dass Feuchtigkeit und Wärme der Luft dieselbe sehr geeignet zur Entstehung von Miasmen, zu deren Aufnahme und wirksamen Erhaltung macht. Das in der Atmosphäre enthaltene Wassergas, welches sich aus derselben in der Form des Reifes, Thaues und Nebels niederschlägt, kann zunächst dadurch schädlich werden, dass es unter Umständen erkältend auf die innere und äussere Oberfläche des Körpers unserer Haussäugethiere wirkt, und eben dadurch Durchfälle, Katarrhe und Rheumatismen bei ihnen, zuweilen in seuchenartiger Ausbreitung erzeugt; gefährlicher aber kann der Nebel in Sumpfgegenden dadurch werden, dass derselbe die Zerstreuung der sich hier bildenden Miasmen (s. w. u.) verhindert, dieselben an der Oberfläche der Erde concentrirt, und somit doppelt schädlich auf die Thiere einwirken. Der Höhenrauch (auch Höhrauch, Heerrauch, Haarrauch, Landrauch, Sonnenrauch, Meerrauch, Moordampf, Heidenrauch genannt), über deren Entstehen man früher allerlei verkehrte Ansichten hatte, wovon die gangbarste die war, dass er aus zersetzten Gewitterwolken entstände, ist in Wirklichkeit Rauch, der in der Regel durch das Moorbrennen entsteht, zuweilen aber auch durch vulkanische Ausbrüche, Waldbrände, in geringerem Grade durch das Rasenbrennen des Schällandes, durch das Verbrennen des Repsstrohes, Kartoffellaubes u. dergl. Bei uns hat der Höhenrauch in der Regel seine Entstehung in dem Verbrennen des Moores, welches zu beiden Seiten der Ems, theils in Hannover, theils in

Ostfriesland liegt, und eine Ausdehnung von sechzig und einigen Quadratmeilen hat. Ein Theil dieses Moores wird jährlich zum Behufe des Buchweizen- und Roggenbaues in der warmen und trockenen Jahreszeit abgebrannt, wobei dann der heftige Rauch durch günstige Winde sich bei uns und anderwärts verbreitet. Als Nachtheile des Höhenrauches hat man angegeben: Vertreibung der Gewitter und der Regenwolken, Winderzeugung, Erzeugung von Kälte und Nachtfrösten; in der That aber ist es der Fall, dass diese vermeintlichen Nachtheile nur begleitende Erscheinungen des Höhenrauches sind, und derselbe nur dann bei uns beobachtet werden kann, wenn es anhaltendes trocknes Wetter gibt, und der Wind aus Norden weht. Mir scheint es, dass der Höhenrauch eher den Frost der Pflanzen verhüten, als befördern wird; denn bei Gefahr von Nachtfrösten räth man ja sogar Rauchbildung an, der dann als Decke auf der Oberfläche der Erde ihre Ausstrahlung vermindert. Die Nachtheile des Höhenrauches, welche man übrigens für die Vegetation, für die Thiere und Menschen angegeben hat, sind auch nicht erwiesen; jedenfalls aber verschlechtert derselbe die Luftmischung, und ist er dieserhalb und wegen des ihn begleitenden, trockenen und rauhen Wetters zu fürchten. Die Entstehung von Seuchen kann dem Höhenrauch, der bisherigen vorurtheilsfreien Erfahrung zufolge, nicht beigemessen werden.

Vom Ammoniak ist stets nur ein kleiner, gewiss nur ein schwankender, nie genau berechneter Antheil in der Atmosphäre; es hat seinen Ursprung ohne Zweifel in der Zersetzung stickstoffhaltiger, von Thieren und Pflanzen abstammender Körper. Nach Boussingault (*Compt. rend. XLVI, p. 1123*) sollen der Schnee und der Nebel mehr Ammoniak enthalten, als der Regen, und der Nebel dem Gehalte an Ammoniak zuweilen seinen Geruch verdanken. Das Ammoniak der Atmosphäre wird für die Pflanzenwelt als ein gedeihlicher und nothwendiger Stoff angesehen; für Menschen und Thiere aber würde es schädlich sein, wenn es in grösserer Menge als gewöhnlich in der Luft vorkäme, wie es wirklich örtlich da der Fall ist, wo grössere Mengen organischer, besonders thierischer Stoffe in Fäulniss und Verwesung sich befinden. Trotzdem Ammoniak als ein die Luft verunreinigender Körper zu betrachten ist, der, in einer gewissen Menge eingeathmet, zunächst besonders den Luftwegen der Menschen und Thiere durch Reizung und in weiterer Folge durch Verderbniss des Blutes nachtheilig werden kann, so ist doch um desswillen eine mit Ammoniak geschwängerte Luft noch keine miasmatische; aber es ist doch wahrscheinlich, dass Ammoniak mit dem Miasma in irgend einer Beziehung, vielleicht als Träger desselben steht, weil beide, wie später erörtert werden wird, einen gleichen Ursprung haben, weil die meteorischen Wasser (wie Boussingault l. c. fand) neben Ammoniak auch nie frei sind von einer in Wasser löslichen organischen Substanz, und weil das aus dem Regenwasser durch Zusatz von Salzsäure und durch Abdampfung gewonnene Chlorammonium durch Zusatz von Aetzkalk in dem dann freiwerdenden Ammoniak einen Leichengeruch erkennen lassen soll.

Wenn im Anfange dieser Vorlesung ein steter Gehalt der Atmosphäre an Salpetersäure, der gewöhnlichen Annahme zufolge, als zweifelhaft angegeben wurde, so soll es hier doch nicht verschwiegen werden, dass Boussingault (c. l. c.) nicht nur die Gegenwart derselben im Gewitterregen, wie diess ebenso von Anderen geschehen ist, behauptet, sondern dass er dieselbe auch im Regenwasser überhaupt, sowie im Thau und Nebel gefunden haben will, und dass ihm der Schnee und Nebel mehr davon zu enthalten scheint, als der Regen. Wenn überhaupt Salpetersäure in der Atmosphäre vorkommt, so ist es wahrscheinlich, dass sie mit dem Ammoniak einen gleichen Ursprung hat, dagegen ihr angenommener Ursprung aus der Einwirkung des Blitzes auf die Atmosphäre sehr zweifelhaft ist, und hier eine Verwechslung mit dem Ozon (s. w. u.) stattgefunden hat.

Der Gehalt der Atmosphäre an Ozon ist da, wo die Zusammensetzung jener angegeben wurde, als ein schwankender bezeichnet worden. Berücksichtigt man die Quellen, aus welchen dieser, unsere Aufmerksamkeit in hohem Grade verdienende Stoff seinen Ursprung nimmt, so wird klar, dass der Gehalt der Atmosphäre an Ozon auch nur ein schwankender sein könne. Nach Scoutetten (l. c. p. 127) ist es experimentell nachgewiesen, dass das atmosphärische Ozon vorzugsweise seinen Ursprung in allen den an der Oberfläche der Erde vor sich gehenden Processen hat, in denen Sauerstoff frei wird; dann in der Elektrisirung des Sauerstoffs, der aus dem Wasser durch dessen Verdunstung frei wird, oder des Sauerstoffs der Atmosphäre, auf welchen die durch die Verdunstung sich entwickelnde Elektricität einwirkt: ferner in der Elektrisirung des Sauerstoffs, der sich aus den Pflanzen bei Einwirkung des Sonnenlichtes entwickelt, und endlich in denjenigen Processen der Atmosphäre, in welchen schon durch die Aufeinanderwirkung der Wolkenschichten Elektricität in unsichtbarer Weise frei wird, in sichtbarer durch eben diese Aufeinanderwirkung der Wolken sowie zwischen diesen und der Erde in dem Blitz. Am auffallendsten zeigt sich die Ozonbildung dann, wenn der Blitz einschlägt, wobei es sich durch den eigenthümlichen, Jedermann bekannten Geruch und durch die angegebene Reaction auf Jodkaliumkleister zu erkennen gibt. Uebrigens gibt es wahrscheinlch noch mehrere andere Quellen für die Bildung des Ozons in der Atmosphäre; vielleicht kommt keine Dichtigkeitsveränderung in der Atmosphäre, keine solche in dem darin enthaltenen Wasser, keine Bewegungs-, keine Temperatur-Aenderung in der Atmosphäre vor, ohne mit Elektricitäts-Entwicklung und Ozonbildung verknüpft zu sein. Gewiss aber ist zur Zeit, dass beim Schneefall eine starke Ozonentwicklung stattfindet. Das Ozon wirkt erregend auf die Leiber der Menschen und Thiere, besonders primär auf das Blutgefässsystem derselben, indem das Blut in höherem Grade oxygenisirt wird. Ein grosser Gehalt der Atmosphäre an Ozon bewirkt katarrhalische Reizungen der Schleimhaut der Luftwege, wesshalb man auch vermuthet, dass dasselbe in dem seuchenhaften Auftreten des Katarrhes, der Grippe in ursächlichem Verhältniss steht; wogegen ein Mangel an Ozon in der Atmosphäre die Lebensthätigkeit lähmt, und sonach dieser Mangel zu adynamischen, mit einer Neigung zu Blutzersetzung einhergehenden Krankheiten Veranlassung geben kann. Wir ersehen aus diesen wenigen Anführungen, dass das Ozon wahrscheinlich eine bedeutende Rolle im Haushalte der Natur spielt, dass es wahrscheinlich mit dem Wohl und Wehe der Menschen und Thiere in inniger Beziehung steht; doch ist dasselbe wegen der Neuheit der Sache noch nicht nach allen Richtungen hin so erforscht, wie es für die thatsächliche Feststellung erwünscht wäre. Die Beziehungen des Ozons zu den Miasmen sind jedoch, wie sich diess später näher ergeben wird, ziemlich klar. Beide stehen sich, so zu sagen, in fortwährender Bekämpfung feindlich gegenüber, so dass Gegenwart von Ozon so viel bedeutet, wie Abwesenheit von Miasma, und umgekehrt. Hieraus geht also hervor, dass Ozon selbst nicht ein Miasma in gewöhnlichem Sinne ist, dass es jedoch, im Uebermasse in der Luft enthalten, wahrscheinlich in einer dem Miasma ähnlichen Weise ausgebreitete katarrhalische Zustände veranlassen kann.

Bisher ist eine Reihe der bedeutsameren, auf chemischen Zustandsänderungen beruhende Beschaffenheiten der Atmosphäre untersucht worden, ohne ein eigentliches Miasma, wie es sich nach Uebereinkunft der Pathologen zu erkennen gibt, gefunden zu haben, wie ein solches auch nicht in der stockigen (mephitischen) Luft gefunden wird. Unter einer solchen Luft wollen wir diejenige verstanden wissen, welche, durch den Abschluss von dem allgemeinen Luftmeer während einer längeren Zeit, z. B. in verschütteten Brunnen, Kellern u. dergl., unathembar geworden ist, die, wenn sie eingeathmet wird, Erstickung hervorzubringen vermag, ohne dass die Chemie im Stande wäre eine mit ihrer Gefährlichkeit im Einklang stehende fehlerhafte Mischung derselben nachzuweisen. Um nichtsdestoweniger eine Erklärung der Schädlichkeit einer solchen Luft aufzustellen, hat man der Atmosphäre eine gewisse Art organischen Lebens zugeschrieben, welches dieselbe nur vollführen, und hierdurch auch nur für das Athmen der Menschen und Thiere tauglich sein könne, wenn sie im Zusammenhang und der fortwährenden Einwirkung der kosmischen Potenzen ausgesetzt bleibe. Diese Hypothese, obwohl sie keine klare Einsicht gewährt, wäre doch nicht weit gefehlt, wenn die Vermuthung sich erweisen sollte, dass es einer derartigen stockigen Luft durchaus an Ozon, an ozonisirtem (positivem) Sauerstoff mangelt, dagegen derselbe durch negativen Sauerstoff vertreten ist.

Wichtig für die Erkenntniss der allgemeineren Veranlassungen der Seuchenkrankheiten überhaupt, und insbesondere für die richtige Würdigung der miasmatischen Luft ist die

Bekanntschaft mit den sogenannten Luftconstitutionen, welche mit den herrschenden Krankheits-Constitutionen (dem Krankheitsgenius) in einem ursächlichen Zusammenhange stehen. Es ist gewiss und auch einleuchtend, dass, wenn sich das Wetter oft, aber nicht in plötzlichen Uebergängen ändert, sich dann eine relativ feststehende Luftbeschaffenheit (eine Luftconstitution) eben so wenig wie eine Krankheitsconstitution ausbilden könne, weil dann der eigens geartete Luftzustand nicht lange genug einwirken kann, um vorherrschende Anlagen zu gewissen Krankheiten oder diese selbst zu bewirken. Denn dann gleichen die abweichenden Luftzustände ihre Wirkungen gegenseitig aus. Wenn aber einerlei Art von Wetter herrscht, ausgezeichnet durch niedrige oder hohe Temperatur, heiteren oder trüben Himmel, trockene oder feuchte Luft, bestimmte Richtung und Stärke des Windes, durch Gewitter, Regen, Schnee u. s. w., so ist einleuchtend, dass diess nicht ohne bestimmten, eine besondere Anlage zu gewissen Krankheiten oder diese selbst erzeugenden Einfluss sein kann. In dieser Weise hat man, den Luftconstitutionen entsprechend, sthenische, entzündliche, asthenische, gastrische, biliöse, nervöse, katarrhalische, rheumatische u. dergl. Krankheits-Constitutionen unterschieden, dieselben je nach ihrer Ausdehuung in en- und epizootische, und je nach ihrer Dauer in stehende oder vorübergehende eingetheilt, zu welchen letzteren die Frühlings-, Sommer-, Herbst- und Winter-Constitutionen, besser Jahreszeiten-Constitutionen gehören. Solche Beschaffenheiten der Luft machen dieselbe keineswegs zu einer miasmatischen, aber es ist gewiss, wie sich diess später näher ergeben wird, dass, je nachdem die Luftconstitution geartet ist, sie entweder der Entwicklung und Verbreitung der Miasmen günstig oder ungünstig ist. Wenn nun auch der herrschende Krankheitsgenius mit der obwaltenden Luftconstitution oft in einen erklärenden Zusammenhang gebracht werden kann, so ist diess jedoch bei weitem nicht immer der Fall; wenn dann die Aufeinanderfolge verschiedener Luftconstitutionen, in der die eine vorbereitend für die Wirkung der anderen gedacht wird, für die Erklärung nicht auszuhelfen vermag, so liegt die Gefahr vor, sich in bodenlose Hypothesen zu verlieren.

SECHSTE VORLESUNG.

In der jüngsten Vorlesung sind die zum Behufe des Studiums der Miasmen uns nothwendig erschienenen vorläufigen Erörterungen gepflogen worden; es wurden insbesondere die verschiedenen Zustände der Atmosphäre besprochen, wie sie sich durch Mengen-Aenderungen der in ihr gewöhnlich vorkommenden Stoffe ergeben, wobei auch derjenigen Mischungs-Aenderungen der Atmosphäre gedacht wurde, die durch solche Stoffe hervorgebracht werden, welche ihren Ursprung in ungewöhnlichen natürlichen Ereignissen an der Oberfläche und in der Tiefe der Erde oder in den technischen Werkstätten der Industrie haben. Alle jene Zustände der Atmosphäre, welche wir kennen lernten, vermögen wohl unter Umständen gesundheitswiderig und selbst tödtlich zu wirken; aber sie stellen insgesammt nicht diejenigen Zustände der Atmosphäre dar, welche man als miasmatische zu bezeichnen pflegt; sie sind vielmehr als bestimmt geartete chemische Mischungsverhältnisse bekannt, und ist daher ihr Studium vorzugsweise der Pharmokologie und Toxikologie anheimgegeben. In ähnlicher Weise verhält es sich auch mit den betrachteten Luftconstitutionen, in denen physikalische und chemische Momente der Atmosphäre wirken; sie sind zwar bedeutsam hinsichtlich der Entstehung und Verbreitung herrschender Krankheiten, aber sie stellen ebenfalls an und für sich nicht die miasmatischen Zustände der Atmosphäre dar.

Wir haben sonach eine Reihe atmosphärischer Zustände als nicht zu den miasmatischen gehörig ausgeschlossen, und verhielten wir uns bei diesen Ausschliessungen nach der Methode Cicero's, der, wenn er von den Göttern sprach, zeigte, was sie nicht sind, und den positiven Nachweis derselben der Nachwelt überliess. Wir wollen jedoch heute schon untersuchen, ob sich in der Gegenwart eine positive Kenntniss der Miasmen erlangen lässt, wenn nicht, was bisher zu diesem Behufe geschehen ist, und auf welchem Wege eine solche in Zukunft wahrscheinlich erreicht werden wird.

Wenn Menschen und Thiere im gesunden und krankhaften Zustande in engen, schlecht gelüfteten Räumen beisammen wohnen, so erleidet die Luft in solchen Räumen, besonders wenn diese der Einwirkung des Sonnenlichts wenig ausgesetzt sind, durch den Athmungsprocess der Lunge und der Haut, besonders durch die hierbei stattfindende Inanspruchnahme des Sauerstoffes der Atmosphäre, durch den Uebergang von thierischen Ausdünstungsstoffen in dieselbe, ferner durch die Fäulniss von Excrementen und die sich hierbei bildenden, in den Wohnungsräumen sich anhäufenden Gasarten, — eine solche Verderbniss, dass sie gesundheitswidrig wirkt, und selbst die gefährlichsten Krankheiten zu erzeugen vermag; es ist einleuchtend, dass die Luft in solchen Räumen eher eine Verderbniss erlangt, wenn ihre Bewohner krank, als wenn dieselben gesund sind, und wenn ausser den inneren Krankheiten an denselben auch noch Ausflüsse verchiedener Art, eiternde Wunden, krank hafte und künstliche Geschwüre vorkommen, deren Materien leicht der fauligen Zersetzung unterworfen sind. Eine solche verderbte Luft, die man als thierdunstige bezeichnen kann, wirkt schon unangenehm auf die Geruchsorgane ein; schlimmer aber ist ihre Einwirkung auf die übrigen organischen Verrichtungen ihrer Bewohner; ihr Athmen wird angestrengter, ängstlich, der Kopf wird eingenommen und Schweiss stellt sich ein, während man im günstigen Falle bei den Kranken allemal eine Verschlimmerung beobachtet, im ungünstigen Falle aber ihre Zustände den typhösen und nervösen Charakter annehmen, Wunden und Geschwüre leicht brandig werden u. s. w. Waren die Bewohner vorher gesund, so entwickeln sich bei denselben unter jenen Umständen sogar nicht selten Krankheiten, die sich allemal durch eine Neigung zur Zersetzung der Säftemasse auszeichnen, wie Hospitalbrand, bezw. Stallbrand, bösartiges Puerperalfieber, Influenza der Pferde (Typhus), Milzbrand u. dergl. Ja es kann sogar soweit kommen, dass unter solchen Verhältnissen sich entwickelnde Krankheiten, oder die, welche schon vorhanden, unter solchen Verhältnissen einen bösartigen Charakter annehmen, in der Folge sich wirklich ansteckend erweisen. Eine derartige gefährliche Luft hat man, wegen ihrer erfahrungsmässigen Nachtheile für Gesundheit und Leben als miasmatische, näher nach dem Orte ihrer Entstehung als Stall-miasma, Spitalmiasma u. s. w. bezeichnet.

Eben solche Luftverderbnisse bilden sich auch überall da, wo organische, besonders von Thieren abstammende Stoffe in Fäulniss gerathen, was ebenfalls eher geschieht, wenn die Luft feucht und warm, als wenn sie trocken und kühl ist, und werden dann die der Luft sich mittheilenden Producte der Fäulniss den Menschen und Thieren um so nachtheiliger, als jene wegen mangelnden Luftzugs sich anhäufen, und als die Menschen und Thiere an derartig verdorbene Luft nicht gewöhnt sind. Jedoch lehrt die Erfahrung, dass eine solche verdorbene Luft, die man ebenfalls im Allgemeinen als miasmatische bezeichnet, sie aber füglich durch Mitbezeichnung der verschiedenartigen Quellen ihrer Abstammung, z. B. als Thieranger-, Gräber-, Lichtzieher-, Leimsieder-, Seifensieder-Miasma u. s. w. benennen kann, — nicht immer in dem Grade verderblich wirkt, als sie die Geruchsorgane unangenehm berührt; wenn sie indess Krankheiten hervorbringt, so sind es dieselben oder ähnliche, wie sie so eben in Bezug auf das Stallmiasma angegeben worden sind. In gleicher Weise, wie bei der Fäulniss und Verwesung thierischer Stoffe verhält es sich mit dem massenweisen Hinsterben von niederen Thieren in Folge von Seuchen oder anderen natürlichen Ereignissen, wie es bei den Mollusken an Seegestaden, bei Mäusen auf den Feldern, bei Heuschreckenschwärmen, sowie bei Seidenwürmern beobachtet worden ist.

Trotzdem, dass die Beobachtung zufällig gegebener Fälle die Nachtheile der mit Faulstoffen geschwängerten Luft für Menschen und Thiere auf's Bestimmteste herausgestellt hat, so hat man nichtsdestoweniger damit auch entsprechende Versuche bei Thieren gemacht. Magendie flösste durch Fleisch faulig gewordenes Wasser in das Blutgefässsystem: die Thiere starben an Blutzersetzungen; er hat Thiere über derartige Faulstoffe in Käfige eingesperrt: sie wurden in ähnlicher Weise krank; doch widerstand ein Hund am längsten, er starb sogar noch nicht, nachdem ihm fauliges Wasser in eine Vene eingeflösst worden war: er hatte sich, wie Magendie sagt, „acclimatisirt".

Es ist begreiflich, dass man die in jener Weise verdorbene,

miasmatische Luft ihrer chemischen Zusammensetzung nach kennen zu lernen trachtete, um möglicherweise diejenigen Bestandtheile derselben zu ermitteln, welchen man die schädlichen Wirkungen zumessen könne. Die zu diesem Zwecke gemachten Untersuchungen haben gelehrt, dass ausser einer relativen Abnahme des Sauerstoffes und eine dieser entsprechenden relativen Zunahme des Stickstoffgases und der Kohlensäure, noch Ammoniak, Kohlenwasserstoffgas (leichtes), sowie Schwefel- und Phosphorwasserstoffgas vorhanden waren. Man kennt die Wirkungen aller dieser Gasarten bei Menschen und Thieren durch vielfache Beobachtungen und Versuche; diese Wirkungen aber, wie heftig und tödtlich sie auch unter Umständen sind, entsprechen jedoch den eigenthümlichen Wirkungen der genannten Miasmen nicht. Aus diesem Grunde hat man schon vor langer Zeit vermuthet, dass in der miasmatischen Luft wohl noch etwas sein müsse, was der chemischen Analyse entginge, und dieses Etwas hielt man um so willfähriger für eine organische Substanz, als eine solche um so schwieriger durch chemische Analyse zu ermitteln ist, je leichter sie zersetzbar und um so geringer ihre Menge ist. Jetzt können wir uns von der Gegenwart eines organischen, jedoch nicht näher gekannten Stoffes, der in Zersetzung begriffen oder doch der Zersetzung leicht fähig ist, in den genannten Miasmen überzeugt halten. Die Gründe, welche dafür sprechen, sind folgende: Wird Wasser mit dem Hauche des Athems stark geschwängert, so trübt sich dasselbe nach und nach in der Wärme, es bildet Flöckchen und nimmt einen fauligen Geruch an. Thénard und Dupuytren sahen bereits vor 50 Jahren im Wasser, welches mit Kohlenwasserstoffgas geschwängert, das aus faulenden thierischen Stoffen gewonnen worden war, dasselbe, während sie diess nicht sahen bei Verwendung von aus organischen Stoffen dargestelltem Kohlenwasserstoffgase. Moscati hat vor eben so langer Zeit mit Eis gefüllte Glaskugeln über den Kranken in Spitälern aufgehängt; er sammelte den daran sich bildenden Beschlag, welcher anfangs eine klare Flüssigkeit bildete, die sich nach und nach trübte, einen fauligen Geruch annahm, und sodann mikroskopische Pflänzchen und Thierchen blicken liess. Eben wegen dieser Erscheinung hat man jenen organischen Stoff „Zoogen“ (thiererzeugenden Stoff) genannt, was aber nur dem passend erscheinen kann, der die freiwillige Erzeugung von Pflanzen und Thieren heute noch für möglich und wirklich hält. Man hat ferner sich die Frage gestellt, an welchen der Bestandtheile einer derartig miasmatischen Luft der gedachte organische Stoff wohl gebunden sein, oder durch welchen er vorzugsweise in die Atmosphäre übergeführt werden möchte. Der Umstand, dass das aus organischen Stoffen bereitete Kohlenwasserstoffgas in der eben angegebenen Weise sich verhält, hat zur Annahme dieser Gasart als Träger des sogenannten Zoogens geführt; der Umstand, dass das aus dem atmosphärischen Wasser entwickelte Ammoniak einen Leichen- oder Miststätte-Geruch besitzt, hat dieses als Träger annehmen lassen. Wie dem auch sein möge, wichtiger wäre jedenfalls die Kenntniss der wahren Natur des in Rede stehenden organischen Stoffes, als seines eigentlichen Trägers, der möglicherweise ein manchfaltiger oder am wahrscheinlichsten die miasmatische Luft mit allen ihren übrigen Bestandtheilen sein kann.

Die Ausdünstungen der Sümpfe werden ebenfalls als Miasma (Sumpfmiasma, Effluvien) bezeichnet. Ueberall da, wo stillstehendes Wasser sich befindet, es sei diess ursprünglich eine Ansammlung von Regen auf muldenförmigem, nicht durchlassenden Boden, oder es stamme von Quellen, Uebertritt von Flüssen und Seen, — tritt dann Fäulniss ein, wenn sich in demselben organische Stoffe von abgelebten Pflanzen und Thieren befinden, und zwar um so eher, je grösser die Ansammlung solcher Stoffe am Boden solcher Wasserbecken ist, und auf diese Weise den Sumpfschlamm darstellt, je geringer die Wasserschicht ist, welche sich über demselben befindet, und je grösser die Luftwärme ist, welche durch diese geringe Wasserschicht hindurch auf den Sumpfschlamm einzuwirken vermag. Daher sieht man dann auch im Hoch- und Nachsommer, nachdem die Wasser der Sümpfe zum grossen Theile verdunstet sind, und die Sonne seit längerer Zeit durch die geringe Wasserschicht hindurch ihren erwärmenden Einfluss auf den Bodenschlamm einwirken liess, demselben eine grössere Menge Gasarten entsteigen, die sich an der Oberfläche des Wassers als zerplatzende Blasen zeigen, und die durch Umrühren des

Sumpfschlammes mit einem Stabe erheblich vermehrt werden können, während diess im Vorsommer und im Spätherbste in weit geringerem Masse der Fall ist, wenn durch häufigen Regen der Wassergehalt der Sümpfe zunimmt, und die Sonnenwärme einen weit geringeren Einfluss auf ihren Bodenschlamm auszuüben vermag.

Der Einfluss solcher Sumpfausdünstungen auf Menschen und Thiere ist schon seit uralten Zeiten berüchtigt; er ist um so nachtheiliger für dieselben, je ruhiger sie sich verhalten, je ungenügender und weniger erregend ihre Nahrung ist, und je mehr die Sumpfgase wegen geschützter Lage der Sumpfgegenden oder Windstille sich anhäufen, oder gar durch Nebel oder Thau an der Oberfläche der Erde festgehalten werden. Die Krankheiten der Menschen, welche bei uns solchen Sumpfausdünstungen vorzugsweise zugeschrieben werden, sind Wechselfieber, in heissen Gegenden Cholera, gelbes Fieber, Pest; wogegen unter den Thieren bei uns die überhaupt nur selten vorkommenden Wechselfieber in den Sumpfgegenden nicht häufiger vorzukommen scheinen, als anderwärts. Anstatt derselben bemerkt man aber bei den Thieren regelmässig eine Verschlechterung ihrer Constitution, häufig organische Fehler in der Lunge und Leber, Wassersuchten, diese oft verbunden mit Egelkrankheit u. dgl., besonders bei Schafen und Rindvieh. Gewiss mit Recht werden bei uns die Sumpfgegenden auch für Milzbrand erzeugend gehalten; aber die Erfahrung lehrt auch, dass, abgesehen von manchen anderen ursächlichen Momenten, nicht grade Sumpfgegenden zur Entwicklung des Milzbrandes nothwendig sind, sondern dass derselbe auch in solchen Gegenden vorkommt, welche einen vegetationskräftigen, humusreichen Boden haben, zumal dann, wenn derselbe mässiger Feuchtigkeit und grosser Wärme ausgesetzt ist. Es ist wahrscheinlich, dass unter solchen Umständen einem derartigen Boden, der dann so zu sagen gährt, ähnliche Ausdünstungen entsteigen, wie den Sümpfen. Ob mit demselben Rechte, wie bei den Milzbrandkrankheiten, bei uns auch andere Krankheiten der Hausthiere den Sumpfausdünstungen beigemessen werden können, ist eben so zweifelhaft, als es der Fall ist hinsichtlich der Rinderpest in den russischen Steppen; als gewiss aber nehme ich an, dass gegenwärtig, bei uns wenigstens, die Sümpfe an der Entstehung der Lungenseuche des Rindviehes ganz unschuldig sind. Ob die Miasmen je nach der Art der in den Sümpfen verwesenden Pflanzen und Thiere verschieden sind, ist unbekannt; dass aber die Flachs- und Hanfrösten sich vorzugsweise nachtheilig zeigen, ist eine seit alter Zeit bekannte Sache.

Woraus bestehen die Sumpfausdünstungen? Wie in Spitälern — wovon bereits die Rede war —, so hat auch Moscati bereits vor 50 Jahren durch dasselbe Verfahren, angewandt auf den Reisfeldern Toscana's, erkannt, dass in den Sumpfausdünstungen, ausser dem Wasserdampfe, der Kohlensäure, dem leichten Kohlenwasserstoffgase und dem Phosphorwasserstoffgase, welches letztere in der Form des selbstentzündlichen zuweilen Veranlassung zu den sogen. Irrlichtern gibt, — auch noch eine in der Umsetzung begriffene organische Substanz enthalten ist, worin man vorzugsweise das Wesen der Schädlichkeit der Sumpfausdünstungen zu sehen geneigt ist, und welche, durch Aufsaugung vermittelst der Lunge und der Haut in das Blut gelangend, nach Art der Gährung oder durch Contact eine Umsetzung bewirken soll, mit welcher Gesundheit und Leben unverträglich sei.

Mit dem so eben besprochenen Gegenstande hat sich Boussingault in gründlicher Weise befasst (Ueber die Möglichkeit, das Dasein der Miasmen zu erweisen etc. *Ann. de Chim. L VII. 148*). Derselbe bemerkt zunächst, dass Rigaud de l'Isle in den Sümpfen von Languedoc eine den Moscati'schen ähnliche Reihe von Versuchen angestellt habe. Auf einer grossen Glasfläche, gebildet von mehreren Fensterscheiben, fing derselbe den Thau auf. Das hierdurch erhaltene Wasser zeigte dieselben Erscheinungen, wie das von Moscati aufgefangene; es faulte, indem es Flocken einer organischen stickstoffhaltigen Substanz absetzte. Ueberdiess gab es mit salpetersaurem Silber einen Niederschlag, der schnell purpurroth wurde. Nachdem Boussingault selbst einige einleitende, hierher gehörige Versuche gemacht hatte, schritt er i. J. 1829 im Caucathale bei Cartago und in einem Thale bei Vega di Zapia (im mittägigen Amerika) zu entscheidenderen. Derselbe berichtet über diese Versuche wie folgt:

„Kurz nach Sonnenuntergang setzte ich zwei Uhrgläser auf einen Tisch, der mitten auf einer sumpfigen Wiese stand. In eines der Gläser goss ich warmes destillirtes Wasser, um es zu benässen, und ihm zugleich eine höhere Temperatur, als die der Atmosphäre zu geben. Das kalt gelassene Glas, durch die Wirkung der nächtlichen Strahlung noch mehr erkaltet, beschlug sich bald sehr reichlich mit Thau. Als ich in jedes Glas einen Tropfen destillirter Schwefelsäure goss und die Flüssigkeit über der Weingeistlampe zur Trockne abdampfte, sah ich immer in dem Glase, in welches der Thau sich abgesetzt hatte, eine Spur von kohliger Substanz zurückbleiben, während das unbethaute Glas nach der Verdampfung der Säure vollkommen rein blieb. Dieses Verfahren hatte den Vortheil, dass es nur sehr kurze Zeit erforderte, und dass, wenn ein Mosquito in eines der Gläser gefallen war, er vor dem Zusatz der Säure leicht herausgenommen werden konnte. Ich experimentirte vergleichend mit zwei Gefässen von verschiedener Temperatur, um einem, den Moscati'schen Versuchen gemachten Einwurfe zu begegnen, dem nämlich, als habe sich der in der Luft herumschwimmende Staub an die feuchte Oberfläche seiner Glaskugel ansetzen können. Bei meinen Versuchen hätte sich natürlich der organische Staub, wenn wirklich von ihm vorhanden war, auch auf die Oberfläche des warmen destillirten Wassers absetzen, und also die Schwefelsäure auch dort eine Spur von Kohle erzeugen müssen. Allein diess war nicht der Fall. Ich setzte meine Versuche mehrere Abende fort. — Die Resultate Moscati's und Rigaud's, sowie meine eigenen beweisen einleuchtend, dass sich, an den sumpfigen Orten, mit dem Thau noch eine organische Substanz niederschlägt, allein von der Menge derselben gaben alle diese Versuche keine Idee."

Voraussetzend, dass das Miasma, wie jede organische Substanz Wasserstoff unter seinen Bestandtheilen enthalte, hat Boussingault sowohl in Amerika, als später in Paris eine andere Reihe minutiöser Versuche angestellt, um derartigen vorhandenen Wasserstoff in wasserfreier Luft nachzuweisen. Diese Versuche lieferten das Ergebniss, dass in der Luft ein wasserstoffhaltiger Körper, wahrscheinlich Kohlenwasserstoff vorhanden ist, und dass es möglich ist, die Gegenwart der Miasmen der Luft dadurch nachzuweisen, dass man einen ihrer Bestandtheile (wie es hier mit dem Wasserstoffe geschehen ist) nach den Methoden der organischen Analysen bestimmt.

Wie dem aber auch sein möge, so erblicken wir jedenfalls doch eine grosse Verschiedenheit zwischen den betrachteten Miasmen und den flüchtigen (todten oder chemischen) Contagien darin, dass jene sehr verschiedene Krankheiten bei Menschen und Thieren, selbst bei einer und derselben Art, hervorzubringen vermögen, während die flüchtigen Contagien entweder keine Krankheit bewirken, wenn den Menschen und Thieren die Anlage dazu fehlt, oder bei vorhandener Anlage immer dieselbe Krankheit, aus der das Contagium stammte, wodurch es einen specifischen Charakter hat.

Schon früher ist darauf hingewiesen worden, dass miasmatische Luft und ozonisirte Luft wahrscheinlich sich in einem derartigen Gegensatze befinden, dass die eine die andere zu neutralisiren vermöge; hier ist nun der Ort, diese Wahrscheinlichkeit näher zu begründen, oder womöglich dieselbe zur Gewissheit zu erheben. Fast eben so alt wie die Annahme, dass der Milzbrand eine Malaria-Seuche sei, wird auch wohl die sein, dass die Entstehung dieser Seuche mit der Luftelektricität in irgend einer Beziehung stehe. Die besseren Beobachtungen über diesen Gegenstand gehen dahin, dass bei gewitterschwüler Luft der Milzbrand leicht auftritt und sich verbreitet, dagegen bei kräftigen Entladungen der Gewitter und reichlichem Regen derselbe einen Stillstand oder gar seine Endschaft erreicht. Der Vortragende selbst hat diese Annahme in den ersten Jahren seiner praktischen Laufbahn in den Umgebungen von Zülpich in der preussischen Rheinprovinz, einem ausgezeichneten Milzbrand-Revier, in solchem Masse bestätigt gefunden, dass er mit Rücksicht auf den elektrischen Zustand der Atmosphäre das Auftauchen und das Verschwinden des Milzbrandes mit Sicherheit vorherzusagen vermochte. Dressler in Königsberg hat diesem Gegenstande eine grosse Aufmerksamkeit bei zwei Milzbrand-Epizootien gewidmet; er gelangt zu dem Schluss, dass anhaltende negativ-elektrische Spannung der Atmosphäre, die nicht durch stärkere Explosionen ausgeglichen werde, vorzugsweise den Milzbrand bedinge (Mag. f. d. ges. Thlkde. III. 2.); und Heusinger will, trotz einiger Bedenklichkeiten, die er hat, doch den Glauben an einen unmittelbaren Einfluss der negativ elektrischen Spannung der Atmosphäre auf die Entstehung des Milzbrandes nicht aufgeben, wenigstens möchte sie die Disposition zu demselben im höchsten Grade steigern. Derselbe stützt sich bei diesem Glauben (Milzbrandkrankheiten p. 489) auf folgende nicht zu leugnende Wirkungen des in Rede stehenden atmosphärischen Zustandes: 1) er schwächt im Allgemeinen die Innervation; 2) besonders scheint er schwächend auf das organische Nervensystem zu wirken, und wahrscheinlich dadurch setzt er die Respiration herab; 3) er befördert im Allgemeinen die Fäulniss, und in den lebenden thierischen Organismen die Neigung zu Gangrän. Mit diesen Herausstellungen steht es offenbar im Einklange, wenn Buzorini (über Luftelektricität, Erdmagnetismus und Krankheits-Constitution) behauptet, dass an einigen Orten beim Herrschen der Cholera ein Vorstechen der negativen Elektricität der Luft nachgewiesen wurde, und wenn derselbe aus seinen eigenen und Schübler's Versuchen den Schluss zieht, dass Menschen und Thiere während des Athmens in positiv elektrischer Luft mehr, und in negativ-elektrischer Luft weniger Sauerstoff absorbiren, und daraus folgert, dass der positiv elektrische Zustand der Atmosphäre die sthenischen, der negativ elektrische die asthenischen und nervösen Krankheiten begünstige.

Das, was bereits über das atmosphärische Ozon angeführt wurde, wird schon darauf hinweisen, dass das, was so eben von der Luftelektricität angeführt wurde, eigentlich auf jenes eigenthümliche Agens bezogen werden müsse, oder wenigstens eben so gut auf dasselbe bezogen werden könne. Und in der That hat auch schon Schoenbein, der Entdecker des Ozons, vor längerer Zeit (Zeitschr. f. ration. Medicin I. 3.) darauf aufmerksam gemacht, dass man wahrscheinlich durch die Bekanntschaft mit dem Ozon der Erklärung der Miasmen näher rücken werde. Inzwischen haben die Untersuchungen, welche Scoutetten (*l. c. p. 258. f f.*) über die Krankheiten angestellt hat, die etwa durch einen geringen Gehalt an Ozon oder dessen Abwesenheit oder gegentheils durch dessen grossen Gehalt in der Atmosphäre entstehen mögen, denselben zu dem Ergebnisse geführt, dass die vorhandenen Beweise von dem Einflusse der Ozonverminderung auf das Hervortreten von einfachen, intermittirenden oder Sumpffiebern eben so ungenügend seien, wie die hinsichtlich der Cholera, wogegen derselbe keinen Anstand nimmt, auf die zahlreich vorhandenen Beobachtungen den Schluss zu gründen, dass das Ozon unter den äusseren Ursachen der Brustleiden bei Menschen eine Hauptrolle spielt, gegen welche die Lufttemperatur in den Hintergrund trete, dass aber gewisse Nord-Westwinde noch gefährlicher in jener Beziehung seien, als das Ozon.

Hinsichtlich der hier in Frage stehenden Beziehungen scheinen vor allen die von Th. Clemens gemachten Untersuchungen am wichtigsten zu sein, wesshalb hier auf dieselben noch einzugehen ist. Diese Untersuchungen, welche vorher schon in Henke's Zeitschrift mit dem Titel: „Malaria und Ozon" besprochen worden waren, bringt Clemens auch in Vierordt's Zeitschrift für physiologische Heilkunde, 12. Jahrgang, unter dem Titel: „Physiologische Reflexionen und Untersuchungen über Malaria und Contagien" zur Sprache. In dieser Mittheilung hält ihr Verfasser sich für den Ersten, welcher nachgewiesen hat, dass der Sauerstoff, welcher sich aus mit vegetabilischen Organismen erfüllten, stille stehenden Wassern unter Einwirkung des Sonnenlichtes entwickelt, ozonisirt ist; da er nun aber bei seinen Untersuchungen gefunden hatte, dass es auch Sümpfe gibt, bei denen diess nicht geschieht, so legte er sich die Frage vor: „welche Bedingungen eigentlich den Exhalations-Charakter der Sümpfe hervorrufen; welche Bedingungen zusammenwirken, um eine Quelle des Lebensstoffes zur gifthauchenden Fläche umzugestalten? Zur Beantwortung dieser Frage wurden mehrere Sommer hindurch in grossen, offenen Glasgefässen verschiedene Wasser aus bekannten Sümpfen erhalten, dieselben unter den Einfluss verschiedener Bedingungen gesetzt, und die physikalischen, mikroskopischen und chemischen Veränderungen, welche sich dabei ergaben, sowie ihre Wirkungen auf lebende Wesen (Batrachier) festgestellt. In der Hauptsache wurde gefunden, dass solche Wasser im Dunkeln kein ozonisirtes Sauerstoffgas entliessen, dass, wenn sich darin todte Thiere befanden, diess noch in geringerem Masse der Fall, und dann dasselbe auch für lebende Thiere genannter Art gefährlich war, obgleich in dem Wasser selbst viele und verschiedenartige Infusorien, sowie kryptogamische Pflänzchen (Pilz- und Schimmelformen) lebten. Am giftigsten zeigte sich das Sumpfwasser, wenn sich in demselben todte Thiere (Tritonen) befanden und dasselbe mit Coniomyceten (einer brandigen Haferähre) inficirt worden war. Hiernach wurde das Wasser schimmlig, erhielt einen starken Modergeruch, entliess selbst unter der Einwirkung des Sonnenlichts keine Spur ozonisirten Sauerstoffs, und tödtete alsbald frisch gefangene Tritonen und Frösche nicht allein nachdem sie hineingebracht, sondern auch nachdem sie in einer Vorrichtung über demselben gehalten worden waren. Eine andere Reihe von Versuchen, die Clemens angestellt, haben gelehrt, dass das, was aus derartigen Wassern die Infusorien und Pilze entfernt, bezw. zerstört, auch ihren Modergeruch vertreibt, und dass in letzterer Beziehung Chlor, Ozon, Jod, Brom und salpetersaure Dämpfe oben anstehen. Als Hauptergebniss aus seinen Versuchen zieht Clemens den Schluss, dass – da Ozon nichts Anderes ist als eine Modification oder vielmehr Potenzirung des Sauerstoffgases, oder elektrisch erregtes Sauerstoffgas — Ozonzerstörung durch Sumpfmiasma gleichbedeutend sei mit Sauerstoffveränderung.

Ausser dem Miasma, dessen Betrachtung wir soeben beendigt haben, das immer nur eine örtliche Quelle, eine mehr oder minder beschränkte Ausbreitung hat, und daher auch ursprünglich nur zu einer enzootischen Krankheit Veranlassung gibt, die durch ein etwa sich entwickelndes Contagium jedoch auch eine epizootische Verbreitung erlangen kann, zumal wenn die atmosphärischen Zustände begünstigend mitwirken, wie es z. B. hinsichtlich ausländischer Seuchen bei der Rinderpest und der Cholera des Menschen, bei inländischen mit der sog. Influenza der Pferde (dem Typhus) und dem Milzbrande der Fall ist, und in diesem Falle das Miasma dann als ein solches miasmatisch-contagiöser Krankheiten bezeichnet werden kann; — ich sage, ausser diesem gibt es aber noch ein anderes Miasma, das vorzugsweise als Miasma miasmatisch-contagiöser Krankheiten bezeichnet wird, weil es stets eine contagiöse

Krankheit zur Folge hat, also Miasma und Contagium stets mit einander zur Verbreitung der dadurch entstandenen Krankheiten beitragen. Hierher gehört z. B. das Miasma der Influenza des Menschen, das der wahren Influenza der Pferde, sowie das der über verschiedene Thierarten sich erstreckenden Maul- und Klauenseuche. Diesen Krankheiten ist es eigenthümlich, dass sie rasch über grössere Ländergebiete sich seuchenhaft in einer bestimmten Richtung verbreiten, dass sie aber dann von einzelnen Puncten aus sich durch einen Ansteckungsstoff fortpflanzen, und auf diese Weise häufig durch den ursprünglichen miasmatischen Einfluss verschonte Individuen oder Complexe derselben nachträglich ergreifen und der Seuchengang hierdurch zuweilen eine rückläufige Bewegung macht. Ein solches Miasma vermögen wir nicht auf eine örtliche Quelle, nicht auf ursprünglich erkrankte Menschen und Thiere zurückzuführen; sein Verhalten aber oder seine Wirkung, die sich gleich dem Contagium, zu welchem es in den erzeugten Krankheiten Veranlassung gibt, zeigt, zwingt fast zu der Annahme, dass in solchen Fällen das ursprüngliche Miasma mit dem späteren Contagium gleich ist, und wobei die Vermuthung, dass ein solches Miasma doch ursprünglich in einer Krankheit entstanden sein könne, sich in der Luft vervielfältigt und sich vermittelst seiner sehr flüchtigen Natur rasch verbreitet habe, sich nicht als ganz grundlos zurückweisen lassen wird.

Wir wollen die Vermuthungen, die sich auf diesem Gebiete machen liessen, nicht weiter fortspinnen, doch zum Schlusse der gegenwärtigen Vorlesung noch einer Hypothese gedenken, welche durch die Entdeckung des Ozons und die Ermittelung dessen Einflusses einige Wahrscheinlichkeit für sich hat in Bezug auf die Miasmen epidemischer und epizootischer miasmatisch-contagiöser Krankheiten. Wallach gibt („Leben des Menschen". Frankfurt a. M 1857) zu erkennen, dass es bei den Widersprüchen, in welchen die beiden Ansichten (Verbreitung der Seuchen durch Miasmen oder Contagien) wenigstens in ihrer hergebrachten Auffasssung mit der Wirklichkeit stehen, nothwendig sei, unsere Zuflucht zu einer anderen Voraussetzung zu nehmen, die zwar bis jetzt auch nicht erwiesen sei, aber doch den Vorzug besitze, mit den Erscheinungen im besten Einklange zu stehen. Es sei diess die Annahme überall möglicher Entwicklungsherde der Seuchen, und zwar nicht durch Bodenausdünstung, sondern durch Selbstzersetzungen der Atmosphäre. Durch dieselbe würde einer Entscheidung über eine bedingte Ansteckungsfähigkeit der Seuchen eben so wenig als ihre Verbreitung durch Luftströmungen innerhalb enger Grenzen vorgegriffen. Die Thatsachen, welche einer solchen Annahme als Stützen dienen könnten, seien folgende: Die Bekanntschaft damit, dass selbst Urstoffe (wie z. B. Kohlenstoff, Schwefel und Phosphor) unter geeigneten Einflüssen eine Aenderung ihrer äusseren Beschaffenheit und ihrer chemischen Wirksamkeit erleiden könnten, und dass diese Aenderungen auf einer Umlagerung der Atome beruhen. Dieselben Urstoffe unter veränderter Beschaffenheit könnten Verbindungen eingehen oder Zersetzungen in Körpern bewirken, auf welche sie zuvor keinen Einfluss besassen. Zu den Urstoffen, an welchen man diese Erscheinungen wahrgenommen habe, gehöre (ausser den bereits genannten) auch der Sauerstoff, vermuthlich auch der Wasserstoff und das Bor. Die Mittel, deren sich die Natur bediene, um in denselben eine Umlagerung hervorzurufen, seien Licht, Wärme und elektrische Bewegung. Nachdem Wallach nun noch insbesondere darauf hinweist, wie es den Chemikern gelungen sei, den einen Bestandtheil der Atmosphäre durch elektrische Wirkung in Ozon zu verwandeln, das eine bereits bekannte (und von uns viel besprochene) Rolle in den seuchenhaften Krankheiten spiele, deutet er darauf hin, dass Aehnliches in Bezug auf andere Bestandtheile der Atmosphäre durch die genannten Naturkräfte wohl möglich sei. Wir schliessen hiermit, der Zukunft eine befriedigende Aufklärung in diesem Puncte überlassend.

SIEBENTE VORLESUNG.

Nachdem die wichtigsten Veranlassungen der Seuchen und ansteckenden Krankheiten, nämlich die Miasmen und Contagien und die damit im nächsten Zusammenhange stehenden atmosphärischen Zustände besprochen worden sind, bietet sich uns für heute die Erörterung über eine andere Reihe von Verhältnissen dar, die theils, wie wichtig sie auch ehedem für die Seuchenlehre erschienen, doch jetzt von derselben nicht mehr oder kaum noch beachtet werden, theils aber der näheren Erforschung und Feststellung auf ihrem Gebiete um so würdiger sein dürften, je grösser die Schwierigkeiten sind, welche sich hierbei entgegenstellen.

Blicken wir zurück in die Seuchengeschichte der vorigen Jahrhunderte, so finden wir dieselbe verbrämt mit Sterndeuterei, mit dem Zorne Gottes und mit Aberglauben jeglicher Art. Die Astrologie aber ist nun verschwunden, weil nur Männer der Wissenschaft in sie eingeweiht sein und sie praktisch betreiben konnten, und daher vor der Wissenschaft, sowie vor der von derselben vorauszusetzenden Gewissenhaftigkeit nicht länger zu bestehen vermochte. Aber das Strafgericht Gottes und der Spuk böser Geister spielt heute noch eine grosse Rolle beim Volke in Bedrängnissen aller Art, insbesondere auch bei den Seuchen; ja selbst die Wissenschaft dürfte nicht ganz freizusprechen sein von dem Aberglauben mancher, wenn auch verfeinerter Art. Wir treten in keine nähere Untersuchung dieser, von der eigenthümlichen Seelenbeschaffenheit des Menschen und seiner religiösen Erziehung abhängigen Verhältnisse ein; wir überlassen es vielmehr den Psychologen und Theologen, die Quellen und die etwaigen Berechtigungen jener Erscheinungen darzuthun, indem wir jedenfalls von der Aufklärung unseres Jahrhunderts mit Zuversicht erwarten, dass jene traurigen Ausschreitungen des Aberglaubens, wie sie ehedem vorkamen, sich nicht wiederholen werden.

Inzwischen finden wir bei den gegenwärtigen Schriftstellern über Seuchen zuweilen noch als Ursache derselben angegeben: kosmisch-tellurische, siderische, solarische, kometarische und lunarische Einflüsse, und zwar dann, wenn die wirklichen Veranlassungen der Seuchen unbekannt geblieben sind. Diese gelehrt klingenden Fremdwörter bieten alsdann ein Hinterpförtchen dar, durch welches die Unkenntniss hindurchschlüpfen kann, oder — mit Rücksicht auf die Grossartigkeit des Gegenstandes — vielleicht besser gesagt: eine erhabene Pforte, durch welche man stolzen Blickes mit dem Bewusstsein hoher Wissenschaftlichkeit hindurchwandert. Wie dem auch sein möge, zu beachten ist stets die Klugheitsregel: „Wenn die Begriffe fehlen, so stellt ein fremdes Wort zur rechten Zeit sich passend ein.“

Was wollen aber jene Fremdwörter sagen? Sie wollen sagen, dass Seuchen hervorgehen können durch den gegenseitigen Einfluss der Weltkörper, und insbesondere durch deren Beziehungen zu unserer Erde, sowie durch die eigenthümlichen Kräfte dieser letzteren. Untersuchen wir daher in Kürze, was sich davon Erfahrungsmässiges sagen lässt, indem von vorne herein alle die ausser unserem Sonnensysteme befindlichen Weltkörper unberücksichtigt bleiben, und nur diejenigen unseres Sonnensystemes in Betracht gezogen werden, welche der Mitschuld an Seuchen besonders angeklagt worden sind.

Worin kann der Einfluss der Erde (tellurischer Einfluss) bestehen? In Schwerkraft, Magnetismus, Chemismus, Erdbeben, vulkanischen Processen, in der Eigenthümlichkeit der geologischen Formation, in der Natur des Bodens, in dem Verhältniss des Wassers zum Lande, in der Erhebung der Oberfläche des letzteren, in der Richtung der Gebirge, in der Vertheilung und Art der Vegetation, und endlich in der Mitwirkung der letzteren, Verhältnisse zur Hervorbildung physikalischer Klimate. Der Einfluss der Schwerkraft der Erde im Allgemeinen auf die an ihrer Oberfläche befindlichen Körper, mithin auch auf Menschen und Thiere ist bekannt, auch dass, wenn in den Individuen die Schwerkraft von der Lebenskraft (den organischen Thätigkeiten) und von dem anatomischen Zusammenhange nicht gehörig beherrscht wird, abnorme Zustände, wie Senkung von Flüssigkeiten, Vorfälle u. dergl. entstehen können; aber von einem ursächlichen Zusammenhange der Schwerkraft mit Seuchen ist nichts bekannt. Dass der Erdmagnetismus, besonders seine Abweichungen, mit anderen Erscheinungen des Erdkörpers (Erdbeben, vulkanische Ausbrüche) und mit abweichenden atmosphärischen Zuständen, die Krankheiten der Menschen und Thiere im Gefolge haben sollen, im Zusammenhange stehe, hat man wohl oft vermuthet, aber nie klar nachgewiesen; und was die hiermit in Verbindung gebrachten unterirdischen Erzlager anbetrifft, so will man wohl bemerkt haben, dass solche zuweilen auf empfindliche Personen einen Einfluss durch Hervorrufung von Schwindel, Neigung zum Erbrechen u. dergl. hervorgerufen haben, welche Personen, wenn sie sich mit dem Entdecken solcher Erzlager und Wasseradern vermittelst ihres Gefühls oder in täuschender Art vermittelst Wünschelruthen abgeben, Rhabdomanten genannt werden; indess weiss man nichts von einem derartigen Einfluss auf die Thiere. Dass ferner fortwährend chemische Processe im Erdkörper walten, durch welche derselbe einer steten, wenn auch der Beobachtung nicht auffälligen Umwandlung, bezw. Fortbildung unterworfen ist, kann nicht bezweifelt werden; aber ein directer Zusammenhang dieses Vorganges mit Seuchen ist nicht nachgewiesen, obwohl angenommen werden darf, dass wie die Zustände der Umwandlung der Erde, so sich auch die von demselben abhängigen lebenden Wesen verhalten werden, und hierdurch in grösseren Zeiträumen dem Leben in Gesundheit und Krankheit ein Stempel aufgedrückt werde.

Bekannter sind die nachtheiligen und verderblichen Einflüsse der Erdbeben und vulkanischen Ausbrüche auf Menschen und Thiere; am verderblichsten, aber auch am erklärlichsten sind derartige Einflüsse, wenn sie in mechanischen Gewalten, in Feuer, Aschenregen, sowie in tödtlichen aus der Erde strömenden Gasarten bestehen. Geheimnissvoller, aber auch vielleicht von materiellen Ausströmungen aus der Erde veranlasst, sind die Einwirkungen auf Menschen und Thiere, welche als Vorempfindungen der Erdbeben und vulkanischen Ausbrüche bezeichnet zu werden pflegen. Zahlreiche hierher gehörige Beispiele werden zunächst in Bezug auf die Höhlen der Erde und das Meer bewohnenden Thiere, z. B. von Mäusen,

Ratten, Maulwürfen, Schlangen, Fischen u. s. w., angeführt ; aber auch an der Oberfläche der Erde lebende Thiere, wie Heuschrecken, Vögel u. s. w., blieben nicht unberührt. Vor allen am deutlichsten sollen jedoch Haussäugethiere das Herannahen der in Rede stehenden Naturerscheinungen verspüren; so fingen z. B. bei der herannahenden, am 26. Juli 1805 stattgehabten Katastrophe in Neapel Schafe und Ziegen zu blöken und zu meckern an, und stürzten wild durcheinander; waren die Schafe in ihren Hürden eingesperrt, so suchten sie solche zu durchbrechen; Stiere und Kühe brüllten laut, die Pferde tobten in ihren Ställen und suchten sich loszureissen; diejenigen aber, welche in den Strassen umherliefen, standen plötzlich stille und schnaubten in ungewöhnlicher Weise. Die Hunde heulten fürchterlich; in einzelnen Fällen weckten dieselben gewaltsam ihre Herren, gleichsam als wollten sie dieselben vor der herannahenden Gefahr warnen, während solche Thiere bei einer anderen Katastrophe davonliefen und spurlos verschwanden. Am empfindlichsten für derartige Einflüsse sollen jedoch die Schweine sein, wesshalb man in Gegenden, die häufig von Erdbeben heimgesucht werden, das Benehmen der ersteren besonders zu beachten pflegt, um daraus das Herannahen des letzteren wahrzunehmen, um darnach die nöthig scheinenden Massregeln zu treffen, während bei einer anderen Gelegenheit sich die Esel am empfindlichsten gezeigt haben sollen, denn zuerst waren sie es, welche ungewöhnlich und viel schrien, dann kamen die Hunde mit ihrem Gebell, hierauf die Schweine und Hühner mit ihren eigenthümlichen Lauten. Auch an Menschen hat man die Beobachtung gemacht, dass manche, welche dazu besonders disponirt zu sein schienen, vor dem Eintritte der Erdbeben an Uebelkeiten, Schwindel, Kopfweh und ähnlichen Zufällen litten, und dann begreiflicher Weise während der Dauer der Erdbeben um so stärker ergriffen wurden (Vergl. die „Naturgeschichte der Vulkane und der damit in Verbindung stehenden Erscheinungen, von Dr. G. Landgrebe. Gotha 1855". 2. Thl. p. 39 ff.). Trotz allen jenen Zufällen weiss man jedoch nichts Sicheres darüber, dass Erdbeben und Vulkane in einem directen Zusammenhange mit Seuchen gestanden hätten; doch soll es nicht umgangen werden anzuführen, dass Heusinger (*Recherches. I. Vol.*

p. 274,) auf dem ausgebreiteten Vulkan „Vogelsberg" in der Wetterau hinweist, dessen Umgebungen hinsichtlich der Wechselfieber bei Menschen und des Milzbrandes bei Thieren berüchtigt seien, ohne aber die ursächlichen Veranlassungen dieser Krankheiten näher angeben zu können. Vielleicht ist aber der erstorbene Vulkan ganz unschuldig dabei, wenigstens kann in der Eifel, die so reich ist an erloschenen Vulkanen, nichts derartiges bemerkt werden, es sei denn von nachweisbaren und schädlichen Gasausströmungen, wie sie sich hie und da, besonders bei der in seltenen Fällen (zuletzt am 1. Juli 1844) am Laacher See bei Andernach bemerkten Unruhe ergeben haben. Uebrigens ist es allerdings der Fall, dass die hier in Rede stehenden Naturerscheinungen schon mehrere Male als Veranlassungen zu Seuchen angeklagt worden sind, weil man diese im Gefolge jener zuweilen gesehen hat; aber man hat, wie es schon zu oft geschehen ist, falsch geschlossen „*post hoc ergo propter hoc*", und dass man gewiss falsch geschlossen hat, beweist der Umstand, dass Naturerscheinungen jener Art schon oft aufgetreten sind, ohne dass sie von Seuchen gefolgt waren, und dass nicht minder oft Seuchen aufgetreten sind, ohne dass ihnen jene Naturerscheinungen vorhergingen.

Anlangend die geologische Formation der Erde und die Natur des Bodens, bezw. die örtlichen Beschaffenheiten desselben, so hat Heusinger (l. c. p. 219 ff.) die bezüglichen Angaben ärztlicher und thierärztlicher Schriftsteller mit grosser Sorgfalt zusammengestellt; aber als Endergebniss der Beachtung aller angeführten Nachrichten stellt sich doch heraus, dass mit Ausnahme einer solchen Bodenbeschaffenheit, welche geeignet ist, Sümpfe zu bilden, und einer solchen, welche bestimmte schädliche Stoffe, wie Arsenik, Zink, Blei, Kupfer u. dergl. bietet, keine mit Zuverlässigkeit als seucheerzeugend betrachtet werden kann, weil eine und dieselbe Seuche oft in Gegenden mit verschiedener Bodenbeschaffenheit, und verschiedene Seuchen in Gegenden mit gleicher Bodenbeschaffenheit beobachtet worden sind. Soviel lässt sich inzwischen annehmen, dass, je nach der chemischen Natur des Bodens und der damit in Zusammenhang stehenden physikalischen Eigenschaften desselben, die darauf wachsenden Futterpflanzen mehr oder weniger gut gedeihen, und auch abweichende Zusammensetzungen in Bezug auf Salze und das Verhältniss der eigentlich nährenden Theile, Proteïnstoffe und Kohlenhydrate zeigen werden, und demnach auch solche verschiedengeartete Futterpflanzen von verschiedenem Einfluss auf die Thiere sein müssen, und hiedurch Anlageverhältnisse zu gewissen Krankheiten hervorrufen, die, wenn sie mit begünstigenden anderen Einflüssen zusammenwirken, herrschende Krankheiten hervorbringen werden. Um zu den zahlreichen von Heusinger gesammelten Beispielen (die a. a. O. nachzulesen sind), auch eine alte, in neuester Zeit näher erforschte Thatsache unseres Landes (Baden) beizufügen, möge daran erinnert werden, dass bereits Camerarius (*Acta physico-medica academiae caesareae leopoldinae-carolinae naturae curiosorum etc. 1730. Vol. II., p. 352*) von Darrhöfen (*de villis tabeficiis*) auf dem Schwarzwalde spricht, in denen es sehr erschwert ist, Vieh aufzuziehen. Die Krankheit des Rindviehes wird zur Zeit dort „Hinschkrankheit" oder „Semper" vom Volke genannt; sie macht sich in mehreren Ortschaften bemerkbar und ist an dieselben gebunden. Die Krankheit ist wesentlich ein Ernährungsleiden, hat ebenso viel Aehnlichkeit mit Harthäutigkeit als mit Lecksucht und allgemeiner Abzehrung aus Blutmangel, und werden die Ursachen derselben von den betreffenden Viehbesitzern sehr verschieden angegeben, meist aber im Futter der Wiesen und Waiden, im Wasser der Brunnen und weiterhin in der Natur des Bodens gesucht. Dr. Nessler in Karlsruhe, Chemiker der landwirthschaftlichen Centralstelle daselbst, hat im Auftrage dieser letzteren eine nähere Untersuchung hinsichtlich der ursächlichen Veranlassung der in Rede stehenden Krankheit an Ort und Stelle gemacht, und namentlich einige vergleichende chemische Untersuchungen der berüchtigten Brunnenwasser und Wiesengewächse, sowie der in der Nähe derselben befindlichen untadelhaften gemacht. Das Hauptergebniss dieser Untersuchungen besteht darin, dass, ausser einem geringeren Gehalte an Salzen in dem verdächtigen Futter gegenüber dem unverdächtigen, in jenem überhaupt eine auffallend geringe Menge Natrums gefunden wurde. Und desshalb wird auch nach eben diesem Ergebnisse und nach den Erfahrungen einiger Landwirthe als

Vorbauungsmittel das möglichst gleichmässige Salzen des Heues beim Einbringen, und zwar auf 1000 Pfd. Heu 4—5 Pfd. Salz empfohlen. (Landw. Correspondenzblatt für das Grossh. Baden Mai und Juni 1861.)

Das Wasser, es seien Flüsse oder Seen, in seiner Vertheilung, in seinem Verhältnisse zum festen Lande trägt sehr viel zur klimatischen Artung einer Gegend bei; davon wird hier nicht die Rede sein, auch nicht vom Wasser, insofern es Sümpfe bildet oder einen Bestandtheil der Atmosphäre ausmacht, weil von dem ersteren Verhältnisse erst später die Rede sein wird, und von den beiden letzteren bereits gehandelt worden ist. Die Ueberschwemmungen sind es, welche uns hier vorzugsweise beschäftigen. Durch starke Gewitterregen, anhaltende Landregen, durch das schnelle Abschmelzen des Schnees und der Gletscher auf den Alpen vermittelst hoher Lufttemperatur, diese insbesondere bewirkt durch heftige südliche Winde (in der Schweiz „Föhn" genannt) treten oftmals Ueberschwemmungen der Flüsse ein, sowie auch solche der Meere sich ereignen, wenn Stürme dieselben über ihren Strand hinauswerfen, von wo aus die Wasser sich nicht wieder zurückzuziehen vermögen. Ganz abgesehen von den früher oder später vorübergehenden Sümpfen, welche sich hiedurch bilden, die aller Erfahrung zufolge um so nachtheiliger sind, wenn sich hierbei das salzige Meerwasser mit Flusswasser mischt, weil diess zum Absterben und zur Fäulniss der in ihnen vorhandenen lebenden Wesen führt, und zwar wegen der Unverträglichkeit des Meerwassers mit Süsswassergeschöpfen und umgekehrt, und desshalb auch die Lagunen, die Ausmündungen der Flüsse in's Meer, wenn jene eine Stauung erleiden, ein schlammiges Bett haben, und auf diese Weise eine Art Sumpf bilden, so nachtheilig sind, — also ganz abgesehen von alledem, ist zunächst zu bemerken, dass anhaltender Landregen durch Herbeiführung einer niedrigen Lufttemperatur und allzugrosse Nässe der Vegetation schon den Menschen und Hausthieren verderblich wird, und zuweilen zu grossem Elende führt, insofern die ungeeigneten Nahrungsmittel vielerlei Krankheiten mit seuchenhafter Ausbreitung hervorbringen; die Ueberschwemmungen aber berühren vorzugsweise die landwirthschaftlichen Haussäugethiere, insofern das für sie bestimmte Futter der Wiesen und Weiden durch Verschlammung eine Verderbniss erleidet, wodurch es nicht allein unmittelbar nachtheilig ist, sondern auch dadurch, dass der anhangende Schlamm und die hiedurch bewirkte nicht gehörige Austrocknung zur Verschimmelung und Vermoderung des Futters führt. Hier dürfte es auch am Orte sein, darauf hinzuweisen, dass Gegenden, welche früher fast regelmässig jährlich überschwemmten, nunmehr durch Uferbauten und Rectificationen der Flüsse damit verschont sind, nicht sofort in gesunde umgeschaffen wurden, sondern erst dann recht einige Jahre hindurch als Sümpfe wirkten, wie es Beispiele in unserem Lande (Baden) an den Rheingestaden beweisen. Sonderbar mag es erscheinen, wenn davon berichtet wird, dass selbst künstliche Bewässerungen der Wiesen verderblich für die Hausthiere werden können; nichtsdestoweniger ist diess geschehen. Allenfalls ist wohl einzusehen, dass künstliche Ueberschwemmungen tief gelegener Wiesen, die keine andere Bewässerungsart zulassen, nach dem Ablassen des Wassers ihre organischen Schlammtheile zurücklassen, und dann den Sommer hindurch als eine Art gährender Sumpfboden schädliche Effluvien erzeugen können, auch dass künstliche Bewässerungen durch Infiltration dadurch, dass das Wasser der Wiesengräben gestaut wird bis auf eine Höhe, in der es seitwärts in den Wiesenboden eindringen und die Wurzeln der Gräser anzufeuchten vermag, als eine Art permanenter Sümpfe wirken; aber selbst das Gewächs der Rieselwiesen hat man als nachtheilig für das Rindvieh angegeben. Erdt (Mittheilungen aus der thierärztl. Praxis im preuss. Staate. 3. Jahrg.) legt dem Heu der Rieselwiesen nur einen Werth als Streumaterial bei und behauptet (nach einer 18jährigen Erfahrung): „wo das Rieselheu im Verhältniss zum Viehstande im grössten Ueberflusse vorhanden ist und gefüttert wird, wo das Vieh wörtlich bis an die Knie in solchem Heu steht, wo also das Rieselheu das Hauptfutter bildet, da verlieren die Kühe die Milch, magern ab, verlieren die Haare und bekommen Läuse“. Wenn Erdt von ähnlichen Nachtheilen des Rieselwiesenheues bei Schafen spricht, und namentlich demselben die grossen Fortschritte der Traberkrankheit und den Mangel an Nachzucht in den betreffenden Wirthschaften zuschreibt, so ist diess schon erklärlicher, weil die Schafe von Natur aus nicht auf Niederungsfutter angewiesen sind.

Was die physikalischen oder medicinischen Klimate, welche, wenn auch nicht unbedingt zu den tellurischen Einflüssen gehören, anbetrifft, so unterscheiden sie sich gerade dadurch von den geographischen Klimaten, dass diese letzteren nur durch das Verhältniss der Sonne zur Erde bedingt und durch die südlich und nördlich vom Gleicher befindlichen Breitenkreise bestimmt werden, während bei jenen Klimaten ausser diesem Verhältnisse auch die Erhebungen des Landes, das Verhältniss des Wassers zum Lande, die Richtung der Gebirge, die Natur des Bodens, die Art der Culturen mitbedingend sind. Durch diess Alles wird eine gewisse mittlere Jahreswärme und Feuchtigkeit und der vorherrschende Einfluss eines bestimmten Windes bewirkt, wodurch die physikalischen Klimate sich in ihrer Wirkung als eigenthümliche und verschiedene für Menschen und Thiere gestalten, wodurch sie zwar eine besondere Artung der Bewohner bewirken, sie auch zu diesen oder jenen Krankheiten mehr geneigt machen; aber an und für sich allein erzeugen sie keine Krankheiten, es sei denn nur bei solchen Menschen und Thieren, welche kürzlich eingewandert, und an die neuen Einflüsse noch nicht gewöhnt sind. Desshalb sind die hier in Rede stehenden Klimate als ursächliche Veranlassungen der Seuchen nicht weiter zu berücksichtigen.

Von den kosmischen Einflüssen in Bezug auf Seuchenkrankheiten bleibt uns noch übrig die Betrachtung des Einflusses der Sonne (siderischer Einfluss), des Einflusses der Planeten (planetarischer Einfluss), desjenigen des Mondes (lunarischer Einfluss) und endlich desjenigen der Kometen (kometarischer Einfluss). Was zunächst den planetarischen Einfluss anbetrifft, der in früheren Zeiten bei einer gewissen Constellation der Planeten von Astrologen und Aerzten beim Herrschen von Seuchen unter Menschen und Thieren als mit denselben in ursächlicher Beziehung stehend, angenommen wurde, so glaubt, seitdem die Astrologie ihren eingebildeten Werth verloren hat, Niemand mehr daran. In ähnlicher Weise verhält es sich auch mit den Kometen, den geschwänzten und ungeschwänzten, die früher eine grosse Rolle in den Seuchenangelegenheiten spielten; wenn man aber den Schwanz von Vermuthungen über dieselben abschneidet, so bleibt kein Stumpf von Wahrheit übrig. Was den Einfluss des Mondes betrifft, so ist ein solcher hinsichtlich der Erscheinung der Ebbe und Fluth der Meere bekannt. Vom Einflusse des Mondes auf die Vegetation ist heute noch vielfach beim Volke die Rede, und Heusinger (*Recherches etc. Vol. I. p. 632*) führt einige Beispiele in dieser Beziehung von älteren und neueren Schriftstellern an, die einen solchen Einfluss beweisen sollen; ebenso handelt derselbe auch in dieser Beziehung von Menschen in zahlreichen Anführungen aus älteren Autoren, denen wir Folgendes aus neuerer Zeit beifügen wollen: Aeltere Beobachter haben bereits ihre Beobachtungen über die mehr oder minder grosse Sterblichkeit der Menschen bei gewissen Mondsphasen mitgetheilt; so behaupten Toaldo und Bertholon, dass die Sterblichkeit am grössten beim Vollmonde, dagegen Buek, dass sie am grössten im Neumonde sei. Schweig hat über diesen Gegenstand neue sorgfältige Untersuchungen angestellt (Untersuchungen über periodische Vorgänge im gesunden und kranken Leben des Menschen. Mit 5 lithogr. Tafeln, Karlsruhe 1843), durch welche er die Entdeckung einer sechstägigen, mit der Stellung des Mondes zur Erde in Verbindung stehenden Periode des Bildungsprocesses und des davon abzuleitenden Gesetzes gemacht hat, dass Intensität der Nutrition und Mortalität in einem umgekehrten Verhältnisse zu einander stehen. Hinsichtlich der Thiere führt Heusinger (*Recherches etc. p. 634*) mehrere Ansichten über den Einfluss des Mondes an: zunächst die Sage, dass gesalznes Fleisch und gesalzne Fische, dem Mondlichte ausgesetzt, verderben; dann die Annahme älterer Autoren (Galenus, Aul. Gellius, Manilius, Firmicus, Plinius, Sextus Empiricus etc.), dass während des Vollmondes alle Thiere am Vollblütigsten seien, dass die Landleute einiger Gegenden der Meinung sind, die Küchlein schlüpften am besten um die Vollmondszeit aus, was Giron de Buzareingues (*Ann. des Sciences natur. 1828 Febr.*) bestätigen zu können glaubt. Ferner, dass Martin berichte, neugeborene Thiere an der Seite ihrer Mütter in ganz kurzer Zeit in Afrika sterben gesehen zu haben, wenn sie den Mondstrahlen ausgesetzt waren, dass man überhaupt in den tropischen Gegenden den Einfluss des Vollmondes auf die Thiere fürchte; Smith berichte eine neue Beobachtung aus Peru, welche von Tschudi bestätigt worden sei, dass die Pferde im Gebirge, nachdem sie im Zustande des Schweisses abgesattelt und dem Einflusse der Mondstrahlen ausgesetzt worden, eine bösartige ausgebreitete Geschwulst auf dem Rücken bekommen. Die Peruaner nennen solche Pferde „*caballos allunados*". Ein grösseres Interesse hat aber vielleicht die Beobachtung Balfour's (System der Intestinalfieber p. 16), dass in Ostindien unter den Menschen, sowie unter den Hunden und Pferden, vielleicht unter allen Thieren, während des Neumondes eine grössere Neigung zu Verstopfungskoliken besteht, als zu anderen Zeiten; wenigstens hat diese Beobachtung für mich ein grösseres Interesse, als ich dasselbe in unseren Gegenden wahrgenommen zu haben glaube. Rychner (Naturgeschichte des krankhaften Zustandes der Hausthiere. Bern 1840) behauptet: „Jedenfalls werden die Plasticitäts-Zustände in zunehmendem Monde bedeutender, Balggeschwülste entstehen und wachsen schneller, und die Wirkung des Mondes auf die Tuberkulose und überhaupt auf die vegetative Seite des Thierlebens ist unverkennbar. Nach meinen und Anderer Beobachtungen treten die meisten Erkrankungsfälle in der Lungenseuche der Rinder um die Zeit des Vollmondes ein. Es stehen freilich die Beobachtungen ohne therapeutischen Werth und nackt da; allein sie gehören nichtsdestoweniger zur Geschichte der kranken Thiernatur." Hinsichtlich dieser Behauptung Rychner's (eines Schweizers) und Anderer habe ich (Handb. der allg. Pathologie, Berlin 1843, p. 72) angemerkt: „Wenn wir in der Thierheilkunde von lunarischen Einflüssen reden, so gehören diese zur Zeit mehr zu den auf Analogie beruhenden Annahmen, als zu den thatsächlichen Erweisen." In einer über mein angeführtes Handbuch von einem anderen Schweizer verfassten Kritik (Archiv Schweizer Thierärzte 1844) heisst es in diesem Betreff: „Das über den Mond Gesagte ist richtig; wir kennen in der That die Einwirkung dieses Gestirnes auf die Krankheiten der Hausthiere noch nicht. Das, was in einer Anmerkung hierüber aus Rychner's Pathologie angeführt ist, möchten wir noch so lange bezweifeln, bis weitere Beobachtungen uns näheren Aufschluss darüber gegeben haben; wenigstens haben wir weder selbst, noch von Thierärzten, mit welchen wir täglich umzugehen haben, etwas vernommen, was wahrscheinlich machen könnte, dass der Ausbruch der Lungenseuche mit dem Zustande des Mondes in innigem Zusammenhang stehe." Eckel (Mittheilungen österr. Veterinäre I. p. 59) hatte früher schon behauptet, dass der Einfluss des Mondes bei der Entstehung der Tollwuth der Hunde betheiligt sei. Andere thierärztliche Schriftsteller sind hierauf später zurückgekommen. Heusinger (*Recherches etc. p. 640.*) bemerkt in dieser Beziehung, es sei nicht zu leugnen, dass es Erscheinungen gebe, welche zur Annahme eines solchen Einflusses führen könnten, z. B. diejenigen Fälle, in denen die Tollwuth der Hunde gleichzeitig und epizootisch in verschiedenen, sehr entfernt von einander liegenden Gegenden sich gezeigt habe, wie in den Jahren 1780—90, in den Jahren 1803—7, ebenso in den Jahren 1823—24, und endlich in den Jahren 1838—43; derselbe bemerkt indess auch, dass über den Einfluss des Mondes keine sichereren Thatsachen vorliegen, als über den aller übrigen Gestirne. Wenn diess nun auch allerdings der Fall ist, fügen wir hinzu, so verhält sich die Sache mit dem Monde bei vorurtheilsfreier Beachtung doch so, dass es zur Zeit etwas voreilig sein dürfte, alles hieher Gehörige mit Schleiden (Studien, Leipzig 1855) als „Mondscheinschwärmereien" kurzweg abzuthun.

Der Sonnen- (solarische) Einfluss auf unseren Planeten und seine Bewohner ist zwar von allen Gestirn- (siderischen) Einflüssen der allerbedeutendste; denn die Sonne ist die Hauptquelle des Lichtes und der Wärme für die Erde, durch deren Drehung sie Tag und Nacht, durch deren verschiedenen Stand zur Sonne in ihrem Umschwunge um dieselbe sie die Jahreszeiten ermöglicht; sie mitbedingt die klimatischen Verschiedenheiten, die Entstehung der Winde und die verschiedenen Zustände des Wetters. Es ist nicht nöthig, hier darzuthun, dass also die Sonne durch alles das, was sie in den Zuständen unserer Erde und ihrer Atmosphäre mitbedingt, einen grossen Einfluss auf die Menschen und Thiere ausübt, dass sie, je nach

Umständen, das Wohl und Wehe derselben mitverursacht, dass sie in sehr häufigen Fällen die Mitschuld an sporadischen und seuchenhaften Krankheiten trägt. Aber weder direct noch für sich allein verschuldet die Sonne, der bisherigen Erfahrung zufolge, die Entstehung der Seuchen und ihre Ausbreitungen. Desshalb ist hier auch nicht weiter auf die grosse Manchfaltigkeit ihres indirecten Einflusses einzugehen, sondern in dieser Beziehung auf die allgemeine Pathologie zu verweisen. Hier könnte es sich allenfalls fragen, ob nicht der in ungewöhnlicher Weise behinderte Einfluss der Sonne, wie bei der Verfinsterung derselben durch den Mond eine nachtheilige, etwa eine Seuche mitbedingende Wirkung auf Menschen und Thiere habe. Nichts ist davon bekannt, obwohl schon oft behauptet worden ist, dass die Thiere durch Sonnenfinsternisse mehr oder weniger beunruhigt wurden, und obwohl ich selbst einmal erlebt habe, dass eine Rindviehheerde während einer Sonnenfinsterniss auf der Waide in Unruhe gerieth, und in Unordnung nach Hause eilte. Um in dieser Beziehung Anhaltspuncte für die Beurtheilung zu erhalten, habe ich vor der letzten bei uns fast totalen Sonnenfinsterniss einen Aufruf in einem öffentlichen Blatte erlassen, in welchem Diejenigen, welche etwa Ungewöhnliches an den Thieren während der Finsterniss wahrnehmen würden, ersucht wurden, mir Mittheilung davon zu machen. Von keiner Seite erhielt ich weder einen schriftlichen noch mündlichen Bericht; und meine eigenen Beobachtungen, so wie die einiger meiner Schüler an Hunden und Pferden hatten ein negatives Resultat.

ACHTE VORLESUNG.

Gegenwärtig haben wir zum Schlusse der aetiologischen Erörterungen noch eine Reihe theils wirklicher, theils vermeintlicher Veranlassungen zu Seuchen, sowie auch solche Erscheinungen zu betrachten, welche mit dem Auftreten und dem Verlaufe der Seuchen eine auffallende Aehnlichkeit bieten, und daher mit ihnen in einen erklärenden Zusammenhang gebracht werden können.

Vor Allem bietet sich uns hier die Pflanzenwelt als die meiste Ausbeute gewährend dar. Die Pflanzen, welche als Futtermittel für die Hausthiere dienen, oder als solche von denselben ausnahmsweise aufgenommen werden, können ihrer physiologischen Natur nach giftig, oder überhaupt schädlich oder in solcher Art verdächtig sein, oder sie können es durch krankhafte Zustände werden, oder endlich auch jene Eigenschaften durch ungünstige Ernte und Aufbewahrung erlangen. Was die ursprünglich giftigen oder überhaupt schädlichen und verdächtigen Pflanzen anbelangt, so sind dieselben für unsern Betracht überaus wichtig, gleichviel ob sie wirklich Krankheitsfälle in seuchenhafter Zahl veranlassen, oder ob sie in ihrer Wirkung dem Unkundigen seuchenhafte Krankheiten vorspiegeln. Daher habe ich mich bemüht, wenigstens die hierher gehörigen phanerogamischen Pflanzen in möglichst vollständiger und sichtender Weise in Verbindung mit Thatsachen ihrer Wirkung zusammenzustellen, um auf diese Art ihrer Kenntniss einen leichteren und gründlichen Eingang zu verschaffen (vergl. Beilage B.); hier aber mögen dem Gebrauche dieser Zusammenstellung einige Bemerkungen vorausgeschickt werden: Unsere landwirthschaftlichen Haussäugethiere enthalten sich auf den Waiden und auch im Stalle, durch ihren Instinct geleitet, in der Regel der Aufnahme giftiger Pflanzen, wenn sie in der Wahl unbeschränkt sind, und ihnen angemessenere Pflanzen zur Befriedigung ihres Hungers zu Gebote stehen; aber es ist auch nicht zu verkennen, dass ihr Instinct durch die Domestication und die damit verbundene künstliche, mitunter naturwidrige Nahrung so sehr verderbt ist, dass sie mehr oder weniger unvermögend geworden sind, das ihnen Angemessene und Unangemessene gehörig zu unterscheiden, und damit ist sodann die Möglichkeit der Vergiftung durch Pflanzen gegeben, auch vielleicht dann, wenn vorübergehende, den Instinct trübende Verstimmungen bei diesen Thieren vorkommen; sicher aber dann, wenn sie vom Hunger getrieben keine andere Wahl haben, oder wenn die schädlichen Pflanzen so verdeckt und eingehüllt sind, dass dieselben ihre specifischen Eindrücke auf die Thiere nicht mehr geltend zu machen vermögen, wie es z. B. bei zerschnittenem, eingeweichten und angebrühten Futter der Fall ist. Allemal wenn Thiere auf der Waide oder auch im Stalle in ungewöhnlicher oder auffallender Weise erkranken, dann wenn die Krankheit nicht auf genau bekannte anderweitige Ursachen zurückgeführt werden kann, ist zunächst eine grosse Aufmerksamkeit auf das Futter zu verwenden; denn hierin liegt eben so oft die Veranlassung zu Krankheiten, besonders der Wiederkäuer, wie beim Hinken der Pferde in Uebelständen der Füsse und ihres Beschlags. Inwiefern man berechtigt sein dürfte, Vergiftungen überhaupt, sowie durch Pflanzen insbesondere zu den Seuchen zu zählen, darüber möge man das bereits (S. 10 ff.) Ausgeführte beachten.

Die kryptogamischen Pflanzen, mit Ausnahme derjenigen, welche als Ursache der Krankheiten phanerogamischer Gewächse zu betrachten sind, bieten zu wenig Anhaltspuncte in der hier obschwebenden Rücksicht dar, als dass eine besondere Zusammenstellung derselben erforderlich erschienen wäre. Die Krankheiten der Culturpflanzen aber, sie mögen durch Kryptogamen, durch Thiere oder durch allgemeine Einflüsse hervorgerufen worden sein, sind zu denkwürdig in unserm gegenwärtigen Betracht, als dass eine Zusammenstellung des hierher Gehörigen zur Belehrung über das bisher Erforschte hätte unterlassen werden können (Siehe Beilage C). Uebrigens ist das Studium der Pflanzenkrankheiten auch für die Seuchenlehre der Thiere wegen überraschender Analogien denkwürdig und vermag jenes diese in mancher Hinsicht aufzuklären. Abgesehen davon, dass die Krankheiten der Pflanzen und der Thiere in Einzelfällen oder seuchenhaft, in letzterem Falle an eine Oertlichkeit gebunden oder in grösserer Verbreitung vorkommen; und ferner auch abgesehen davon, dass die Krankheiten der Pflanzen wie die der Thiere aus allgemeinen Ursachen oder aus Parasiten (Pflanzen und Thieren) entstehen, und sich als ansteckend oder nicht ansteckend erweisen, — ich sage: abgesehen von all' diesem zeigen der Verlauf und die Ausbreitung der Pflanzenkrankheiten viel Aehnlichkeit mit den Thierkrankheiten. Es zeigt sich namentlich bei jenen, wie ihre Ausbreitung abhängig ist von mitwirkenden Bedingungen, die vielleicht grösstentheils in atmosphärischen Zuständen liegen; bei den ansteckenden aber auch vielleicht in einem eigenthümlichen Lebenszustande der Parasiten, in welchem sie besonders der Vermehrung und Ausbreitung fähig erscheinen, und dann wiederum auf ein kleinstes Mass, so zu sagen in den Zustand der Latenz, der Verborgenheit zurückgeführt werden. Es ist nicht schwer, für solche Erscheinungen Analogien unter den Seuchen und ansteckenden Krankheiten der Menschen und der Thiere aufzufinden.

Nach dieser kurzen, aber beachtenswerthen Abschweifung kehren wir zu denjenigen Kryptogamen zurück, welche selbstständig bestehen, also nicht in jener Zusammenstellung als Pflanzenkrankheiten in Betracht kommen, um zu untersuchen, inwiefern sie zu seuchenhaften Krankheiten Veranlassung geben können oder in dieser Hinsicht nur im Verdachte stehen. Für das naturhistorische Studium dieser Gewächse, sowie auch zur Orientirung über ihre Schädlichkeiten, besonders hinsichtlich des Menschen, sind folgende Werke zu empfehlen: „Dr. P. Phöbus, Deutschlands kryptogamische Giftgewächse in Abbildungen und Beschreibungen. Berlin 1838". Ferner: „Krombholz, Naturgetreue Abbildungen und Beschreibungen der Schwämme. Heft 1—5. Prag 1831—1836".

Die Familie der Farrnkräuter (*Filices*) bietet, so viel bekannt ist, keine giftigen Arten; sie werden nicht allein bei uns in Gebirgsländern als Streumaterial benutzt, sondern auch in nordischen Gegenden, z. B. in Norwegen und Finnland, und zwar die ganze Pflanze (der ober- und unterirdische Theil derselben) als Futter verwendet, ohne dass ein besonderer Nachtheil daraus entstanden wäre. Doch sind einige Beobachtungen vorhanden, welche die Schädlichkeit des Adler-Saumfarrn (*Pteris aquilina*) für Pferde beweisen (Vergl. Hertwig, Arzneimittellehre 3. Aufl. S. 325 und Magaz. f. d. ges. Thierhlk. XXVII, 4, p. 478). Die an letzterem Orte angeführte Beobachtung von Jarmer ist die werthvollste, weil sie eine grössere Zahl Pferde betrifft, und ausführlich beschrieben ist.

Aus der Familie der Bärlappe (*Lycopodineae*) haben sich *Lycopodium Selago et clavatum*, besonders das erstere einigermassen als Erbrechen, Durchfall und Convulsion bewirkend verdächtig gemacht; specielle Erfahrungen hierüber liegen indess nicht vor. Ein Absud dieser Pflanzen soll in manchen Gegenden, besonders in Tyrol als Mittel gegen Läuse bei Rindvieh und Schweinen Verwendung finden, was allerdings eine Giftigkeit annehmen lässt.

Ueber die Familie der Schachtelhalme (*Equiseteae*) lässt sich schon mehr sagen. Während noch von Benkendorf (Berliner Beiträge etc. Band 5. S. 253) *Equisceleum fluviatile* (*limosum?*) der sog. Katzenstert ein gutnährendes Futter für Pferde und Wiederkäuer und insbesondere für Rindvieh sogar ein ausgezeichnetes Mastfutter sein soll, sind *Eq. palustre* und *arvense* (der sog. Durwock oder Duwock), wovon das erstere in Holstein den Namen „Kuhtod“ führt, nach Stelzner (Möglinische Annalen. Bd. 26, S. 320) und Sprengel (ebendaselbst Bd. 22, S. 548) für Rindvieh sehr verwerfliche Pflanzen; sie vermehren zwar anfangs die Milchabsonderung, die Milch aber ist sehr arm an wesentlichen Bestandtheilen; der anhaltende Genuss hingegen vermindert diese Absonderung, an deren Stelle anhaltende Diarrhöe, Abzehrung und zuletzt der Tod tritt.

Aus der Familie der Moose ((*Musci*), Flechten (*Lichenes*) und Lebermoose (*Hepaticae*) sind keine Schädlichkeiten für unsere Haussäugethiere bekannt. *Lichen rangiferus* (Rennthiermoos) und *Cetraria islandica* (Isländisches Moos) sind sogar ausgezeichnete Nahrungsmittel für die Pflanzenfresser im Norden Europa's.

Auch aus der Familie der Algen (*Algae*) ist keine Schädlichkeit für unsere Hausthiere bekannt, doch wird davon in einer anderen Beziehung später die Rede sein.

Die Familie der Schwämme (*Fungi*) bietet einige Schädlichkeiten; leider aber ist über dieselben in Bezug auf die Hausthiere, insbesondere die landwirthschaftlichen nicht viel Sicheres bekannt. Diess hat seinen Grund besonders darin, dass die Schwämme so überaus grosse Schwierigkeiten hinsichtlich der systematischen Bestimmung bieten, und die Beobachtungen über ihre Schädlichkeiten ausschliesslich von Leuten gemacht sind, welche von der Unterscheidung dieser Gewächse nichts verstehen und überdiess auch ihre populären Namen gar leicht zu Verwechselungen Veranlassung geben. In dieser Beziehung sind folgende Worte Phoebus's (l. c. p. 5.) zu beachten: „Dass viele Pilze eine wohlschmeckende und ergiebige Nahrung gewähren, war gewiss schon den ältesten Völkern bekannt. Die alten Griechen und Römer namentlich wussten den gastronomischen Werth vieler Pilze vollkommen zu schätzen, hatten aber eben dadurch auch Gelegenheit, die giftige Wirkung anderer kennen zu lernen. Seit dem classischen Alterthum bis auf die neueste Zeit herunter war man vielfach bemüht, allgemeine Kennzeichen aufzufinden, durch welche man giftige und unschädliche von einander unterscheiden könnte. Man entnahm solche Kennzeichen von dem Standorte der Pilze, von gewissen Eigenthümlichkeiten der Form oder der Bekleidung, von dem angenehmen oder unangenehmen Eindruck, welchen sie auf die Sinne machten, von gewissen Veränderungen, welche sie spontan, theils beim Zertheilen oder beim Kochen erleiden, davon, ob gewisse Thiere sie fressen oder nicht u. s. w. Dieses Aufsuchen allgemeiner Kennzeichen beweist einerseits, dass man die Formverschiedenheit auf dem Gebiete der essbaren, schädlichen und verdächtigen Pilze für weit geringer hielt, als wir sie jetzt kennen; hätte man früher die beträchtliche Zahl der hiehergehörigen Arten und selbst Gattungen gekannt, man würde es sich gewiss nicht haben einfallen lassen, Schädliches und Unschädliches durch einige dürftige empirische Regeln unterscheiden zu wollen. Andererseits beweist jenes Aufsuchen aber auch, dass man selbst auf dem scheinbar geringen Gebiete es zu schwierig fand, die einzelnen Formen auf eine rationellere, mehr botanische

Weise zu unterscheiden, und dass die mehr wissenschaftlichen Beobachter ebensowohl als auch die Köche sich die Unterscheidung möglichst leicht zu machen suchten. Die Erfahrung hat übrigens jetzt zur Genüge die gänzliche Unbrauchbarkeit aller der Kriterien, welche man aufgefunden zu haben glaubte, dargethan, und es bleibt für alle diejenigen, welche Pilze essen und sich nicht vergiften wollen, nichts anderes übrig, als die einzelnen essbaren Arten speciell, entweder streng wissenschaftlich, botanisch oder durch wohlgewählte empirische Kennzeichen kennen zu lernen." — Ja, wohlgewählte empirische Kennzeichen! Das ist schell gesagt, aber hier liegt die Hauptschwierigkeit für unsere Aufgabe, welche nicht für Botaniker von Profession bestimmt ist.

Die Erscheinungen, welche man nach Pilzvergiftungen bei Menschen und Thieren beobachtet hat, und die nur selten sofort, sondern in der Regel erst einige Stunden nach dem Genusse hervortreten, sind narkotische oder nervöse anderer Art, wie Krämpfe und Convulsionen; ferner Reizungen und Entzündungen des Darmkanals, verbunden mit Bauchschmerzen, Erbrechen, Durchfall u. dergl. In vielen Fällen kommt es aber nicht einmal zu diesen Erscheinungen, sondern es tritt Lähmung der Lebensthätigkeiten ohne offenbare Reaction ein.

Hier sind als schädliche Arten liefernd die Gattung *Agaricus* (Blätterpilze) und *Boletus* (Röhrenpilze) besonders bemerkenswerth. Phoebus (l. c. p. 10) bezeichnet den wesentlichen Charakter jener Gattung in folgender Weise: „Das Hymenium (ein zartes Häutchen) bedeckt mit stumpfen Hervorragungen, deren jede je 4 gestielte Samenkörner trägt," und den der anderen Gattung so: „An der Unterseite des Hutes Röhren mit einander verwachsen, vom Hut leicht zu trennen, an der inneren Oberfläche mit dem Hymenium ausgekleidet."

Agaricus phalloides (Knollenblätterpilz), dessen wesentlicher Charakter nach Phoebus folgender ist: „Hut meist Lappen tragend, am Rande meist ohne Furchen, Stiel knollig, beringt, bei älteren Exemplaren entweder nur an der Spitze oder ganz hohl; Wulst glatt, Fleisch nicht röthelnd," — hat sich in seinen verschiedenen Varietäten nur als zweifelhaft giftig erwiesen. Denn während Paulet und Roquez denselben für Hunde und

Katzen giftig fanden, gelang es Lenz nicht, Mäuse damit zu tödten; und Hertwig (Neue Breslauer Sammlungen aus dem Gebiete der Heilkunde I. 1829) gab ansehnliche Quantitäten der gelben Varietät, theils in Substanz (bis zu 21 Quentchen), theils den ausgepressten Saft (10 Quentchen aus 40 Quentchen ausgepresst), theils in Abkochung, mehreren Hunden und einem Schafe ohne alle wahrnehmbare Wirkung.

Agaricus muscarius (Fliegenpilz, Mückenschwamm). Wesentlicher Charakter nach Phoebus: „Hut roth, leberartig, gelb oder gelblich, am Rande meist fein gefurcht, Lamellen mehr oder weniger weiss, Stiel knollig, gefüllt oder hohl; Wulst schuppig." Bulliard und Paulet fanden diesen Schwamm bei Versuchen an Hunden und Katzen giftig, ebenso vergiftete Krombholz 10 Thiere aller 4 Klassen der Wirbelthiere damit, nämlich 1 Katze, 2 Hunde, 2 Finken, 1 Taube, 1 *Coluber tessellatus*, 2 Laubfrösche und 1 Hecht. Hertwig dagegen, welcher theils den Pilz in Substanz (1 Unze), theils den ausgepressten Saft (von 7¼ Unzen), theils ein destillirtes Wasser, theils starke Abkochungen an 5 Hunden und 1 Schafe versuchte, sah zwar auch theils Ekel, theils Erbrechen, bei einigen Thieren auch Traurigkeit, Beschleunigung des Pulses und Athems, Speichelfluss u. s. w. darauf erfolgen, aber die Thiere erholten sich alle rasch wieder. Nach anderen Angaben sollen Rennthiere (welche überhaupt viel Pilze fressen) durch den hier in Rede stehenden zunächst aufgeregt, dann aber betäubt werden und in tiefen Schlaf verfallen, doch ihnen weiter nichts schaden; tödte man sie aber in diesem Zustande, so soll der Genuss ihres Fleisches beim Menschen dieselben Wirkungen erzeugen.

Agaricus panthericus (Pantherschwamm, Krötenschwamm). Wesentlicher Charakter nach Phoebus: „Hut meist gleichmässig mit Läppchen bedeckt, am Rande meist fein gefurcht. Stiel nach unten nur mässig verdickt, nicht wurzelnd meist gefüllt, Wulst gerandet, angewachsen. Fleisch nicht röthelnd." Krombholz vergiftete zwar auch theils durch den Pilz in Substanz, theils durch Abkochungen desselben 3 Meerschweinchen und 4 Vögel, wovon eines jener starb; Hertwig dagegen gab einem achtjährigen Spitz 11 Quentchen davon in Substanz ohne Wirkung.

Von den verdächtigen Arten *Ag. rubescens* und *melleus* sah Hertwig von jenem bei einem Hunde und vom anderen in 6 Versuchen bei Hunden und einem Schafe keinen Erfolg. *Ag. integer* (Täubling) ist auch nur verdächtig.

Boletus luridus (Judenschwamm, Saupilz, Kuhpilz). Wesentlicher Charakter nach Phoebus: „Röhren an der Mündung roth, alternd oft durch Ausblassen roth oder röthlich-gelb. Stiel geritzt." Nach dem Zeugnisse von Paulet und Roquez ist dieser Pilz Hunden und Katzen schädlich; Versuche bei Pflanzenfressern liegen nicht vor. Diese Art ist die einzige bekannte schädliche, kommt indess nicht häufig vor, mehr im Gebirge als in der Ebene. Die übrigen Arten dieser Gattung werden fast alle von den Menschen genossen.

Von den übrigen Gattungen der Schwämme ist ebenfalls keine Art mit Bestimmtheit als schädlich bekannt; vielmehr finden sich darunter geschätzte, wie die bekannte *Morchella* (Morchel) und *Ashion* (Trüffel). Verschiedene und unter dem Namen „Bovist" vorkommende Gattungen werden als Reiz erregend, besonders ihre reifen Keimkörner auf die Augen der Menschen und Thiere angesehen; Hertwig aber hat mit *Lycoperdon perlatum*, der alt und pulverig war, mehrere Versuche bei Pferden, Hunden und Menschen angestellt, und fand denselben bei Hunden innerlich, sowie bei Hunden, Pferden und Menschen auf die Augen und Respirationsorgane ganz wirkungslos. In der letzteren Beziehung sagt H. ausdrücklich: „Es wurden den Pferden und eben so vielen Hunden die Augen mit solchen Pilzen recht ordentlich eingestäubt; es waren jedoch bei keinem von diesen Thieren Röthe oder ein anderes Symptom im Verlauf von 4 Tagen zu bemerken. Mein Gehülfe und ich hatten uns bei diesen Versuchen die Augen auch recht voll gestäubt, und nebenbei auch eine Menge von dem Staube eingeathmet. Wir konnten jedoch weder Jucken und dergl. an den Augen, noch irgend eine Reizung an den Respirationsorganen wahrnehmen."

Merken wir nun endlich zu den makroskopischen Pilzen noch an, dass der unter dem Namen: *Merulius v. Boletus Vastator aut lacrimans* vorkommende Holz- oder Hauspilz, da, wo er in den Ställen sich zeigt, schon desshalb für ihre

Bewohner ungesund sein wird, weil zu seinem Gedeihen Feuchtigkeit, Schatten und ruhende Luft erforderlich sind, dass aber auch seine Ausdünstung im Verdachte der Gesundheitswidrigkeit steht, und jedenfalls dadurch die Luft verschlechtert, dass er deren Sauerstoff (wie es alle Pilze thun), in Anspruch nimmt, dagegen Kohlensäure abgibt: so haben wir Alles angeführt, was sich zur Zeit Erfahrungsmässiges von der genannten Pilzabtheilung in Bezug auf die Hausthiere sagen lässt.

Dagegen müssen wir noch einen Augenblick bei denjenigen mikroskopischen Pilzen verweilen, die an todten Futterstoffen oft vorkommen, und welche man insgesammt als Schimmel *(Mucor, Mucedo, Monilia racemosa, Penicillium glaucum)* bezeichnet. Schimmel an den Futterstoffen, am Brod, an Oelkuchen, Heu, Stroh, Getreidearten (besonders Hafer), Wurzelwerk u. dergl. bildet sich, wenn diese Gegenstände mit einer gewissen Menge natürlicher Feuchtigkeit eingeerntet, oder wenn eine solche von aussen durch Regen oder den ungeeigneten Aufbewahrungsort hinzukommt, wenn die Luft nicht vollständig von ihnen abgehalten ist, oder auch, wenn sie nicht frei durch oder über sie hinwegstreift, vielmehr stockt, der Lichteinfluss vermindert ist, und wenn eine Ansteckung durch bereits schimmlig gewordene Futterstoffe nahe liegt. Der Schimmel erzeugt an den Futtermitteln eine grünlichgraue Missfarbe, einen dumpfen, stockigen, sticksigen Geruch, und beim Aufschütteln des Heues, Strohes und Getreides einen Staub von gleicher Beschaffenheit. So geartete Futterstoffe sind allgemein als schädlich bekannt und gefürchtet; leider aber liegen keine genauen Untersuchungen darüber vor, und insbesondere weiss man noch nicht, wieviel der Schädlichkeit dem Schimmel selbst, und wieviel der inneren Entartung der Futterstoffe durch denselben beizumessen ist. Ueber die Schädlichkeit schimmliger Futterstoffe bei den Hausthieren sind Thatsachen mit Angabe ihrer Quellen zusammengestellt in Kuer's (Diätetik I. p. 66) Haubner (Gesundheitspflege, p. 433), Fuchs (Allgem. Pathologie, p. 143), Heusinger Milzbrandkrankheiten, p. 497) und besonders in des Letzteren *Recherches etc. p. 457 ff.* Die Wirkungen, die man davon beobachtete, waren theils vorübergehende, theils tödtliche, und zwar narkotischer oder scharfer und milzbrandiger Art, und wird sogar der Schimmel als Ursache des wahren Milzbrandes angegeben. Die Beobachtungen, welche ich an Pferden nach dem Genusse schimmligen Brodes gemacht habe, ergaben vorzugsweise Schwindelzufälle, und in einem Falle sah ich in einem grösseren Rindviehstande eine tödtliche, mit Ruhr begleitete Magen- und Darmseuche vom Genusse schimmligen Heues. Schimmliger (mulstriger, sticksiger) Hafer erzeugt beim Pferde bekanntlich den Lauterstall (*diabetes insipidus*), ein Zufall der diesem Thiere eigenthümlich zu sein scheint. Die verschiedenartigen Erscheinungen, welche bei den Pflanzenfressern von schimmligen Futterstoffen bemerkt worden sind, dürften ihre Erklärung in der Art des Schimmels, dem Grade der Verderbniss der Futterstoffe und deren Natur, in der Gattung und Individualität der Thiere und anderen mitwirkenden Ursachen finden; aber All' dieses ist noch im Dunkeln, und eine Aufhellung des Gegenstandes ist auch wegen der ausserordentlichen Schwierigkeit desselben und der Kostspieligkeit ausführlicher Versuche, wie erwünscht sie auch wären, sobald noch nicht zu erwarten.

Wenden wir uns nunmehr zu einer anderen Reihe von Erscheinungen, die man zuweilen mit Seuchen in ursächlichen Zusammenhang gebracht hat, so müssen wir zu diesem Behufe einen Augenblick zu den phanerogamischen Pflanzen zurückkehren. Der Pollen (Befruchtungsstaub) der meisten Pflanzen wird durch bewegte Luft weitergetragen, und diess gibt zuweilen Veranlassung zu denkwürdigen Erscheinungen. So z. B. will Pallas (Reise, III. p. 471) in den Steppen Russlands sehr dichte Nebel beobachtet haben, die durch den Pollen der dort in grosser Ausdehnung wachsenden Arten von *Artemisia* (Beifuss) und *Atriplex* (Melde) erzeugt worden sein soll, und nach der Angabe Hügel's soll in der Gegend von Cashmir der Boden zuweilen auf weite Strecken wie vergoldet durch den Pollen von *Pinus Deodora* entstehen. Auch bei uns gibt der Pollen von verschiedenen Fichten- und Tannenarten vielleicht auch von anderen Pflanzen, zuweilen Veranlassung zu der Erscheinung des sog. Schwefelregens, wovon Göppert (Poggendorf's Annal. XXI. p. 572) eine grosse Zahl von Thatsachen zusammengestellt hat, deren übrigens jeder Aufmerksame in mehr oden minder ausgezeichnetem Grade zu sehen Gelegenheit hat. Den sogen. Schwefelregen stellt sich dann ein, wenn der Pollen für die Zerstreuung reif ist, und sich ein Gewittersturm mit darauf folgendem Regen einstellt, wo man alsdann die zusammengelaufenen Wasser mit einer gelben Schicht bedeckt sieht. Etwas Sicheres über die Schädlichkeit dieser Erscheinung für die Hausthiere ist nicht bekannt, und wenn man angegeben findet, dass das Saufen solchen Wassers denselben nachtheilig oder gar tödtlich gewesen sei, so stehen diese Angaben doch allzu vereinzelt da, als dass ihnen, der Häufigkeit der Erscheinung wegen, Vertrauen geschenkt werden könnte.

In ähnlicher Weise verhält es sich auch mit den Sporen (Keimkörnern) der Kryptogamen, die wegen ihrer Kleinheit und Leichtigkeit sehr leicht durch die Luft umhergetragen werden. Schleiden (Studien S. 26) macht darauf aufmerksam, dass, wenn man einen grösseren Becherpilz auf schwarzes Papier an die Sonne lege, so erkenne man das Ausstreuen der Samen an kleinen, sich rasch aufeinanderfolgenden dampfartigen Explosionen, welche mehrere Tage anhalten; gleichwohl finde man am Ende der Zeit kaum Spuren der Samen auf dem Papier, der grösste Theil vielmehr habe sich in der Luft zerstreut. Und Heusinger (*Recherches etc. p. 443*) weist darauf hin, dass sich zuweilen Wolken aus Feldern, die mit pilzkranken Pflanzen besetzt sind, erheben. Ja sogar hat man nachgewiesen, dass zwischen verschlossenen Doppelfenstern sich die Sporen der Kryptogamen, Infusorien und deren Eier eindrängen (Unger); aber Nachtheile für unsere Haussäugethiere sind von alldem bisher nicht erkannt worden, obwohl solche Thatsachen ein Hülfsmittel abgeben, sich die Fortpflanzung der Krankheiten durch Contagien zu erklären oder doch wenigstens zu verdeutlichen.

In dieser letzteren Beziehung, nicht aber weil irgend ein Nachtheil davon für die Gesundheit der Haussäugethiere erkannt worden wäre, sind auch die Farbenveränderungen gewisser Nahrungsmittel sehr beachtenswerth, welche sich als ansteckend erwiesen haben. Hierher gehören das oft vorkommende Blauwerden und das äusserst selten auftretende Gelbwerden der Milch, als deren Ursache ich Vibrionen (*Vibrio cyanogenus* und *xanthogenus*) erkannte (Magazin f. d. ges. Thierheilk. III.) Ferner gehört hieher die zuweilen in grosser Verbreitung vorkommende bluthrothe Färbung gekochter Nahrungsmittel, wie Kartoffeln, Reis, Mehlspeisen u. dergl. (Blutwunder, *prodigium, signacula*), wovon Ehrenberg als Ursache ebenfalls ein Infusionsthierchen, nämlich *Monas prodigiosa* erkannt hat (Vergl. Berl. Monatsberichte 1849, 50 und 51); wogegen in einem anderen Falle im italienischen und französischen Militärbrode, und zwar in der Krume desselben, einige Jahre hindurch ein orangerother Pilz (*Oidium aurantiacum*) gefunden wurde (Klenke, Verfälschung der Nahrungsmittel etc. Leipzig 1860. S. 237). Diesen Erscheinungen schliesst sich dann auch eine von mir beobachtete rothe Milch an, als deren Ursache ich eine Alge erkannt zu haben glaube; ebenso reihen sich hieran die Beobachtungen von milchfarbigem, schwarzem, gelbem, blauem, rothem, grünem, orange- oder rostfarbigem Wasser in Teichen und Seen, als deren Ursache man ebenfalls Infusorien nebst Conferven erkannt hat; auch der sogenannte Blutregen gehört hierher, sowie der rothe und grüne Schnee, wovon die Ursache eine Alge (*Protococcus v. Chlamydococcus* bezw. *pluvialis et nivalis*) sein soll. (Vergl. Bron, Handb. d. Geschichte der Natur. Stuttgart 1843. Bd. II. Thl. III. S. 235; 265; 407.)

Endlich ist noch unter den Thieren, welche mit Seuchen in eine ursächliche Verbindung gebracht worden sind, ausser denjenigen, welche bereits (in der IV. Vorlesung) erwähnt wurden, und derjenigen, welche als Ursachen gewisser Pflanzenkrankheiten genannt worden sind, — hier noch der Raupen zu gedenken. Haubner führt (Gesundheitspflege, S. 422) an, dass er nach Kohl, der mit Raupen verunreinigt war, habe Maulentzündung entstehen sehen. Ganz besonders dürften die Raupen vom Kieferspinner (*Bombyx Pini*) und vom Processionsspinner (*B. processionea*) zu beachten sein, insofern sie wirklich nicht selten zahlreiche Erkrankungsfälle bei Menschen und Thieren bewirkt haben. (Vergl. Fuchs, pathol. Anatomie d. Haussäugethiere. S. 389.)

Hiemit möge die ausführliche Erörterung über die Veranlassungen der Seuchen und ansteckenden Krankheiten ihren Abschluss finden. Man wird bemerkt haben, dass in diesen Erörterungen eben so wenig Rücksicht genommen worden ist auf diejenigen äusseren veranlassenden Momente der Krankheiten, welche in der Regel nur sporadische Fälle bewirken und genügend bekannt, oder doch in den Schriften über allgemeine Krankheitslehre genügend erörtert sind, — als auch die inneren veranlassenden Momente (die Anlageverhältnisse), weil sich von diesen in Bezug auf die Seuchen und ansteckenden Krankheiten nicht viel Besonderes sagen lässt. Einiges dürfte jedoch in dieser Beziehung hervorzuheben sein, und diess am besten in der nächsten Vorlesung da geschehen, wo von dem allgemeinen Verhalten wirklich entstandener Seuchen, von der Kategorien-Unterscheidung derselben, ihrer Ausbreitung und und ihrem Verlaufe die Rede sein wird.

NEUNTE VORLESUNG.

Nach der gegebenen, unserer vertheidigten Ansicht entsprechenden Uebersicht (S. Beilage D.) kommt bei unseren Haussäugethieren, abgesehen von den zuweilen in seuchenhafter Art auftretenden Vergiftungen durch Pflanzen und Mineralstoffe, bereits eine ziemlich grosse Anzahl von Seuchen und ansteckenden Krankheiten vor, die sich vielleicht eher noch um ein paar vermehren, als vermindern lassen dürfte, insofern es hier vorgezogen wurde, auf einem unsicheren Gebiete die Grenzen lieber enger zu ziehen, als dieselben auf der, kritischer Bemängelung eher unterworfene Fernen zu erweitern.

Es ist bereits früher angemerkt worden, dass man auf dem thierärztlichen Gebiete öfter Gelegenheit habe, Seuchen, sie mögen reiner (nicht contagiöser) oder ansteckender (contagiöser) Art sein, zu beobachten, als auf dem menschenärztlichen, und hier dürfte nun der Ort sein, die Gründe dieser Erscheinung kurz anzugeben. Ein Hauptgrund liegt wohl darin, dass die

Hausthiere, besonders die Pflanzenfresser und Allesfresser, und unter jenen besonders die Rinder und Schafe eine deutlicher ausgesprochene gemeinschaftliche Anlage zu Krankheiten besitzen, als die Menschen, insofern jene weniger aus dem Gattungsleben heraustreten, diese aber sich mehr als Individuen behaupten. Ein zweiter Hauptgrund jener Erscheinung liegt unstreitig darin, dass bei den Thieren, insofern sie häufiger in Herden, als die Menschen in eng verbundenen Gesellschaften leben, eher die Möglichkeit gegeben ist, dass jene von Krankheitsursachen gemeinschaftlich betroffen werden, als die Menschen, welche überhaupt in ihrer höheren Intelligenz noch die Mittel besitzen, sich vor der gefahrvollen Einwirkung der Krankheitsursachen mehr oder weniger zu schützen. Als untergeordnete Gründe jener Erscheinung können angesehen werden, dass die Sanitäts-Polizei zur Zeit eine geringere Vorsorge hinsichtlich präventiver Massregeln in Bezug auf die Seuchen der Thiere, als der Menschen trifft und dass zur Bekämpfung wirklich aufgetretener Seuchen unter den Menschen die erforderlichen Mittel bereitwilliger dargebracht werden, als bei solchen der Thiere, wodurch dann die Seuchen unter diesen eine weitere Ausbreitung leicht gewinnen.

Eine mit dem soeben erörterten Gegenstande verwandte Frage ist die: Ob wohl in der Gegenwart häufiger Seuchen unter den Hausthieren vorkommen, als in der Vergangenheit beobachtet worden sind? Diese Frage wird wohl kaum durch eine Vergleichung älterer und neuerer Schriftsteller zu lösen sein; denn der Umstand, dass bei diesen Letzteren nicht allein häufigere Seuchenfälle überhaupt, sondern auch eine grössere Zahl unter sich verschiedener Seuchen aufgeführt sind, kann insofern nicht unbedingt zur Bejahung jener Frage dienen, als mit der Heranbildung einer wissenschaftlichen Veterinär-Medicin in der neuern Zeit eine grössere Aufmerksamkeit auf die Krankheiten der Thiere überhaupt und ihre Unterscheidung gerichtet wurde, als ehedem. Indessen ist es doch sehr wahrscheinlich, dass gegenwärtig sich öfter Seuchenfälle ereignen, als es früher der Fall war, weil in der Vorzeit die Hausthiere naturgemässer gehalten wurden, als jetzt, wo die Umgestaltungen in den landwirthschaftlichen Verhältnissen auch eine der Gesundheit ungünstige Umgestaltung in der Zucht, Wartung und Pflege der Hausthiere hervorgerufen haben; und dass diese Umgestaltungen wirklich den angegebenen Erfolg gehabt haben müssen, ergibt sich leicht bei einem Vergleiche derjenigen Gegenden, in welchen heute noch jene Gegensätze in der Land- und Viehwirthschaft bestehen. Diese Wahrscheinlichkeit wird in Bezug auf die ansteckenden Seuchen zur Gewissheit erhoben, indem wir es namentlich hinsichts der Lungenseuche des Rindviehes mit erlebt haben, dass dieselbe bei dem eingetretenen lebhafteren und erleichterten Verkehr mit dieser Thiergattung zwischen entfernteren Gegenden eine grössere Ausbreitung durch Bildung zahlreicher neuer Seuchenherde gewonnen hat.

Eine andere, an die zuletzt besprochene sich anschliessende Frage ist die: Ob in der neueren Zeit neue, in der Vorzeit nicht bekannte Seuchen bei uns aufgetreten sind? Diese Frage ist mit Sicherheit zu bejahen, insofern die Gnubberkrankheit der Schafe, die in den veredelten Herden mitunter eine grosse Plage ist, eben von der Einführung spanischer Schafe datirt; vielleicht ebenso die bösartige Klauenseuche dieser Thiere. Die mit der Gnubberkrankheit der Schafe in soweit verwandte Beschälkrankheit der Pferde, als bei beiden ein schwindsuchtartiges Rückenmarksleiden vorkommt, das indess bei der Beschälkrankheit erst im Verlaufe derselben auftritt, während die Gnubberkrankheit damit beginnt, — ich sage: die Beschälkrankheit der Pferde ist ebenfalls ein Kind der neuern Zeit, und hat wahrscheinlich ihre Entstehung in den eigenthümlichen Zuchtverhältnissen dieser Thiere, insbesondere in der Raçenvermischung und in der übermässigen Verwendung des männlichen Theiles derselben gefunden. Auch der Typhus der Pferde, die sogenannte Influenza, war in der ältereren Zeit unbekannt, und hat ihre Entstehung wahrscheinlich ebenfalls in der Schwächung der Constitution der Pferde durch masslose Raçenvermischung und durch die bei der Pferdeveredlung in Anwendung gekommene verkünstelte Hygiene gefunden, weil gerade die veredelten und in grossen Gesellschaften zusammenlebenden Pferde ursprünglich fast ausschliesslich von dieser Krankheit befallen werden, sich dann aber auch durch Ansteckung auf andere vereinzelt lebende Pferde gemeineren Schlages ausdehnen kann. Spinola hat der Untersuchung der im Vorstehenden angedeuteten Fragen durch eine kleine Schrift (Ueber die Entwicklung neuer Krankheitsformen der Hausthiere. Berlin 1845) die Bahn eröffnet; diejenigen, welche in der günstigen Lage sind, dieselbe zu verfolgen, könnten sich des Dankes der Wissenschaft versichert halten.

Eine dritte, aus der zweiten sich unmittelbar ergebende Frage ist die: Ob in der Vergangenheit Seuchen vorgekommen sind, die jetzt nicht mehr beobachtet werden? Der Umstand, dass heute noch je nach der Eigenthümlichkeit der Klimate und der daraus hervorgehenden, eigenthümlichen ursächlichen Verhältnisse die Entwicklung eigenthümlicher Seuchenformen beobachtet wird, z. B. die Rinderpest in den Steppen Russlands, die Beulenseuche in Sibirien und die Milchseuche in den westlichen Districten Nordamerika's, lässt vermuthen, dass mit den in grösseren Zeitabschnitten durch Umwandlungen des Erdkörpers vorgekommenen grossartigen klimatischen Veränderungen Seuchenkrankheiten oder überhaupt Krankheitsformen untergegangen, und anstatt derselben neue aufgetreten sind; aber es fehlen zur zweifellosen Beantwortung jener Frage die allein gültigen empirischen Anhaltspunkte. Einem speculativen Kopfe böte sich wohl hier ein grossartiges Feld des Ergehens dar, aber Verirrungen wären um so unausbleiblicher, als es in diesem Punkte an der leuchtenden Warte der Geschichte gänzlich fehlt.

Nach Erledigung dieser Vorfragen treten wir nun einer für die allgemeine Lehre der Seuchen und ansteckenden Krankheiten sehr wichtigen Untersuchung näher, nämlich der hinsichtlich der Unterscheidung der Seuchen und ansteckenden Krankheiten nach Kategorien, insofern hiezu die Fragen Veranlassung geben: Ob eine vorkommende Seuche eine reine (nicht ansteckende), oder eine ansteckende sei, ob ferner eine Seuche zu den Contagionen, oder zu den blos contagiösen, ob endlich das Contagium der Seuche oder der ansteckenden Einzelkrankheit ein flüchtiges oder gebundenes sei?

Zur Beantwortung aller dieser Fragen hat man sich freilich hinsichtlich der concreten Fälle und für die Praxis zunächst an den gegenwärtigen Stand der Erfahrung zu halten, wenn diese sich zweifellos über jene Fragen ausspricht; aber sie lässt in manchen Fällen Zweifel, und so bedarf es des wissenschaftlichen Leitfadens, mit welchem dieselben möglicherweise gelöst werden können.

Zunächst kommt es auf die Unterscheidung der auf miasmatische oder überhaupt selbstständige Weise entstehenden und sich verbreitenden Seuche von der durch ein Contagium sich fortpflanzenden an, und zwar ebensowohl hinsichtlich der Enzootien als Epizootien. Hinsichtlich der ersteren bietet sich uns die sogenannte Influenza (der Pferdetyphus) dar, um uns an derselben das Verhältniss klar zu machen. Dieselbe entsteht ohne Zweifel in der Regel bei zusammenlebenden Pferden durch ein örtliches Miasma, begünstigt durch gewisse atmosphärische Zustände (feuchte Luft), und wenn sie so aufgetreten ist, dann ereignet es sich nicht selten, dass sie auf eine grosse Zahl von Individuen nach mehr oder minder bestimmten Zwischenzeiten übergeht, bald hier, bald dort, zuweilen in grösseren Entfernungen ein Pferd desselben Stalles ergreift, und zuweilen dann auch sich in Ställen desselben Ortes oder benachbarter mehr oder weniger entfernten Oerter blicken lässt. Dieser Gang ist nun allerdings sehr geeignet, den Verdacht der Ansteckungsfähigkeit zu begründen, nicht aber die wirkliche Fortpflanzung durch ein Contagium zu beweisen, insofern ein solcher Gang sich auch durch dieselbe miasmatische Infection erklären lässt, wodurch die Krankheit ursprünglich entstanden ist. Auch ist die Contagiosität der Influenza noch nicht bewiesen, wenn gesunde Pferde von anders woher in einen von dieser Krankheit ergriffenen Pferdebestand gebracht werden und ebenfalls daran erkranken; denn in einem solchen Falle kann diess ebensowohl durch das örtliche Miasma geschehen welches die Krankheit ursprünglich hervorrief, als durch ein Contagium. Ein Anderes aber ist es, wenn ein an der Influenza leidendes Pferd, oder auch ein gesundes aus dem Stalle, worin diese Krankheit herrscht, an einen anderen Ort unter gesunde Pferde verbracht wird, und sich hier dann die Influenza verbreitet; oder wenn gesunde Pferde in einen von dieser Krankheit ergriffenen Pferdebestand geriethen, und nach ihrer

Wiederentfernung in ihren heimathlichen Ställen dieselbe Krankheit verbreiten, oder wenn diess sogar durch das Wegholen des Düngers oder durch Krankenwärter geschieht: so sind solche Fälle, die zuweilen gründlich beobachtet worden sind, nicht anders als durch Ansteckung zu erklären; und wenn es dagegen auch Fälle gibt, in welchen solche Beobachtungen nicht, oder gar entgegengesetzte gemacht wurden, so sind diese doch nicht im Stande jene zu entkräften, vielmehr höchstens nur zu beweisen, dass die Influenza nicht in allen Fällen die Macht der contagiösen Fortpflanzung hat, und dass es bei dieser Sachlage gerathener sein wird, in den gegebenen Fällen für die Praxis von vorn herein Ansteckungsfähigkeit anzunehmen, als in dieser Hinsicht sich der Sorglosigkeit hinzugeben, leuchtet ein, wenn auch die Gründe noch nicht vollwichtig genug sein sollten, um die Influenza als ansteckende Krankheit in den Kreis der polizeilichen Massregeln zu ziehen, zumal da bei derselben die Absperrung sich weniger günstig als das Auseinanderbringen der Pferde in verschiedene Ställe gezeigt hat.

Ziehen wir nun auch ein Beispiel einer Epizootie in jenem Betracht heran, so könnten wir wiederum die Influenza, aber nun die wahre (ein in der Regel leicht verlaufendes rheumatisch-katarrhalisches zuweilen nervös werdendes Fieber) nehmen; aber wir wählen doch lieber die Maul- und Klauenseuche, weil diese häufiger und den Thierärzten besser bekannt ist. Diese Krankheit zeigt sich zuweilen plötzlich und fast gleichzeitig in verschiedenen Ortschaften und Gebieten eines grösseren Landstriches unter verschiedenen Thiergattungen, vorzugsweise unter dem Rindvieh. Nachdem aber diese Krankheit in der bezeichneten Weise entstanden ist, was sich nicht anders, als durch ein atmosphärisches weit verbreitetes oder sich rasch weiterverbreitendes Miasma erklären lässt, beobachtet man auch, dass sie durch einzelne Viehstücke verschleppt, zur weiteren allmäligen Verbreitung von einzelnen Punkten aus Veranlassung gibt. Diess beweist schon ihre Ansteckungsfähigkeit klar, welche übrigens auch durch die Fortimpfung, (das beste Mittel des Beweises der Contagiosität) gründlich dargethan ist. Jene eigenthümliche Art des Auftretens der Maul- und Klauenseuche in einem grösseren Gebiete, und sodann ihre Fortpflanzung in kleineren durch Ansteckung hat dazu Veranlassung gegeben, sie als eine miasmatisch-contagiöse Krankheit zu bezeichnen, und lässt sich zudem noch annehmen, dass das hier ursprünglich im Spiele befindliche Miasma und das später wahrnehmbare Contagium wesentlich einander gleich sind, da sie gleiche Wirkungen haben. Trotzdem nun aber die Contagiosität der Maul- und Klauenseuche bewiesen und es demnach gerathen ist, in den concreten Fällen der Praxis darnach zu achten, so lässt sich doch darüber streiten, ob die in Rede stehende Seuche in den Kreis der polizeilichen Massregeln gezogen werden soll oder nicht. Denn hiebei handelt es sich zunächst darum, ob Absperrung u. dergl. auch mit Erfolg geschehen könne, ob die Krankheit für die ökonomischen Verhältnisse, für Gesundheit und Leben der Menschen auch die Wichtigkeit hat, dass sich beschränkende Massregeln rechtfertigen lassen, ob es endlich nicht gerathener sei, die Seuche zum Behufe ihres möglichst raschen Abschlusses frei walten zu lassen, als sie durch Sperrmassregeln in die Länge zu ziehen. Eine solche Untersuchung gehört indess nicht hierher, sondern in die specielle Seuchenlehre.

Bei den soeben gemachten Untersuchungen kam es schon auf den Beweis der Contagiosisät an; nun aber müssen wir doch etwas näher auf diesen Gegenstand eingehen, weil derselbe von grosser Wichtigkeit ist, und sich seiner Feststellung zuweilen erhebliche Schwierigkeiten entgegensetzen. Um diese Schwierigkeit zu erläutern, ziehen wir als Beispiel die Traberoder Gnubberkrankheit der Schafe heran, über welche jüngst Erdt eine gründliche Abhandlung geschrieben hat (Die Traberkrankheit der Schafe etc. Berlin 1861). Obgleich die Wissenschaft sich für die Nichtansteckungsfähigkeit dieser Krankheit entschieden hat, weil wiederholte Versuche bewiesen haben, dass gesunde Schafe aus bisher von der Gnubberkrankheit freien Herden unter Gnubberkranke gebracht, von der Seuche verschont blieben, und weil diese Krankheit sich nicht durch Impfungen übertragen liess, so sind dessen ungeachtet noch viele Schafzüchter von der Ansteckungsfähigkeit der genannten Krankheit überzeugt, weil sie Beobachtungen gemacht haben, welche ihnen bestimmt dafür zu sprechen schienen.

Eine sehr denkwürdige Beobachtung dieser Art führt Spinola (Zeitschrift für d. Thierheilk. III. p. 151 ff.) an. Für eine veredelte Schäferei nämlich, die seit ihrem Bestehen von Gnubbern frei war, wurde aus einer anderen und feinen Schäferei, die nicht davon frei war, ein Ankauf von 60 Stück tragender Mutterschafe gemacht. Nach Verlauf von 6 Wochen fand sich unter den angekauften Schafen 1 Gnubber, und bald darauf brach die Krankheit auch in der alten Herde aus und ergriff von dieser immer mehr und mehr Stücke, während unter den neuangekauften Schafen kein neuer Krankheitsfall sich ereignete. Der Schäfereibesitzer hielt sich bei dieser Erscheinung überzeugt, dass die Krankheit in seine Herde durch Ansteckung eingeschleppt worden sei. Spinola aber brachte zwei Jährlinge (eine Zibbe und einen Hammel) aus einer bisher als gnubberfrei genau bekannten Herde in jene und blieben sie dort wohl während eines ganzen Jahres in der engsten Gemeinschaft mit den in allen Stadien erkrankten Thieren, ohne dass die eingebrachten selbst krank wurden, und auch später nach ihrer völligen Einverleibung gesund blieben. Hier haben wir also eine Beobachtung und einen Versuch, welche entgegengesetzte Schlussfolgerungen veranlassen können; und es muss sogar zugestanden werdnn, dass die für die Ansteckungsfähigkeit sprechende Beobachtung ein grösseres Gewicht hatte, als der gegen die Ansteckungsfähigkeit sprechende Versuch, wenn dergleichen Versuche nicht schon öfter mit demselben negativen Erfolge angestellt worden wären. Die zwei Schafe, welche, aus einer gesunden Herde in eine kranke gebracht worden, von der Gnubberkrankheit frei blieben, beweisen insofern nichts, als sie gerade solche gewesen sein mochten, welche keine Empfänglichkeit für den muthmasslichen Ansteckungsstoff hatten, da man ja weiss, dass nicht alle Individuen einer gnubberkranken Herde Gnubber werden, eben so wenig, wie irgend eine andere auftretende Krankheit diess unbedingt in Bezug auf jedes Individuum der betreffenden Thierart ist; vielmehr sieht man, dass gewisse Individuen eine vollständige oder doch zeitweise Unverletzbarkeit gegenüber den Contagien besitzen.

Diess hat auch Erdt sehr wohl gefühlt, und desshalb führt derselbe (l. c. p. 45) noch andere Gründe für die Nichtansteckungsfähigkeit der Gnubberkrankheit an, welche jedenfalls lehrreich sind, und auch ausreichend zu sein scheinen.

Zunächst findet derselbe keine bestätigende Analogie unter den übrigen ansteckenden Krankheiten für die Annahme, dass das Contagium der Traberkrankheit von den Eltern in der Zeugung auf die Jungen übertragen werde, und sodann in denselben bis in das zweite Jahr ihres Alters, wo die Krankheit frühestens aufzutreten pflegt, latent bleibe. Daher habe man es hier nicht mit Contagiums-Uebertragung, sondern mit Anlagevererbung zu thun; wogegen es wiederum beispiellos wäre, dass, wenn die Traberkrankheit wirklich ein Contagium besitze, sich diess nicht alsbald bei dem jungen Thiere bemerkbar machen sollte. Sodann wird gegen die Annahme derer, welche glauben, dass die Traberkrankheit durch die Pockenimpfung übertragen werde, die Versicherung Richter's angeführt, die darin besteht, dass derselbe in 12 Jahren 130,000 Stück Schafe geimpft und dabei selbst Pockenlymphe von traberkranken Schafen auf gesunde versuchsweise übertragen habe, ohne dadurch einen einzigen Traberkrankheitsfall zu bewirken. Es werden nun zwar von Erdt noch mehrere Gründe in lehrreicher Weise gegen die Contagiosität der Traberkrankheit aufgeführt, die alle aus dem Vergleiche des Verhaltens der Traberkrankkeit mit den wirklich ansteckenden Krankheiten fliessen; aber wir wollen es hier mit der Anführung nur noch eines Grundes bewenden lassen, welcher von Erdt selbst für den schlagendsten angesehen wird.

Er sagt: „Eine jede Contagion, die“ — (wohl besser: Ein jedes Contagium, das) —, in eine Herde einbricht, steigt allmälig und in progressiver Ausbreitung und Intensität, bis sie hierin die grösste Zahl von Individuen gleichzeitig ergriffen hat, bis zu ihrer Höhe, von hier aus fällt sie wieder, insofern sich immer weniger Individuen finden, die von der Krankheit bis dahin noch verschont blieben; und in gleichem Verhältniss, als diese Zahl der Individuen abnimmt, schwindet auch die Intensität der Krankheit, wie die ihres Contagiums, bis sie endlich selbstständig erlischt, und nur erst dann lodert die Seuche von neuem wieder auf, wenn das Contagium in eine andere Herde übertragen wird, wo es neuen Zündstoff findet. Die Traberkrankheit dagegen erscheint in einer Herde, ergreift ein oder mehrere Individuen gleichzeitig, macht dann einen Stillstand von Wochen und Monaten und erscheint dann wieder wie vorher, indem sie sich immer nur gewisse Individuen aussucht. Oder sie geht auch eine ganze Zeit gleichmässig fort, indem sie in gewissen Zwischenräumen ein Individuum nach dem anderen ergreift, und macht dann von Zeit zu Zeit Intervallen und dazwischen werden dann auch mitunter mehrere Individuen zugleich ergriffen. So geht die Krankheit zu Ende und ein Antheil der betreffenden Herde, in der Regel doch der bei weitem grösste bleibt von der Krankheit gänzlich verschont. Nach Jahren mitunter erkranken dann noch einzelne Individuen derselben Herde unter denselben Erscheinungen und mit demselben Ausgange. Einen so unregelmässigen Gang nimmt eine contagiöse Krankheit nicht, und somit glaube ich, dass wir uns vollständig davon überzeugt halten dürfen, dass die Traberkrankheit nicht ansteckend sei."

Nachdem wir im Vorhergehenden an einigen Beispielen die Schwierigkeiten kennen gelernt haben, welche sich bei der Unterscheidung reiner und ansteckender Seuchen darbieten, wollen wir nunmehr die Merkmale zusammenstellen, welche sich als Beweise für die Ansteckungsfähigkeit der Krankheiten überhaupt angeben lassen, dabei aber auch bemerken, dass sie mit Vorsicht und gehöriger Schärfe der Beobachtung benutzt werden wollen, wenn sie als wirkliche Kriterien für die Unterscheidung der Ansteckungsfähigkeit der Krankheiten dienen sollen. Diese Merkmale sind:

1) Das Erkranken gesunder Thiere, welche mit anderen bereits erkrankten in mehr oder minder inniger Berührung gewesen sind, und zwar in derselben Form, in welcher diese leiden. Dieses Merkmal gewinnt an Sicherheit, wenn das muthmasslich angesteckte Individuum an einen, vom Orte der ursprünglichen Krankheitsentstehung entfernten verbracht wird, und sich hier dann dieselbe Krankheitsform bei anderen in Gemeinschaft befindlichen Individuen ereignet, und wenn diese Krankheitsform in derselben Zeit bei ande-

ren Individuen in der Nähe, welche verweislich in eine solche Berührung nicht getreten sind, nicht vorkommt.

2) Das Erkranken von Individuen, welche mit Gegenständen in Berührung gekommen sind, die an einem anderen Orte mit früher erkrankten Thieren in Berührung waren oder von ihnen selbst stammen und welche als Träger der Ansteckungsstoffe betrachtet zu werden pflegen.

3) Das ursprünglich vereinzelte Auftreten einer Krankheitsform, und sodann die allmälige Vervielfältigung derselben in erkennbarer Regelmässigkeit der Zwischenzeiten und steigenden Proportion im Umkreise und vorzugsweise in der Richtung der grösseren Verbreitungsmöglichkeit durch häufige Berührungen bei lebhaftem Verkehr.

4) Der Erfolg der Absperrung, d. h. derjenigen Massregeln, welche sowohl die unmittelbaren Berührungen der kranken Individuen mit den gesunden, als auch die mittelbaren durch Zwischenträger verhüten. Es versteht sich wohl von selbst, dass, wenn bei Absperrung kranker Individuen von gesunden, diese gesund bleiben, diess für sich allein kein Merkmal dafür sein kann, dass die Abgesperrten mit einer ansteckenden Krankheit behaftet waren; vielmehr wird der Erfolg der Absperrung erst dann zu einem solchen Merkmal erhoben, wenn in anderen ähnlichen Krankheitsfällen die Krankheit ohne Absperrung sich weiter verbreitete.

5) Die wirksame künstliche Uebertragung (Einimpfung) von Stoffen kranker Individuen auf gesunde in der Art, dass hienach in den letzteren dieselben specifischen Krankheiten entstehen, von welchen die Thiere behaftet waren, denen der Impfstoff entnommen wurde. Hiebei ist zu beachten, dass es nicht ein Beweis vom Gegentheil sein kann, wenn in einzelnen Fällen des Impfversuches derselbe ohne Erfolg bleibt, weil zufällig nicht alle diejenigen Bedingungen erfüllt sein mögen, die der Erfolg voraussetzt. Aus diesem Grunde ist auch ein einzelner erfolgreicher Impfversuch ein stärkerer Beweis für die Ansteckungsfähigkeit, als zahlreiche erfolglose Versuche der Art gegen die Ansteckungsfähigkeit. Ferner ist zu beachten, dass, wenn zahlreiche Impfversuche die Erfolglosigkeit der Uebertragung einer Krankheit auf

diese Weise darthun, doch die Möglichkeit der Uebertragung in anderer Weise noch vorhanden wäre, weil vielleicht die Bedingungen noch gar nicht gefunden sind, unter welchen diese Krankheit künstlich übertragen werden kann. Trotzdem z. B. die Gnubberkrankheit der Schafe noch nie durch Impfung hat übertragen werden können, würde man beim Vorkommen von Fällen früher angegebener Art doch immer noch gewissermassen im Rechte sein, ihre Ansteckungsfähigkeit zu vermuthen, wenn nicht schlagende Beweise anderer Art diese Vermuthung vernichteten. Endlich ist zu beachten, dass durch Impfung nicht immer die congruente Form erzeugt wird, wie es z. B. beim Milzbrande vorkommt, und hier muss dann die Identität des Wesens den Beweis der Contagiosität liefern. Am eigenthümlichsten verhält es sich in dieser Hinsicht mit der Lungenseuche des Rindviehes. Hier entsteht durch die Impfung nicht die Lungenseuche bei dem geimpften Thiere, sondern ein analoger Process im Unterhaut- Bindegewebe, und man hat nur allein das Recht von einer wirksamen Uebertragung in solcher Art bei dieser Krankheit zu reden, als die mit Erfolg geimpften Thiere wenigstens eine Zeitlang vor der natürlichen Ansteckung frei sind. Wogegen wiederum bei vielen anderen wirklich ansteckenden Krankheiten, insbesondere solchen parasitischer Natur, sowie bei der Syphilis, wovon das Contagium dem Wesen nach unbekannt ist, die geheilten Krankheiten durchaus keine Immunität für wiederholte Ansteckung bieten.

Ist eine Krankheit einmal als eine ansteckende festgestellt, so macht die Unterscheidung, ob das Contagium ein flüchtiges oder gebundenes ist, schon weniger Schwierigkeiten. Man darf nur darauf achten, ob die Uebertragungen, unmittelbare oder auch mittelbare, durch greifbare, von den kranken Thieren abstammende Stoffe geschehen oder nicht, ob die Uebertragungen nur durch unmittelbare Berührungen der Kranken und Gesunden oder in mehr oder minder grossen Entfernungen zu Stande kommen. Die ersteren Fälle sprechen für die Gebundenheit, die anderen für die Flüchtigkeit des Contagiums, wie es auch mit der mehr oder minder leichten Absperrbarkeit der

Fall ist. Und was die Zwischenträger anbetrifft, so hat man wiederum zum Behufe der hier in Rede stehenden Unterscheidung darauf zu sehen, ob sie erst in inniger Berührung mit den gesunden Thieren diese anzustecken, oder ob sie es schon in einiger Entfernung zu thun vermögen.

Sehr wichtig ist die Frage: ob ein Ansteckungsstoff einer blos contagiösen Krankheit, oder einer Contagion angehört, d. h. ob derselbe eine Eigenschaft einer bei uns aus allgemeinen und örtlichen Veranlassungen sich selbstständig entwickelnden Krankheit ausmacht, oder ob diese Eigenschaft einer anderwärts sich selbstständig entwickelnden Krankheit zukommt, oder gar einer solchen, die sich zur Zeit gar nicht mehr selbstständig entwickelt, bei uns aber jedenfalls nur vermittelst dieser Eigenschaft erzeugt und verbreitet wird. In dem gegebenen Verzeichnisse der Seuchen und ansteckenden Krankheiten der Haussäugethiere (Siehe Beilage D) sind die Rinderpest und die asiatische Cholera als Contagionen bestimmt angegeben, während die Schafpocken, die Maul- und Klauenseuche, sowie die Lungenseuche nur als wahrscheinliche Contagionen aufgeführt sind. Die Rinderpest als bestimmte und die Lungenseuche als wahrscheinliche Contagion interessiren uns zur Zeit wegen ihrer hervorragenden Wichtigkeit für die Landwirthschaft am meisten. Niemand zweifelt mehr daran, dass die Rinderpest für uns eine Contagion ist, und was die Lungenseuche anbetrifft so wird hoffentlich in dieser Beziehung auch bald aller Zweifel wenigstens bei den Einsichtsvolleren schwinden.

Seitdem man anfing, die Krankheiten der Thiere mit Aufmerksamkeit und allmälig sich läuternder Sachkenntniss zu betrachten, konnte es nicht schwer halten, die Rinderpest als wahre Contagion zu erkennen. Ihr Auftreten besonders in Kriegs- aber auch in Friedenszeiten im Gefolge von Schlachtvieh-Transporten zunächst an den nord- oder südöstlichen Grenzen von Deutschland, ihr allmäliges Fortschreiten nach Süd- und Nordwesten waren dieser Erkennung sehr hülfreich, und diese wurde sodann durch den Umstand noch begünstigt, dass das Contagium der Rinderpest für unser einheimisches Vieh von grosser Intensität sich erwies, und bei weitem die Mehrzahl der Individuen davon ergriffen wurde, dass bald nach der Ansteckung auch die Krankheit mit allen ihren wesentlichen Erscheinungen auftrat und dieselbe sich sehr mörderisch zeigte, sodann wegen Mangels an empfänglichen Individuen für das Contagium die Seuche abnahm, allmälig erlosch, um später nach Ergänzung des Viehstandes und bei neuer Veranlassung in derselben Ordnung wieder aufzutreten und vorzuschreiten. Wenn schon in diesem Seuchengange ein grosses Hülfsmittel lag, die Rinderpest als eine eingewanderte Seuche zu erkennen, so wurde diese Erkenntniss zur unumstösslichen Gewissheit erhoben, nachdem man sich entschlossen hatte, auf ihrem Gange den Arm der Polizei ihr entgegen zu halten, ihr den Weg durch Absperrung, durch Todtschlagen der angesteckten Thiere und dergl. abzuschneiden.

Anders verhält es sich mit der Lungenseuche des Rindviehes. Das Lesen der Berichte über die Rinderpest der vorigen Jahrhunderte legt uns zwar die Vermuthung nahe, dass mit derselben im Gemenge auch die Lungenseuche vorgekommen ist; aber Niemand erkannte anfangs diese Seuchen als verschiedene, weil die Rinderpest durch ihr auffallenderes Auftreten die Sinne fesselte und die Aufmerksamkeit von dem schleichenden Feinde der Lungenseuche ablenkte. Erst, nachdem jene in Schranken gehalten, die Beobachter weniger beschäftigte, erkannte man allmälig auch die Lungenseuche, wie man erst die weniger intensiv leuchtenden Sterne erblickt, nachdem die Sonne mit ihrem wallenden, das Auge blendenden Lichte unter dem Horizonte gefesselt ist. Ja, man darf behaupten, dass, wenn gegenwärtig die Rinderpest in Deutschland wieder herrschend würde, auch jetzt die Lungenseuche dem Auge des Volkes wieder entrückt werden würde, obwohl die Sachverständigen, dank der im gegenwärtigen Jahrhundert über dieselbe in Deutschland gewonnenen Erfahrung, stets ein offenes Auge für sie behalten würden.

Die Lungenseuche ist inzwischen da, kommt fast in allen Theilen Deutschlands und anderen Ländern, hier in geringerer, dort in grösserer Verbreitung vor, wird auch wohl stellenweise ausgerottet oder sehr beschränkt, zeigt sich aber später wieder und zuweilen in grösseren, verheerenden Zügen, und Niemand weiss, woher sie gekommen ist. Unter diesen Umständen war es natürlich, dass man zunächst auf die Annahme ihrer selbsständigen Entwicklung in Deutschland verfiel, zumal da ihre unscheinbare Ausbildung in den Individuen in der Regel von langer Dauer ist, und so scheinbar gesunde Thiere oft auch grosse Strecken transportirt wurden, in ihrer neuen Heimath erst offenbar erkrankten, und in dieser Weise die Vermuthung der Erkrankung durch örtliche Ursachen verstärkt, und sogar ihre Ansteckungsfähigkeit verlarvt wurde, zumal da, wo der Verkehr mit Vieh gross ist, die Seuche schon eine ziemliche Ausbreitung gewonnen hatte, und so die wahre Ursache ihrer Verbreitung schwer erkennen liess, wie derjenige den Wald, in welchem er sich befindet, vor lauter Bäumen eigentlich nicht sieht. Daher die Erscheinung, dass in Norddeutschland vor etwa 20 Jahren die Annahme der Nichtansteckungsfähigkeit der Lungenseuche mit einem nicht geringen Anhange kräftig hervortreten konnte.

Anders verhält sich diess ausserhalb der Kreise des lebhafteren Verkehrs bei ruhiger Beobachtung; hier wurde nicht allein die Ansteckungsfähigkeit der Lungenseuche zunächst mit Sicherheit erkannt, sondern auch sogar die Vermuthung rege, dass sie für gewisse Gebiete eine ausländische Seuche sei. Gegenwärtig steht nun diese Angelegenheit so, dass die Lungenseuche nicht allein als eine ansteckende durchweg angenommen, sondern dass auch ihr Auftreten in gewissen Theilen Deutschlands und in anderen Ländern als Contagion erwiesen ist, und dass für die übrigen Theile Deutschlands die grössere Wahrscheinlichkeit spricht, dass es sich mit diesen ebenso verhält; und mit Gewissheit ist zur Zeit bereits nachgewiesen, dass während man in Berlin über die Ansteckungsfähigkeit der Lungenseuche noch discutiren konnte, dieselbe bereits im bad. Seekreise, im Oberinnthale Tyrols, in den Cantonen Zürich und Bern in der Schweiz als Contagion erkannt war, und zwar im zuletzt genannten Cantone bereits vor hundert Jahren. Der Beweis von alle dem hier kurz Gezeichneten liegt in folgenden Schriften: 1) Die Frage der Ansteckungsfähigkeit der Lungenseuche des Rindviehes, von C. J. Fuchs. Berlin 1843. — 2) Bemerkungen über die Lungenseuche des Rindviehes, von Dr. Spinola. Berlin 1843. — 3) Abhandlung von Gerlach im 19. Band des Magazins für die ges. Thierheilk. Derselbe in Dr. Schneitler's landw. Zeitschrift 1857. — 4) Der Kampf mit der Lungenseuche des Rindviehes etc., v. C. J. Fuchs. Leipzig 1861. — 5) Die Entstehung und Tilgung der Lungenseuche des Rindviehes, v. Dr. C. Haubner. Leipzig 1861. — 6) Beitrag zur Geschichte der Lungenseuche, von C. J. Fuchs. Wochenschrift für Thierheilk. und Viehzucht No. 48 ff. 1861.

Hier ist es am Orte, die Merkmale anzugeben, an denen man erkennen kann, ob eine Seuche und insbesondere die Lungenseuche eine Contagion sei. Für eine solche spricht:

1) Dass eine grosse Zahl äusserer ursächlichen Momente für ihre selbstständige Entwicklung bei uns angegeben ist, ohne dass es auch nur im geringsten bewiesen wäre, dass das eine oder das andere Moment, oder ein Verein derselben den vorausgesetzten Erfolg hat.

2) Dass, wenn sich örtlich ein Verein dieser Momente zusammenfügt, wie z. B. bei Ueberschwemmung und den dabei vorkommenden Drangsalen, sich dennoch die Seuche nicht nothwendig einstellt.

3) Dass, wenn die am meist beschuldigten Ursachen direct zur Erzeugung der Seuche versucht und hiedurch nur negative Erfolge erzielt worden sind.

4) Dass die Seuche dagegen häufig da vorkommt, wo die beschuldigten ursächlichen Momente nicht allein nicht aufzufinden sind, sondern sogar an Orten, wo die entgegengesetztesten Bedingungen obzuwalten scheinen; sie sich daher weder an eigenthümliche örtliche noch landwirthschaftliche Verhältnisse, weder an eine besondere Wartung und Pflege, noch an bestimmte Klimate, Jahreszeiten und Witterungs-Constitutionen bindet.

5) Dass in den weitaus meisten Fällen das Auftreten der Seuche durch Einschleppung des Contagiums nachgewiesen ist, ohne dass in den Fällen, wo dieser Nachweis nicht möglich war, die Selbstentwicklung mit Bestimmtheit hätte dargethan werden können.

6) Dass für einzelne Länder oder Gebiete derselben durch die die Einschleppung verhütenden polizeilichen

Vorkehrungen ihr Auftreten ausserordentlich beschränkt oder unmöglich gemacht ist.

7) Dass die Seuche schon in älterer Zeit hie und da für eine Contagion galt, diese Geltung aber sich dann theilweise verlor, um wiederum bei Unhaltbarkeit der entgegengesetzten Ansicht zurückzukehren.

Alle diese Merkmale trägt die Lungenseuche bestimmt an sich, und muss sie desshalb theoretisch und practisch so lange für eine Contagion angesehen werden, bis das Gegentheil bewiesen ist. Diejenigen, welche an der Selbstentwicklung der Lungenseuche bei uns festhalten, thun diess entweder aus Gedankenlosigkeit, oder Rechthaberei, oder weil es in ihren Kram, d. h. ihren gewerbmässigen Betrieb passt, oder sie thun es anscheinend mit wissenschaftlicher Schärfe und Gewissenhaftigkeit, und verlangen, dass Alles strengstens bewiesen werden soll. Diese letzteren befinden sich in einem Fehler gegen die inductive Logik. Wenn heute Jemand mit der Behauptung auftreten wollte, dass sich in irgend einem Falle die Rinderpest selbstständig bei uns entwickelt habe, weil er die Einschleppung derselben nicht nachzuweisen vermöge, so würde man ihn entweder einfach auslachen oder ihn höchstens auf die überaus grosse Zahl von Fällen verweisen, durch welche die Einschleppung mit Bestimmtheit nachgewiesen ist. So verhält es sich auch mit der Lungenseuche. Nach den Regeln der wissenschaftlichen Forschung, insbesondere der Induction, kann nicht verlangt werden, dass, wenn von vielen Fällen der Lungenseuche die Entstehung und Verbreitung durch Verschleppung eines Ansteckungsstoffes nachgewiesen ist, diess auch noch in den wenigen Fällen geschehen müsse, bei welchen man es bisher noch nicht vermochte, sondern die Induction negirt einfach diese Fälle, gegenüber den zahlreichen anderen, als auf Selbstentwicklung beruhenden, und hält sich für berechtigt, den von zahlreichen Fällen derselben Gattung gewonnenen Begriff in der Weise zu verallgemeinern, dass alle Fälle derselben Gattung in ihn eingeschlossen sind. Ein solcher inductiver oder Erfahrungsschluss *a posteriori* gewährt zwar keinen positiven Beweis, er besitzt nicht die Nothwendigkeit der Vernunftschlüsse, *a priori;* aber es ist nun einmal so, dass wir mit solchen Inductionen und Analogien in unserer Wissenschaft insgemein nur zu operiren vermögen, ansonst wir gar nicht vom Flecke kämen. Nun was die Analogie anbetrifft, so hat die Lungenseuche unter allen bekannten Seuchen mit der Rinderpest die meiste Aehnlichkeit, was das Verhalten derselben als Seuche anbetrifft; denn in dieser Beziehung passen die oben angegebenen Kriterien einer Contagion auf die Rinderpest eben so gut, wie auf die Lungenseuche; nur wissen wir von der Rinderpest gewiss, dass sie bei uns nicht selbstständig entsteht, während diess bei der Lungenseuche nur wahrscheinlich ist. Da nun aber diese beiden Seuchen in Vielem übereinstimmen, so ist auch anzunehmen, dass sie in dem einen Punkte (Nichtselbstentwicklung bei uns) übereinstimmen werden, den man von der einen Seuche genau kennt, von der andern aber noch nicht. Jene beiden empirischen Schlussarten, die freilich wie angedeutet, nicht über logische Vermuthungen hinausgehen, aber für unsere Forschungen unentbehrlich sind, können kurz in folgender Weise ausgedrückt werden: Eines in Vielen, also in Allen: Induction; Vieles in Einem was in Anderen ist, also auch das Uebrige in demselben: Analogie.

Zum Schlusse der gegenwärtigen Vorlesung haben wir nun noch einige Erscheinungen der Seuche zu besprechen, über welche man sich in älteren Werken in der Regel sehr zu verbreiten pflegte, wie es denn überhaupt der Fall ist, dass gerade dann die Neigung gern Platz greift, sich in Hypothesen, Theorien und Ermittelungen von Gesetzmässigkeiten zu ergehen, wenn wahre Einsicht und Erfahrung knapp bemessen sind. Die hier zu besprechenden Erscheinungen sind: Die Verbreitung der Seuchen über einzelne oder mehrere Thierarten, oder über die lebenden Wesen überhaupt, so wie die Verbreitung im Raume; dann der Verlauf der Seuchen in Bezug auf Entstehung, Wachsthum, Höhe, Abnahme und Ende, so wie hinsichtlich der Dauer. Wir können uns in diesen Beziehungen kurz fassen, weil die vorigen Mittheilungen bereits die wesentlichen hier in Betracht kommenden Momente enthalten.

Was zunächst die Verbreitung der Seuchen unter lebenden Wesen überhaupt anbelangt, so führt Heusinger (*Recherches p. 642*) zahlreiche geschichtliche Fälle an, in denen ein allgemeiner krankhafter Zustand der lebenden Wesen stattfand, und zwar nicht allein für tropische Gegenden, wo diess öfter vorkommt, sondern auch für Europa. Das waren dann Jahre, in welchen weit verbreitete, durchaus abnorme Witterungsverhältnisse obwalteten, worunter Pflanzen, Thiere und Menschen zu leiden hatten, wie es bei uns in den Jahren 1816—17 in bedauernswerther Weise vorkam. In andern Fällen sieht man nur mehrere Thierarten unter einer gleichen Krankheit leiden, wie es z. B. häufig beim Katarrh, bei Augenentzündungen, Diarrhöe, Fäule, Wurmseuchen, Maul- und Klauenseuche, sowie beim Milzbrande und der Wuth der Fall ist. Am häufigsten ist es jedoch, dass nur eine Thierart unter einer gewissen Seuche leidet. Alle diese Erscheinungen können wohl nothdürftig durch die mehr oder weniger verbreitete Empfänglichkeit der verschiedenen Thierarten für die gerade obwaltenden Krankheitsursachen erklärt werden; aber befriedigende Nachweisungen im Einzelnen zu geben, ist zur Zeit nicht möglich.

Die mehr oder minder grossen, räumlichen Ausdehnungen der Seuchen sind abhängig von der Verbreitung der veranlassenden Ursachen, die entweder örtliche oder allgemeine sein können; kommt zu den gewöhnlichen Ursachen noch ein Ansteckungstoff, so begünstigt dieser die Ausdehnung der Seuche besonders dann, wenn er ein flüchtiger, und wenn der Verkehr und die Sorglosigkeit bei demselben gross sind. Die Richtungen, in welchen die Seuchen sich auszudehnen pflegen, sind ebenfalls zum Theil abhängig von ihren Ursachen, zum Theil von anderen mitwirkenden Einflüssen. Von allem Anderen abgesehen, würde z. B. eine durch locale miasmatische Ursachen entstandene Seuche auch local bleiben; werden aber die miasmatischen Ursachen durch feuchte und warme Winde nach gewissen Richtungen hingeführt, so wird sich auch die Seuche in diesen Richtungen ausbreiten. Beim atmosphärischen Miasma, z. B. der Maul- und Klauenseuche, die in der Regel von Osten nach Westen zieht, ist indess jener Grund nicht bemerkbar, und das Räthsel noch zu lösen. Seuchen, die sich von ihrem Orte der Entstehung durch ein Contagium, es sei gebunden oder flüchtig, ausbreiten, thun diess zwar nach allen

Richtungen hin, vorzugsweise aber nach denjenigen des Hauptverkehrs, und was die flüchtigen Contagien anbetrifft, auch nach denjenigen Richtungen, wohin sie durch günstige Winde getragen werden. Hierin ist dann auch die bekannte Ausbreitungsrichtung der Rinderpest gewiss eher begründet, als in dem scheinbaren Laufe der Sonne um die Erde, in der Achsendrehung dieser letzteren, in magnetischen und thermischen (isotherischen oder isochimenischen) Linien und dergleichen.

Mit dem Verlaufe der Seuchen, welcher im Allgemeinen in Ausbildung und Rückbildung derselben besteht, verhält es sich ähnlich, wie bei den Einzelkrankheiten, und sind auch dort, wie hier, oftmals Stadien zu bemerken, die in Anfang, Zunahme, Höhe, Abnahme und Ende bestehen. Bei den Seuchen verhalten sich die Individuen einer oder mehrerer Thierarten ähnlich wie bei den sporadischen Krankheiten die einzelnen Organe, Apparate und Systeme des Einzelthieres; wie allmälig die Seuche sich auf eine grössere Zahl von Individuen ausdehnt, sich endlich wieder auf Einzelne zurückzieht, so gewinnt auch die Einzelkrankheit allmälig eine grössere Herrschaft im Individuum, und bleibt endlich auf ihre Ausgangsstelle beschränkt und verschwindet. Doch findet diese Regel eine häufige Ausnahme, und kann eben so wenig dort. wie hier, als eine Gesetzmässigkeit beansprucht werden. Am ehesten zeigt sich eine solche bei den miasmatischen und kontagiösen Krankheiten, bei welchem das Miasma und das Contagium dem Wesen nach unbekannt sind. Es ist klar, dass mit dem Auftauchen von Miasmen der Einwirkung derselben zunächst eine geringere Zahl von Individuen unterworfen ist, die aber in dem Grade steigt, als das Miasma an Ausbreitung und Menge gewinnt, und sodann später bei der Abnahme dieses und bei der Verminderung der Zahl der dafür empfänglichen Thiere wieder abnimmt und zuletzt auf Null reducirt wird. Ganz ähnlich verhält es sich auch mit den contagiösen Krankheiten gedachter Art. Man hat in solchen Fällen, und besonders dann, wenn die Krankheitsfälle mehr oder weniger heftig auftraten, von der Zu- und Abnahme der Intensität der Miasmen und Contagien gesprochen; hinsichtlich der letzteren besonders dann, wenn sie sich in den einen Seuchenfällen wirksamer als in anderen zeigten. Es ist nicht zu leugnen, dass diess beobachtet wird; aber von der vermeintlichen Intensität macht man sich, wie es scheint, nicht immer einen klaren Begriff. Wenn die Miasmen und Contagien lebende Wesen oder ihre Keime sind, so ist leicht zu begreifen, dass dieselben bald eine grössere, bald eine geringere Lebensintensität haben können; bestehen sie aber in todten, chemischen Stoffen, so ist nicht wohl zu begreifen, wie sie an und für sich mehr oder weniger intensiv sein können, und nur einzusehen, dass sie wegen ihrer grösseren oder geringeren Menge, wegen einer grösseren oder geringeren Concentration, mehr oder minder intensiv zu scheinen vermögen. Uebrigens aber mag auch die mehr oder minder grosse Empfänglichkeit für diese Krankheitsursachen den Schein ihrer grösseren oder geringeren Intensität zuweilen bewirken.

In dem Verlaufe der Seuchenkrankheiten machen sich wie in den Einzelkrankheiten, auch die Erscheinungen bemerkbar, dass sie in allen Stadien ihr Ende finden können, dass sie mehr oder weniger gut- oder bösartig sind, dass sie Rückfälle bilden und zurückkehren, dass sie nachlassen und aussetzen, dass sie einfach zusammengesetzt oder gar verwickelt sind, Charakter- und sogar Formverwandlungen machen. Bei einigem Nachdenken sind solche Erscheinungen nicht schwer zu erklären; sie stehen in Zusammenhang mit den ursächlichen Momenten, den äusseren erregenden und den inneren, die Empfänglichkeit bedingenden, mit der Einfachheit oder Zusammengesetztheit der ersteren, mit der Verstärkung oder Schwächung beider, mit den zufälligen äusseren Einflüssen, und endlich mit den zweck- oder unzweckmässigen künstlichen Eingriffen.

ZEHNTE VORLESUNG.

Nachdem wir in den vergangenen Vorlesungen diejenigen Erörterungen über die Seuchen und ansteckenden Krankheiten vom allgemeinen Standpunkte aus gepflogen haben, welche man als allgemeine Pathologie derselben zusammenfassen kann, wenden wir uns nunmehr zur zweiten und kleineren Abtheilung unseres Unternehmens: zur allgemeinen Heillehre der Seuchen und ansteckenden Krankheiten. Wir fassen den Begriff derselben so, dass in ihn die Schutz-, Vorbauungs- und Tilgungsmassregeln ohne Rücksicht auf arzneiliche Behandlung fallen, weil diese letztere kaum einer allgemeinen Erörterung in Bezug auf den enggeschlossenen Kreis unseres Gegenstandes fähig sein dürfte, vielmehr es in den concreten Fällen der Seuchen und ansteckenden Krankheiten dem behandelnden Thierarzte anheimgegeben bleibt, die auch hier ausreichenden Grundsätze und Regeln der allgemeinen Therapie der sporadischen Krankheiten nach Massgabe der Umstände zur Geltung zu bringen.

Zunächst kommt es darauf an, dass die öffentliche Hygiene dafür Sorge trägt, dass die Hausthiere überhaupt, insbesondere die landwirthschaftlichen, nicht allein im Gesundheitszustande möglichst verharren, sondern dass derselbe auch gefestigt, das Gedeihen dieser Thiere nach allen Seiten hin gefördert werde, damit der Zweck, für den man sie hält, in höchst möglichem Grade erreicht werde. Es ist jedoch einleuchtend, dass diese Sorge keinen absoluten, sondern nur einen relativen Standpunkt einnehmen kann, weil sie sich mit den landwirthschaftlichen Interessen im Einklange zu erhalten, und diesen sogar zeitweise wenigstens den Vorrang einzuräumen hat, ohne sich jedoch ihrer obersten Pflicht zu begeben. Diese Sorge erstreckt sich vorzüglich und in mehr unmittelbarer Weise auf Abhaltung der der Gesundheit und dem Gedeihen der Hausthiere nachtheiligen und auf Herbeiführung förderlichen Einflüsse; dann in mehr mittelbarer Weise auf Hebung der Intelligenz des Volkes, auf Wegräumung derjenigen Hindernisse, welche ihre Entwicklung beeinträchtigen, wozu in erster Linie auf dem Gebiete des Thierheilwesens die rohe Empirie zu rechnen ist, weil sie ihren Haltpunkt vorzüglich in den Vorurtheilen und im Aberglauben des Volkes hat, und desshalb auch diese Hemmnisse einer verständigen Aufklärung stets zu nähren trachten.

Die öffentliche Hygiene der Hausthiere ist zwar in ihren Lehren schon sehr erfreulich entwickelt, aber es fehlt entweder an den sachgemässen Organen ihrer Ausübung, oder wo diese vorhanden, da ist ihre Wirksamkeit durch Mangel an Befugnissen und daraus fliessendem Mangel an Ansehen so sehr eingeschränkt, dass diese Einschränkung einer Lähmung fast gleichkommt. Nichtsdestoweniger aber werden die öffentlichen und Privatthierärzte sich nicht abhalten lassen, das zu thun, was die Pflicht im Allgemeinen auf dem hier beregten Gebiete von ihnen fordert; sie werden eine jede sich ihnen darbietende Gelegenheit muthig ergreifen, um ihre Vorgesetzten auf das, was Noth thut, aufmerksam zu machen; sie werden einen thätigen Antheil an den landwirthschaftlichen Vereinen nehmen, um sich durch diese eine Bahn zu eröffnen, auf der sie durch Wort und Schrift für diese Angelegenheit thätig zu sein vermögen; sie werden in ihrer täglichen, vorzugsweise auf den Erwerb gerichteten Wirksamkeit auch das öffentliche Wohl nicht aus den Augen verlieren, vielmehr den sich hierauf beziehenden Rath den Gemeinden und ihren Kunden nach Möglichkeit an's Herz legen.

Gross ist das Gebiet der öffentlichen Hygiene in Bezug auf die landwirthschaftlichen Haussäugethiere, wenn sie auch nur in der früher angedeuteten unmittelbaren Weise für das Heil derselben zu wirken sich berufen fühlen sollte. Es würde indess zu unnützen Weiterungen führen, hier auf alle diejenigen Punkte aufmerksam machen zu wollen, welche in ihre Erwägung fallen. Diejenigen, welche dem Theile dieser Vorlesung, welcher von den ursächlichen Veranlassungen der Seuchen und ansteckenden Krankheiten handelt, mit Aufmerksamkeit gefolgt sind, werden die Grösse der Aufgabe schon erkannt und auch die Wege errathen haben, welche zur Vermeidung dieser Veranlassungen und hierdurch zur Herbeiführung der dem Gedeihen der Thiere förderlichen Einflüsse einzuschlagen sind, wenn nicht, so kann hierüber ein jedes gute hygienische Handbuch die erforderliche Auskunft ertheilen.

Hier ist es vorzugsweise am Orte, diejenigen Schutz-, Vorbauungs- und Tilgungsmassregeln zu besprechen, welche sich auf die früher bezeichneten Kategorien der Seuchen und ansteckenden Krankheiten, insbesondere auf die reinen und ansteckenden Seuchen, sowie auf die ausgemachten und wahrscheinlichen Contagionen beziehen.

Es ist in der Ordnung, dass wir in dieser Hinsicht zuerst die reinen Seuchen in's Auge fassen. Wenn irgend eine Klage von der Gegenwart einer solchen Seuche auftaucht, so hat der öffentliche Arzt sich wie ein Richter zu verhalten; er macht der angeblichen Seuche den Process, er instruirt denselben und entscheidet ihn. Bei der allgemeinen Instruction ist es zunächst Aufgabe, festzustellen, dass wirklich die Thatsache einer Seuche vorliegt, dass diese Thatsache unter den Begriff der reinen, nicht ansteckenden Seuchen gehört, während die besondere Instruction darauf gerichtet ist, zu ermitteln, ob die reine Seuche eine Enzootie, eine örtlich beschränkte, oder eine Epizootie, eine allgemein verbreitete ist. Liegt das Ergebniss dieser Instruction klar vor, so hat der öffentliche Arzt ferner festzustellen, in was die thatsächliche Seuche besteht, d. h. welcher Art der ihr zu Grunde liegende Krankheitsprocess ist, und welche Bedingungen seines Zustandegekommenseins vorhanden sind. Dieser letztere Theil ist der schwierigere, und auch von ihm vorzugsweise die Entscheidung des Falles, d. h. die auf wissenschaftliche Erfahrung gegründete Einsicht in denselben abhängig. Diese Einsicht ist aber leider nicht immer klar, weil es selbst dem gebildetsten und eifrigsten Forscher häufig unmöglich ist, die ursächlichen Bedingungen einer gegebenen reinen Seuche so fest zu stellen, dass diese beiden in einem nothwendigen Zusammenhang mit einander stehen. Diese Schwierigkeit kommt besonders daher, dass die ursächlichen Bedingungen nicht immer einfach und gleichzeitig vorhanden sind, sondern oft ein Verein derselben in ihrer Zusammenwirkung oder zeitlichen Aufeinanderfolge meist die unmittelbare hervorbringende Ursache der Seuche ausmacht. Sind aber die ursächlichen Bedingungen der Seuche genau bekannt, so kommt es darauf an, ob die Möglichkeit ihrer Beseitigung oder Beschränkung gegeben ist; denn in dem Masse diess der Fall, liegt auch die Möglichkeit vor, die Seuche selbst in ihren Fortschritten zu hemmen oder zu beschränken, obwohl die bereits kranken Individuen damit noch nicht wiederhergestellt sind, sondern noch einer anderweitigen medicinischen Sorgfalt bedürfen. Der Satz: „Nach aufgehobenen Bedingungen hört auch ihre Wirkung auf," ist zwar allemal wahr. hier aber in der doppelten Beziehung, dass wenn die ursächlichen Momente beseitigt sind, durch welche eine Seuche entstanden ist, diese dann keine weiteren Individuen ergreift, während diess bei den bereits ergriffenen Thieren nicht genügt, sondern bei ihnen erst die Möglichkeit der Wiederherstellung gegeben ist, und diese selbst erst dann erfolgt, wenn der innere Prozess, welcher die Krankheitserscheinungen bedingt, vernichtet ist.

Den so eben gepflogenen Erörterungen gemäss sind keine weiteren Worte darüber zu verlieren, welche Massregeln zur Beschränkung und Tilgung einer reinen Seuche zu ergreifen seien, wenn die ursächlichen Bedingungen derselben genau bekannt sind; denn hier vereinigt sich Alles in der Forderung: Hebe diese Bedingungen auf oder vermeide sie! Kann dieser Forderung ein Genüge geschehen, so ist Alles gewonnen. Ein Anderes aber ist es, wenn jene Bedingungen nicht genau bekannt sind, oder wenn die genau bekannten sich nicht zerstören oder vermeiden lassen, wie es vorzugsweise bei epizootischen, nicht selten aber auch bei enzootischen Krankheitsursachen der Fall ist. Sind die Bedingungen einer Seuche nicht genau bekannt, so wird sich doch durch Vergleich derjenigen Fälle, in welchen die Seuchekrankheit zu Stande kam, mit denjenigen, in welchen diess nicht geschah, einigermassen ein Leitfaden gewinnen lassen. Jedenfalls aber sind wir in dieser Dunkelheit im Allgemeinen darauf hingewiesen, die von der Seuche bedrohten Thiere mit verdoppelter Aufmerksamkeit so zu halten, wie es die Regeln einer verständigen Gesundheitspflege fordern; insbesondere aber ist unter solchen Umständen von der Praxis ein Wechsel in der Diät der Art bewährt gefunden worden, dass, wenn die Thiere beim Waidgang, bei der Grünfütterung, bei der Darreichung einer bestimmten Futterart und dergleichen erkranken, alsdann das weitere Erkranken eine Beschränkung bei der Stallfütterung, bei trockenem Futter, bei der Darreichung einer anderen Futterart, als der bisherigen, und so umgekehrt findet. Auf solchen Umwegen des Versuchs gelangen wir dann zuweilen zu einer mehr oder minder deutlichen Kenntniss der ursächlichen Bedingungen der Seuchenkrankheit. Wenn aber die Veranlassungen zu einer Seuche genau bekannt sind, sich aber nicht aufheben und vermeiden lassen, so bleibt nichts anderes übrig, als die Empfänglichkeit der bedrohten Thiere für eben diese Ursachen womöglich herabzustimmen.

Ist die Seuche eine contagiöse, so treten hierbei zunächst dieselben Erwägungen hinsichlich der Beschränkung und Tilgung ein, wie bei der reinen Seuche; da wir es in jenem Falle aber noch mit einer weiteren und in Bezug auf ihre Wirkung genau bekannten Ursache der Verbreitung der Seuche zu thun haben, nämlich mit dem Contagium, so erfordert dieses noch eine besondere, und zwar in der Regel eine vorwiegende Berücksichtigung. Das Contagium ist es gerade, weil dadurch der eine Viehbesitzer das Eigenthum des anderen und das der Gesammtheit gefährdet, was die Anwendung von Polizei-Massregeln rechtfertigt, zumal da die Besitzer des mit ansteckenden Krankheiten behafteten Viehes es in der Sorgfalt, ihre Mitbürger vor Schaden zu bewahren, nicht immer ängstlich nehmen, und übrigens auch die Bedrohenden wie die Bedrohten nur selten die nöthige Kenntniss von der Sache haben, um die geeigneten Schutzmassregeln selbst ermessen zu können, so wie es den Bedrohten auch an den wirksamen Mitteln gebricht, sich selbst genügend zu schützen.

Die Polizeimassregeln, welche gegen ansteckende Seuchen und Einzelkrankheiten in Wirksamkeit treten, sind theils allgemeine, beständige, ohne Rücksicht auf wirklich vorkommende Fälle und haben den Zweck im Allgemeinen die Entstehung und Verbreitung derselben zu verhüten; theils sind es besondere, vorübergehende, auf concrete Fälle der verschiedenen Arten contagiöser Krankheiten gerichtete. Zu jenen gehören:

1) Zunächst gute volksthümliche, von aller Medicasterei sich fernhaltende Belehrungen, damit das Volk möglichst über diese Angelegenheit aufgeklärt und so nach Thunlichkeit die aus Unkenntniss stammende Gefahr verhütet werde. In solchen Belehrungen ist jedoch ein besonderes Gewicht auf diejenigen Krankheiten zu legen, welche auf den Menschen in gefahrvoller Weise übertragbar sind.

2) Eine angemessene Beaufsichtigung des Verkehrs mit Vieh. Zu diesem Zwecke sollte kein Vieh aus dem einen Orte in den anderen verbracht werden dürfen, es sei denn, dass es mit einem Zeugnisse des Vorstandes des Herkunftsortes begleitet sei, dass in diesem z. Z. keine der Ansteckung verdächtige Krankheit unter der betreffenden Thiergattung vorkommt. Hierher gehört auch die sachverständige Beaufsichtigung der Viehmärkte; es sollte auf diesen kein Vieh zugelassen werden, das nicht mit einem Gesundheitszeugnisse des Herkunftsortes versehen ist, zumal wenn bereits ansteckende Krankheiten in den Kreisen herrschen, aus welchen die Märkte befahren werden. Ist diess aber nicht der Fall und hat man eine gehörige Bürgschaft, dass in dem Orte des Vorkommens einer ansteckenden Krankheit die Sperre gehörig gehandhabt wird, so kann auch von solchen Zeugnissen für den Marktverkehr Umgang genommen werden, zumal wenn die Controle in dem Marktorte selbst eine geeignete ist. Hierzu gehört, dass das Vieh an den Zugängen des Marktortes einer allgemeinen Besichtigung unterworfen ist, und im Falle des Verdachts nicht eher zugelassen wird, bis die sachverständige Untersuchung es als unverfänglich erklärt hat.

3) Die Verpflichtung aller Derjenigen, welchen eine der Ansteckung verdächtige Krankheit zur Kenntniss gelangt, diess der betreffenden Polizeibehörde anzuzeigen. In diese Verpflichtung sind aber ganz besonders die betroffenen Viehbesitzer selbst, die Thierärzte, Wasenmeister, Ortsvorstände und Diener der Polizei zu nehmen. Denn von der raschen Kenntnissnahme eines derartigen Ereignisses und den sofort in's Werk zu setzenden Massregeln der Beschränkung und Tilgung hängt sehr viel ab.

Zu den vorübergehenden polizeilichen Massregeln, welche dann einzutreten haben, wenn der Verdacht oder die Wirklichkeit des Ausbruchs einer ansteckenden Seuchen- oder Einzelkrankheit vorhanden ist, gehören:

1) Zunächst die sanitätspolizeiliche Feststellung des Falles, der je nach seiner besonderen Art und Erheblichkeit eine besondere Behandlung erfordert. Bei den zu dieser Feststellung nöthigen Untersuchungen ist mit der gehörigen Vorsicht zu verfahren, damit nicht schon durch die untersuchenden Personen eine Weiterverbreitung der Krankheit veranlasst werde. Als Regel dürfte hiebei aufzustellen sein, dass entweder das Vieh der als unverdächtig angegebenen Ställe zuerst, und das der verdächtigen zuletzt untersucht werde; oder wenn dieses letztere zuerst untersucht wird, wie es für die sofortige Feststellung jedenfalls geeigneter ist, dass die untersuchenden Personen erst dann zu den angeblich unverdächtigeu Ställen übergehen, nachdem sie sich einer angemessnen Reinigung, ja selbst einer Lüftung oder einem Kleiderwechsel unterzogen haben, wenn ein flüchtiges Contagium obwaltet.

2) Die Sonderung der kranken Thiere von den gesunden des betreffenden Besitzers, um auf diese Weise der Weiterverbreitung der Krankheit durch Uebertragung möglichst Schranken zu setzen. Eine solche Sonderung ist oft schwer ausführbar und den strengen Anforderungen nicht immer zu genügen, wesshalb man sich dann auf das den Umständen nach Thunliche zu beschränken und jedenfalls dafür zu sorgen hat, dass die gesunden und kranken Thiere eigene Wärter und Geräthe für die Wartung und Pflege bekommen, und dass unter diesen so wenig als möglich Gemeinschaft stattfindet, während zugleich darauf zu sehen ist, dass der sich entwickelnde Ansteckungsstoff sich nicht anhäuft, vielmehr in dem Masse er sich entwickelt zerstört wird. Hiezu bedarf es eines eigenen Verfahrens der Desinfection, wovon später besonders die Rede sein wird.

3) Sperre, je nach der Bösartigkeit oder Ausbreitung der Krankheit, eines Stalles, Gehöftes, eines ganzen Ortes, Bezirkes u. s. w. Da diese Sperre die Verhütung der Wei-

terverbreitung der ansteckenden Krankheit zum Zwecke hat, so bezieht sie sich ebensowohl darauf, dass die gesunden und kranken Thiere eines Gehöftes oder Ortes ausser Gemeinschaft gesetzt werden, als dass überhaupt kein Individuum der, der ansteckenden Krankheit verdächtigen Thiergattung nach Aussen verbracht, und es auch so mit denjenigen Gegenständen gehalten wird, an welchen der Ansteckungsstoff zu haften pflegt, wie Futter, besonders Heu und Stroh, Dünger, Häute u. dergl. In den Kreis dieser Sperrmassregeln gehört ferner, dass an den gesperrten Orten kein Waidgang, es sei denn unter besonderen Vorsichtsmassregeln, keine Viehmärkte abgehalten, keine Durchtriebe von Vieh und sogar, je nach der Lage der Dinge keine Einstellungen des für den gewöhnlichen Verkehr nothwendigen Viehes stattfinden dürfen. Glücklicherweise sind jedoch die bei den hier in Rede stehenden ansteckenden Krankheiten, nämlich solchen, welche bei uns eine selbstständige Entwicklung finden, die Fälle äusserst selten, in denen die Sperrmassregeln in dem bezeichneten Umfange nothwendig wären. Uebrigens hat sich die Sperre nach der Dauer der Seuche mit Hinzurechnung der erfahrungsmässigen Incubationsperiode des betreffenden Ansteckungsstoffes zu richten, und darnach, ob diejenigen Massregeln ausgeführt sind, welche zur Zerstörung des Contagiums in den Ställen, an den Geräthen u. s. w. erforderlich scheinen. Es versteht sich wohl von selbst, dass zur gehörigen Controle der Sperrmassregeln das gesperrte Vieh, wenigstens nach der Stückzahl, dem Geschlechte und nach den Alterskategorien (nämlich: Kälber, Färsen, Kühe, Ochsen, Fasel u. s. w.) aufzunehmen ist. Wenn die Sperre ihren Zweck vollständig erreichen soll, so müssen auch Thiere, wie Hunde, Katzen, Geflügel u. dergl. angelegt, bezw. eingesperrt werden, weil sie ansonst das Contagium aus den Krankenställen leicht nach Aussen vertragen.

4) Tödtung und Beseitigung der mit ansteckenden Krankheiten behafteten Thiere. Diese Massregel tritt dann als gerechtfertigt ein, wenn die Krankheit als eine unheilbare betrachtet wird, und wenn ihre Uebertragung auf den

Menschen gefahrvoll, wie es z. B. bei der Rotzkrankheit und der Tollwuth der Fall ist; ein Heilversuch ist bei der ersten Krankheit nur dann unter den gehörigen Vorsichtsmassregeln zu gestatten, wenn sie noch nicht bestimmt ausgebildet, sondern nur Verdacht der Krankheit vorhanden ist. Uebrigens ist auch allemal dann das Tödten der mit ansteckenden Krankheiten behafteten Thiere als zweckmässig zu empfehlen, wenn überhaupt die Krankheit eine langwierige und die Kosten der Cur mit dem Werth der Thiere ausser Verhältniss stehen, oder wenn durch die Kranken Gefahr für eine weitere Verbreitung der Ansteckungsstoffe in einem Masse gegeben ist, das mit dem Werthe der getödteten Thiere ausser Verhältniss steht, wie es z. B. bei der Lungenseuche der Fall ist. Das Tödten der mit ansteckenden Krankheiten behafteten Thiere zum Genuss ist nur dann zu gestatten, wenn dieser den Menschen keinen Schaden bringt; jedenfalls ist es am besten, dass in solchen Fällen das Schlachten am Orte der Seuche zur eigenen, oder auch nach Erkaltung des Fleisches zur anderweitigen Verwendung geschieht, indess kann auch unter Umständen nachgegeben werden, dass es mit den nöthigen Vorsichtsmassregeln in Schlachthäusern vorgenommen wird.

5) Verbot des Absatzes der Producte des Viehes der wegen ansteckender Krankheiten gesperrten Ortschaften, während Selbstgenuss dann stattfinden darf, wenn derselbe für Menschen unbedenklich ist.

Die Impfung ist keine Massregel, welche zur Beschränkung der hier vorzugsweise in Rede stehenden Krankheiten, nämlich der, nach der bisherigen Erfahrung bei uns zur selbstständigen Entwicklung kommenden, angewendet wird, sondern sie findet bei diesen nur zuweilen behufs der sicheren Diagnose, wie z. B. bei der Rotz- und Wuthkrankheit Statt. Doch hat Dr. Falke (Der Milzbrand und die Hundswuth. Jena 1861; eine von der K. K. Leopoldinisch-Karolinischen Akademie gekrönte Preisschrift) die Hoffnung ausgesprochen, dass die Impfung dieser Krankheiten bald ein eben so mildes als radicales Mittel sein werde, jene ärgsten Feinde des Menschen in den civilisirten Staaten zum Schweigen zu bringen. Diese auf dem regsten Eifer für Wissenschaft und Humanität beruhende, jedoch etwas sanguinische Hoffnung des Herrn Collegen Falke gründet sich vorzüglich darauf, dass seiner Ansicht gemäss die spontane Hundswuth, bezw. die Wuthseuche und der Milzbrand wirklich Typhuskrankheiten, die mitgetheilte Hundswuth aber ein Thyphoid sei, und dass, wenn die orientalische Pest, die Rinderpest und die Lungenseuche durch die Impfung in die mildeste Form gebracht werden könnten, diess auch zuversichtlich von ihren Blutsverwandten, dem Milzbrande und der Hundswuth, zu erwarten stehe. Aber trotz der Aufforderung: „Ziehen wir alle Segel auf, das Ziel zu erreichen!" — wird sich doch jene Hoffnung so bald nicht verwirklichen, wie es ihr Träger selbst in Folge der vielen Bedenklichkeiten zu fürchten scheint, welche sich solchen Impfoperationen in den Weg stellen. Uebrigens ist in dem Berichte über die am 9. Dec. 1861 zu Halle stattgefundene Directorial- und Central-Versammlung des landw. Centralvereins der Provinz Sachsen bemerkt: „Betreffend die Veranstaltung von Versuchen mit der Impfung des Milzbrandes hatte ein Antrag des Thierarztes Klingenstein zu Alt-Gattersleben bei Quedlinburg sich für die Ausführbarkeit und Zweckmässigkeit der Impfung des Milzbrandes ausgesprochen, und dass der Centralverein seinen Beistand zur Anstellung von Versuchen zur Impfung eintreten lassen möge. Ein Mitglied berichtete, dass der Thierarzt van Sömmern zu Halberstadt bereits mit Versuchen der Impfung begonnen und sich nach dem bisherigen Erfolge dieser Versuche, ebenso wie Klingenstein, dahin ausgesprochen habe, dass es möglicherweise glücken werde, den Verlauf der Impfkrankheit durch die Wahl der Lymphe ungefährlicher zu machen, als diess bei früheren Versuchen sich herausgestellt habe, wobei allerdings noch die Frage in der Schwebe bleibe, ob und wie weit diese Impfung in ähnlicher Weise, wie die der Lungenseuche einen Schutz gegen die Wiederkehr der Krankheit gewähren werde. Die Versammlung beschloss: in Erwägung, dass Verhandlungen in der gleichen Sache vor dem Landes-Oekonomie-Collegium gepflogen werden, und es räthlich erscheine, die Resultate derselben abzuwarten, zunächst in so weit dem Antrage zu entsprechen, dass die Zweigvereine des Centralvereins aufgefordert werden sollen, zu Impfversuchen anzuregen und über die Resultate Mittheilungen zu machen." (Vergl. Ann. der Landwirthschaft in den Königl Preuss. Staaten II. No. I. p. 11). Die Redact. dieser Zeitschrift bemerkt hiebei: „Das Landes-Oekonomie-Collegium hat beschlossen, den Herrn Minister zu bitten, derartige Versuche selbst zu veranlassen."

Gedenken wir in den hier obwaltenden Rücksichten auch einen Augenblick derjenigen bei uns einheimischen ansteckenden Krankheiten, deren Contagien aus Parasiten bestehen, so geschieht es mit der Hinweisung, dass bei denselben, mit Ausnahme der Räudekrankheiten, bisher nirgends polizeiliche Massregeln in Anwendung kommen. Diese Unterlassung gründet sich wohl darauf, dass die bezeichneten Krankheiten entweder in der Regel zu unerheblich sind, um sie der polizeilichen Controle zu unterwerfen, oder dass man wegen der unzureichenden Kenntniss der Uebertragungen bezw. der Wanderungen jener Contagien keine genügende Vorbauungsmassregeln anzugeben weiss. Diese Gründe erscheinen jedoch hinsichtlich der Trichinen- und Finnenkrankheit der Schweine nicht stichhaltig, weil dieselben für den Menschen mehr oder weniger gefährlich und auch ihre Uebertragungsweisen bekannt sind. Jedoch ist anzuerkennen, dass eine Beaufsichtigung der Schweine in Bezug auf diese Krankheiten sehr schwierig sein möchte; aber man hat es auch, so viel bekannt, nicht einmal für nothwendig erachtet, in dieser Beziehung eine officielle Belehrung für's Volk zu geben, was unseres Erachtens nicht wohlgethan ist.

Wenden wir uns nunmehr zu den Contagionen, zu den ausländischen ansteckenden Seuchen, von welchen die Rinderpest und die asiatische Cholera als solche bestimmt aufgezeichnet sind (Siehe Anlage D.), so ist zunächst zu beachten, dass die Cholera eine zu geringe Bedeutung für die Hausthiere hat, als dass sie in Bezug auf dieselben besondere Massregeln erforderte, es sei denn beim Federvieh, unter welchem eine der Cholera des Menschen ähnliche Krankheit, besonders in Frankreich, zuweilen nicht unbedeutende Verheerungen angerichtet hat; sonst aber dürfen die in Bezug auf den Menschen ergriffenen Massregeln auch auf unserem Gebiete im Allgemeinen als völlig ausreichend erachtet werden, wenn im Sinne derselben auch bei etwaigen Vorkommnissen unter den Thieren Rechnung getragen wird. Anders verhält es sich mit der Rinderpest. Diese Seuche ist insofern die beachtenswertheste von allen, als sie heute noch, wie früher, unsägliches Elend über Deutschland, ja ganz Europa verbreiten würde, wenn sich nicht ein wohlorganisirter und wirksamer Kampf gegen dieselbe mit der Zeit herausgebildet hätte. Dieser Kampf ist zunächst Oestreich und Preussen, als Inhabern der östlichen Grenzen, welche jene Seuche fortwährend zu überschreiten droht, anheimgegeben; und wie diese beiden Grossstaaten berufen sind, dem gesammten Deutschland politischen Schutz zu bieten, so sind sie es auch rücksichtlich der vornehmsten Quelle des materiellen Wohls, die unstreitig aus dem Rindviehstande Deutschlands fliesst. Die Massregeln, welche die genannten beiden Staaten gegen die Rinderpest handhaben, sind ziemlich übereinstimmend; die Einsicht und die Noth haben diese Uebereinstimmung bewirkt, und wolle Gott, dass dieselbe in politischen Dingen ebenso durch Einsicht und ohne die äusserste Noth erreicht werde.

Die Massregeln gegen die Rinderpest sind beständige und vorübergehende; die ersten haben jene Grossstaaten vorzugsweise zu handhaben, weil sie darauf gerichtet sind, die Grenzüberschreitung der Pest zu verhüten, während an solchen die übrigen Staaten Deutschlands sich nur insofern in zweiter Linie betheiligen, als die Seuche bereits die äussersten Grenzen überschritten hat, und ihre Wanderung nach den inneren Grenzen fortsetzt. An den vorübergehenden Massregeln, die dann ergriffen werden, wenn die Seuche bereits eingebrochen ist, sind alle Staaten betheiligt, und auch diese sind überall von ziemlich gleichem Umfange und Werthe.

Die beständigen Massregeln an den östlichen Grenzen Deutschlands, bezw. denjenigen östlichen Landestheilen, welche deutschen Staaten einverleibt sind, könnten sehr einfach sein, und sich auf Zurückweisung aller Einfuhr des Viehes und aller derjenigen Gegenstände, an welchen das Rinderpest-Contagium möglicherweise haftet, aus dem Heimathlande dieser Seuche oder aus den jenseitigen Ländern überhaupt beschränken, wenn die genannten Grossstaaten z. Z. auf jenes und diese verzichten könnten. Da diess aber nicht unbedingt der Fall ist, so kann und wird auch jene Zurückweisung nur bei sehr naheliegender Gefahr in vorübergehender Weise in's Werk gesetzt. Für immer aber bestehen an jenen Grenzen, und zwar an genauer bezeichneten Punkten (Einbruchsstationen), an welchen Viehtransporte nur die Grenzen überschreiten dürfen, Quarantäne- oder Vieh-Contumaz-Anstalten, in welchen alles Rindvieh während einer mehr oder minder langen Zeit, je nach der Nähe der Gefahr, höchstens aber, insofern sich die Heerde als seuchenfrei erweist, 21 Tage lang (der fast dreifachen Zeit der regelmässigen Incubation des betreffenden Contagiums) zurückbehalten und der strengsten Beobachtung unterworfen wird; im Falle sich aber die Seuche unter derselben zeigt, wird sie nicht eher als 21 Tage nach dem letzten Krankheitsfalle und nach vorausgegangener gründlicher Desinfection des Viehes, der sie begleitenden Personen und ihrer Utensilien freigegeben. Diese Massregeln, welche sich auf die Flüchtigkeit des Contagiums, auf dessen ziemlich grosse Tenacität bei sehr grosser Intensität und Gefährlichkeit stützen, sind übrigens, allen möglichen Verhältnissen und Zwischenfällen Rücksicht tragend, sehr in's Einzelne gehend, und so genau in allen Punkten mit gemessenen Strafandrohungen vorgeschrieben, dass es hier auf unserem allgemeinen Standpunkte nicht am Orte sein kann, auf alle diese Einzelheiten, wie sie sich auf die Treibheerden und ihre Begleiter, das Aufsichtspersonal der Contumaz-Anstalten, die Grenzwächter, den Verkehr mit Gift saugenden Sachen u. s. w. beziehen, einzugehen, sondern es gehört diess in die specielle Seuchenlehre, wo auch diejenigen Massregeln anzugeben, welche als vorübergehende zu beachten sind, wenn die Seuche diesseits jener Grenzen zum Ausbruche gekommen ist, wie es trotz der grössten Strenge durch Verheimlichung, Unterschleif und Bestechung zuweilen geschieht, aber auch, wenn trotz der sorgfältigsten und gewissenhaftesten sachverständigen Ueberwachung der Feind verlarvt und auf den geheimsten Wegen einschleicht. Diese vorübergehenden Massregeln sind ähnlich denen, wie sie bereits für die contagiösen Krankheiten überhaupt angegeben sind, nur werden sie bei der Rinderpest in grösster Ausdehnung und Strenge durchgeführt.

Nur eine Massregl wollen wir hier noch kurz besprechen, weil dieselbe von grosser Wichtigkeit ist, und auch mit den später zu betrachtenden Massregeln gegen die wahrscheinlichen Contagionen, insbesondere gegen die für uns z. Z. bedenklichste Seuche, nämlich die Lungenseuche in Beziehung steht. Ich meine das Tödten des mit der Rinderpest behafteten Viehes und desjenigen, welches möglicherweise bereits angesteckt sein kann, in dem Falle, wenn sich durch diese Massregel noch eine wirksame Beschränkung der Weiterverbreitung hoffen lässt, welche aber dann nicht mehr ausführbar ist, und auch nicht ausgeführt wird, wenn die Seuche bereits eine grössere Verbreitung erlangt hat, alsdann vielmehr der Kampf auf sorgfältige Absonderungen und Sperren sich beschränkt. Dieses Tödten ist für ein so ausgezeichnetes Mittel der Beschränkung erachtet worden, dass Oestreich stets bereit ist, demselben grosse Opfer aus Staatsfonds als Ersatz für den Verlust des beseitigten Viehes zu bringen, wie es früher auch in Preussen in einem grösseren Masse der Fall war, als jetzt. Nun hat dieser Staat zu dem gedachten Zwecke Assecuranzen in 2 östlichen Provinzen, nämlich in Schlesien und in Preussen, auf den Antrag der betreffenden Provinzialstände mit der Verpflichtung des Beitritts sämmtlicher Viehbesitzer eingerichtet, wodurch jener Schadenersatz in grösserem Umfange und daher mit grösserer Wirksamkeit gegen die Pest geleistet werden kann, als es ehedem der Fall war. Die Provinz Posen hat also, soviel bekannt, noch keine derartige Versicherung und diess erklärt sich vielleicht aus folgendem Umstande. In Schlesien besteht für jeden Regierungsbezirk eine besondere Assecuranz gegen die durch die Rinderpest veranlassten Verluste und wird Ersatz geleistet ebensowohl für das in und ausser den Quarantänestellen gefallene Vieh, als auch für das, welches nach gesetzlicher Vorschrift zur Ausmittelung, Hemmung oder Unterdrückung der Rinderpest im gesunden und kranken Zustande getödtet worden ist. Ausgeschlossen von der Versicherung ist jedoch das Jungvieh, sowie das zur Mast und für den Handel bestimmte. Wenn solches Vieh zur Beschränkung der Seuche getödtet wird, so ist der hieraus entstehende Verlust aus öffentlichen Kassen, wie früher für alles getödtete Vieh zu ersetzen.

In Preussen, wo für je 2 Regierungsbezirke in Ost- und Westpreussen nämlich einerseits für Königsberg und Gumbinnen und anderseits für Danzig und Marienwerder besondere Assecuranzen bestehen, ist die Versicherung auf den Werth des im gesunden Zustande getödteten Viehes beschränkt, während das getödtete kranke Vieh aus öffentlichen Kassen ersetzt und für das an der Krankheit gefallene kein Ersatz geleistet wird. Da diess jedoch in Schlesien geschieht, so besitzt die Assecuranz hier eine grössere Zweckmässigkeit und insofern sie auch eine grössere Sicherheit nicht allein für die Provinz, sondern auch für den ganzen Staat bietet, wäre wohl ein Zuschuss aus öffentlichen Kassen an die Versicherungen am Platze gewesen. Da aber ein solcher Zuschuss nicht geleistet, und gleichwohl in Preussen das beseitigte kranke Vieh entschädigt wird, so dürfte es wohl erklärlich sein, wenn die Provinz Posen mit der Bildung von Assecuranzen gezögert hat, da hier gleichwohl der Verlust an getödtetem gesunden und kranken Vieh aus öffentlichen Kassen ersetzt wird, und so die Viehbesitzer vielleicht besser daran zu sein glauben, als wenn sie den Verlust selbst und allein zu ersetzen hätten. Doch sind solche Assecuranzen stets empfehlenswerth, wegen der umfangreicheren Entschädigung und wegen der grösseren Sicherheit, die sie dadurch bieten, dass die Assecuraten sich gegenseitig beaufsichtigen, und überdiess nicht leicht einen Grund der Verheimlichung der Seuche aufkommen lassen.

Nunmehr zu den wahrscheinlichen Contagionen übergehend, wozu wir (Siehe Anlage D.) die Maul- und Klauenseuche, die Schafpocken und die Lungenseuche rechnen, so ist zunächst zu bemerken, dass die beiden ersten, zumal die Maul- und Klauenseuche, weniger in den hier in Betracht kommenden Rücksichten beachtenswerth sind, als die Lungenseuche. Gegen die Maul- und Klauenseuche sind die Sperrmassregeln meist ohne Erfolg, und verzögern nur die rasche Beendigung der Seuche, und was die Tilgungsmassregeln anbetrifft, so sind sie insofern nicht gerechtfertigt, als die Krankheit in der Regel einen gutartigen Verlauf hat. Was die Schafpocken anbetrifft, so sind wir in Süddeutschland davon überzeugt, dass sie für dasselbe eine Contagion ist; in Norddeutschland aber, sowie auch in den ausserdeutschen östreichischen Staaten glaubt man noch an die dort vorkommende Selbstentwicklung dieser Seuche, wesshalb denn auch hier die vorgeschriebenen Sicherheitsmassregeln ungenügend sind, und vielleicht durch die in Uebung befindliche Impfung der Seuche zur einheimischen gemacht wird. Es wäre an der Zeit, wenn auch diese Seuche einmal hinsichtlich der Frage der selbstständigen Entwicklung in Deutschland ernstlich in Angriff genommen würde.

Bei allen ansteckenden Krankheiten, insbesondere bei den wahrscheinlichen Contagionen, wozu auch die Lungenseuche gehört, sind die zu ergreifenden Vorbauungs- und Tilgungsmassregeln von dem Verhalten der Ansteckungsstoffe und der durch sie erzeugten Krankheitsprocesse, so wie von der Bedeutung abhängig, welche die ansteckende Seuche für das Gemeinwohl hat. Es ist bekannt, dass das Contagium der Lungenseuche flüchtig ist, vorzugsweise an der ausgeathmeten Luft haftet, und eine grosse Lebenszähigkeit besitzt; es ist ferner bekannt, dass der durch dieses Contagium erzeugte Krankheitsprocess ein langes latentes Stadium hat, dass während dieses bereits der Ansteckungsstoff entwickelt wird, dass die von dieser Krankheit scheinbar geheilten Thiere noch lange ansteckend wirken können. und dass endlich diese Seuche von grosser Erheblichkeit hinsichtlich der Gefährdung des Gemeinwohls ist, so dass es zur Zeit keine zweite damit in Vergleich zu setzende gibt, seitdem die Rinderpest durch sachgemässe Massregeln in Schranken gehalten ist. Daher ist es rathsam, dass diejenigen Staaten und Landestheile, welche zur Zeit von dieser Seuche frei sind, dafür Sorge tragen, dass dieselbe in sie nicht eindringt, wie es auch wirklich schon in einigen Ländern geschieht. Diess ist zu bewirken durch vollständige Sperre gegen Vieheinfuhr, wenn dieselbe gänzlich entbehrt werden kann, oder wenn diess nicht der Fall ist, wenigstens durch vorübergehende Sperre in Ansehung derjenigen Gegenden, wo die Lungenseuche herrscht, oder, wenn die Gefahr nicht nahe liegt, durch eine so kurz als möglich bemessene Quarantänezeit an der Grenze, welche, mit Zuhülfenahme von beglaubigten Gesundheitsscheinen und gründlicher sachverständigen Untersuchung, nöthigenfalls mit einer Section, hinreicht, die Annahme der Unverfänglichkeit zu begründen, zumal wenn noch die Vorsorge hinzutritt, dass das eingeführte Vieh noch eine längere Zeit bei den Besitzern abgesondert bleibt, bezw, nicht eher in den Verkehr kommt, bis nach wiederholter sachverständigen Untersuchung die völlige Freilassung begründet werden kann. In denjenigen Landestheilen aber, in welchen die Lungenseuche in Einzelfällen bereits zum Ausbruche gekommen, ist zunächst das von derselben ergriffene und von ihr muthmasslich schon angesteckte Vieh zuerst gründlich mit Rücksicht auf angemessene Verwerthung desselben und Schadloshaltung des Verlustes, zu beseitigen, bevor jene allgemeine Massregel eintreten kann; und eben so ist auch die Beseitigung zu besorgen, wenn trotz jener allgemeinen Massregel die Seuche zum Ausbruch gekommen wäre, so dass die Grenz- und inneren Massregeln sich stets unterstützend zur Seite stehen müssen.

Ist jedoch die Lungenseuche in einem Landestheile schon in einem mehr oder minder grossen Masse verbreitet, wie es in den meisten Theilen Deutschlands der Fall ist, so ist zunächst ein gemeinde- oder bezirksweiser Theilkampf gegen dieselbe mit Zuhülfenahme von Assecuranzen zu vollführen, ehe jene allgemeinen Massregeln eintreten können; wie das Alles des Näheren in meiner Schrift (Der Kampf mit der Lungenseuche des Rindviehes) auseinander gesetzt ist, wovon ich nach vorurtheilsfreier Ueberlegung, trotz leidenschaftlicher Entgegnung, zur Zeit nicht abzugehen vermag. Die Assecuranzen sind voraussichtlich in Ansehung der Lungenseuche so werthvoll, wie sie es hinsichtlich der Rinderpest erkanntermassen in denjenigen Provinzen sind, welche von ihr stets bedroht werden. Wo aber Assecuranzen gegen die Lungenseuche nicht beliebt werden, da ist, wie es auch in einem solchen Falle bei der Rinderpest geschieht, eine Entschädigung des durch Polizeimassregeln bewirkten Viehverlustes unvermeidlich, wenn diese Massregeln ihren Zweck auf eine gerechte Weise erreichen wollen. Hier ist es nicht am Orte, auf all' dieses, das Einzelne näher begründend, einzugehen; nur das möge noch angemerkt werden, dass wenn die deutschen Staaten mit möglichstem Erfolge gegen die Lungenseuche ankämpfen wollen, sie dann gemeinschaftliche Massregeln verabreden und dabei das Beispiel vor Augen behalten sollten, welches die Schweiz durch ihr, die polizeilichen Massregeln gegen Viehseuchen betreffendes Concordat vom 11. Mai 1853 aufgestellt hat. Man hat schon oft gesagt, die Massregeln gegen die Lungenseuche sollten möglichst gelinde gegriffen, aber streng durchgeführt werden. Eine solche Forderung scheint indess wenig Ueberlegung zu verrathen; denn die Massregeln gegen die Lungenseuche müssen vielmehr gerade so strenge gegriffen und durchgeführt werden, als es für die gründliche Tilgung und Abhaltung erforderlich, weil sonst die Milde nur eine Illusion, dagegen die scheinbare Strenge für das Gemeinwohl eine wahre Milde ist.

Die Impfung, welche, wie bereits früher angedeutet wurde, ein geeignetes Mittel zur Vorbauung und Beschränkung ansteckender Seuchen sein kann, ist, was bemerkenswerth, bisher nur hinsichtlich der ausgemachten Contagion, der Rinderpest, und der wahrscheinlichen Contagionen, der Schafpocken und der Lungenseuche im Schwange. Die Einimpfung der Rinderpest wurde schon in den 50er Jahren des vorigen Säculums in Deutschland und Holland, aber ohne Nutzen bewerkstelligt. Seit dem Jahre 1853 wird diese Impfung in einem grösseren Massstabe und mit grossen Kosten in Russland, vorzugsweise in der wahrscheinlichen Heimath der Rinderpest, in den Steppen dieses Landes versuchsweise in Anwendung gebracht, und zwar auf die besondere Fürsprache des Herrn Staatsraths Jessen, Professors an der Dorpater Thierarzneischule hin, indem derselbe (nach dem Vorgange Erich Viborg's) im Jahre 1832 durch eine kleine Schrift (Die gänzliche Ausrottung der Rinderpest) die förderlichen Anregungen gegeben hatte. Das Ergebniss, welches seither durch diese Versuche gewonnen worden ist, geht im Allgemeinen dahin, dass in den Steppen, wo ohnehin die Rinderpest in der Regel einen gelinden Verlauf hat, der Impfstoff mehrere Propagationen hindurch eine solche Mitigation erlangte, dass die durch Uebertragung desselben erzeugte Krankheit so unbedeutend war, dass man nicht einmal mit Sicherheit entnehmen konnte, ob die Impfung gehaftet hatte oder nicht, und dennoch dieselbe einen hinreichenden Schutz gegen die natürliche Ansteckung bot; dass aber, je weiter nach Norden und Westen von den Steppen entfernt, entsprechend der längst bekannten Erfahrung von der Zunahme der Bösartigkeit der Rinderpest, um so weniger auch der Impfstoff bei der Nichtsteppenraçe des Viehes sich mitigiren liess. Hieraus folgt, dass die Impfung z. Z. nur in den Steppen insofern von Nutzen ist, als das für die Ausfuhr bestimmte Vieh gehörig sicher gestellt werden kann, und dieser Nutzen ist unermesslich gross; dass aber die Impfung bei uns ohne gute Folgen sein wird, wie es sich auch bereits im vorigen Jahrhundert herausgestellt hat. Es folgt weiter aus diesen Versuchen, dass, wie diess auch schon früher angedeutet wurde, der Begriff der Mitigation des Impfstoffes ein sehr relativer ist, insofern die Empfänglichkeit für das Contagium dabei eine grosse Rolle spielt. (Vergl. Jessen, „Ueber die Resultate der seit 1853 in Russland ausgeführten Rinderpestimpfungen“; enthalten im amtl. Bericht der 34. Versammlung deutscher Naturforscher und Aerzte.)

Die Impfung der Schafpocken kann allerdings da nicht umgangen werden, wo die Annahme ihrer selbstständigen Entwicklung besteht, und demnach die polizeilichen Massregeln gegen die Einwanderung dieser Seuche unzureichend sind. Jedenfalls ist aber auch hier die regelmässige Schutzimpfung der Lämmer nicht zu empfehlen, obwohl sie bei gehöriger Auswahl des Impfstoffes und bei angemessener Witterung vollführt werden kann, und so in der Regel nur äusserst geringe Verluste zur Folge hat; sie ist desshalb nicht zu empfehlen, weil dadurch die Seuche einheimisch gemacht und leicht auf grössere Kreise ausgedehnt wird. Empfehlenswerther ist die Vorbauungsimpfung, während die Nothimpfung auch nur ein Nothbehelf ist, und in der Regel blos den Nutzen hat, dass die betreffende Heerde in einer kürzeren Zeit durchseucht. Die Frage der Mitigation oder Cultivirung der Schafpockenlymphe ist nach den bisherigen Erfahrungen auch noch sehr problematisch. Die von der Wiener Impfanstalt gewonnenen Erfahrungen haben gelehrt, dass auch nach der Impfung mit sog. cultivirtem Impfstoffe, wenn gleich in der Regel blos eine locale Pocke, doch bisweilen auch ein allgemeiner Blatterausbruch erfolgt, und dass hinwiederum auch die von, mit einem allgemeinen Blatternausbruch versehenen Schafen unmittelbar genommene und zweckmässig weitergeimpfte Lymphe meist nur eine örtliche Pocke an der Impfstelle erzeugt. Die sog. Cultivirung hat daher eigentlich nicht den Zweck einer Milderung, sondern vielmehr der Forterhaltung eines geeigneten Impfstoffes, um denselben an Gegenden, welche der Gefahr des Pockenausbruchs häufig ausgesetzt sind, abgeben zu können, (Vergl. Röll, Lehrbuch der Pathologie und Therapie der Hausthiere; 2. Aufl. Wien 1860. S. 398.)

Die Impfung der Lungenseuche, welche von allen gegenwärtig in Deutschland am meisten im Gebrauche ist, aber bereits in manchen Gegenden abgenommen hat, ist den seitherigen Erfahrungen zufolge nur als Nothimpfung zu empfehlen, weil durch eine solche ein geringerer Verlust und eine raschere Durchseuchung erzielt werden kann, als wenn man der Seuche ihren natürlichen Lauf lässt. Aber mit dieser Impfung verhält es sich nicht so, wie bei anderen, dass man mit Sicherheit sagen könnte: sie schütze vor fernerer Ansteckung und dass man von den geimpften, den Impfprocess gehörig durchgemachten Thieren keine weiteren Uebertragungen zu befürchten habe. Desshalb kann auch die Impfung der Lungenseuche z. Z. nur als ein Nothbehelf für den gemeinde- oder bezirksweisen Theilkampf gegen dieselbe betrachtet werden, wobei die sofortige Beseitigung alles desjenigen Viehes, welches mit lungeseuchekrankem in Berührung gewesen ist, umgangen, und dieselbe auf eine spätere, weniger schadenbringende Zeit verschoben werden kann; denn es kann zum Zwecke der gründlichen Tilgung der Lungenseuche nicht unterlassen werden, auch die geimpften Thiere, nachdem sie nach Möglichkeit gemästet und angemessene Preise dafür zu erzielen sind, an die Schlachtbank zu liefern.

In Erwägung, dass wiederholte gut durchgeführte Impfversuche hinsichtlich aller ansteckenden Thierkrankheiten, welche dem Wesen nach unbekannte Contagien mit sich führen, von hohem wissenschaftlichem und praktischen Interesse sowohl für das Veterinärwesen, als für die Medicin seien; in fernerer Erwägung, dass die jetzt in Russland angeordneten Impfungen der Rinderpest nur von dazu autorisirten Personen ausgeführt werden dürfen, und dort dieses Impfgeschäft unter einer einheitlichen Leitung steht, wodurch die Uebersicht der gewonnenen Resultate, sowie ihre wissenschaftliche und praktische Verwerthung gesichert ist, wogegen die Impfungen der Lungenseuche allerwärts, und zuweilen mit geringer Sachkenntniss aufs Gerathewohl ausgeführt worden, und hierdurch ein unentwirrbarer Knäuel von sog. Erfahrungen, welche die verschiedenartigsten und sogar entgegengesetzte, Deutungen zulassen, hat Jessen (Magaz. für die ges. Thierheilk. XXVI. 4.), die Errichtung von zweckmässig organisirten Impfanstalten bei den Thierarzneischulen empfohlen. Dieser Empfehlung schliesst sich Falke (Der Milzbrand und die Hundswuth. Jena 1861) hinsichtlich der von ihm in Aussicht gestellten Mitigation des Milzbrand- und Wuthcontagiums dringend an. Wenn solche Impfinstitute zu Stande kommen sollten, deren Nützlichkeit, ja Nothwendigkeit nicht weiter in Frage steht, so möchte ich denselben eine gelegentliche Ausdehnung ihres Geschäftes auf das ganze Gebiet der Krankheitsursachen, insbesondere aber ihnen die gründliche Erforschung der parasitischen Ursachen, namentlich der Pflanzenkrankheiten bei den Hausthieren empfehlen. Solche Institute sollten aber möglichst reich dotirt und von tüchtigen, allein für die bezeichnete Aufgabe bestimmten Männern geleitet sein, da das Personale an den Thierarzneischulen in der Regel schon mehr als hinreichend beschäftigt ist und es ihm daher an der erforderlichen Musse zu den schwierigen in Rede stehenden Forschungen fehlt. Da aber Einzelstaaten schwerlich einer so weit aussehenden Aufgabe die erforderlichen Mittel leihen werden, so wäre zu wünschen, dass in unserem lieben Deutschlande zu diesem Behufe eine gemeinschaftliche, dem Ganzen zu Gute kommende Theilnahme stattfände: „*Hunc videre saepe optabamus diem.*“ *Terent.*

ELFTE VORLESUNG.

In der gegenwärtigen Schlussvorlesung haben wir das Desinfections- (Reinigungs- oder Entgiftungs-) Verfahren zu besprechen, welches zur Zerstörung der Miasmen, besonders aber der Contagien angewandt wird, die im flüchtigen oder gebundenen Zustande an den Ställen und an den Thieren, welche sie bewohnt haben, und an allen denjenigen Gegenständen haften können, welche in unmittelbare und mittelbare Berührung mit jenen getreten sind. Die Mittel, welche man zu diesem Zwecke bisher in Anwendung gebracht hat, sind sehr verschieden; in der Wahl derselben liess man sich entweder von der rohen Empirie oder von den Ansichten, die man von der Natur der Miasmen und Contagien, sowie von der Wirkungsweise der desinficirenden Stoffe auf dieselben hatte, leiten. Bei einem Ueberblick aller dieser Mittel sieht man, dass sie in alle möglichen Kategorien der Wirkungsweise, der mechanischen, physikalischen und chemischen fallen. Gerechtfertigt wird die Desinfection einerseits und vorzugsweise durch die Erfahrung, dass contagiöse Krankheiten durch Träger ihrer Ansteckungsstoffe, es mögen diese Träger aus der atmosphärischen Luft oder aus von den kranken Thieren abstammenden flüssigen und festen Stoffen bestehen, unmittelbar oder durch Zwischenträger auf gesunde Menschen und Thiere wirksam sich übertragen lassen und in dieser Weise zur Weiterverbreitung der contagiösen Krankheiten Veranlassung geben können, sowie anderseits durch die Erfahrung, dass dieser Wirksamkeit der Contagien durch ein geeignetes Verfahren Schranken gesetzt werden kann; ich sage durch ein geeignetes Verfahren, womit die Anwendung eines Vereins von Desinfectionsmitteln angedeutet werden soll, weil die Erfahrung eben so bestimmt gelehrt hat, dass der Zweck durch ein einzelnes Mittel nicht sicher zu erreichen ist, oder im Falle diess möglich, die Anwendung eines solchen in ausgedehntem Umfange nur selten räthlich erscheint. Ein Mittel der Art wäre das Feuer, womit sich allerdings die Contagien gründlich zerstören lassen, wenn man zugleich ihre Träger und Zwischenträger opfern wollte.

Zu den ältesten, heute noch sehr beachtenswerthen Desinfectionsmitteln gehören die Aristotelischen Elemente: Die Luft, das Wasser, das Feuer und die Erde. Dem lange dauernden Einfluss der Luft widersteht kein Contagium. Die Wirkung derselben, besonders auf die flüchtigen, todten, chemischen Contagien scheint zunächst eine verdünnende bis zu dem Grade zu sein, in welchem sie wegen zu geringer Stoffmenge nicht mehr wirksam sein können; dann aber wird auch wohl der Sauerstoff derselben eine innere Umwandlung der contagiösen Stoffe hervorzubringen vermögen, durch welche sie ihre eigenthümliche Natur und somit auch ihre eigenthümliche Wirkung einbüssen. Diese zerstörende Thätigkeit der atmosphärischen Luft vermittelst ihres Sauerstoffes ist auch ganz besonders in Anschlag zu bringen hinsichtlich der gebundenen Contagien, namentlich ihrer organischen, von den kranken Thieren abstammenden Träger; denn es ist anzunehmen, dass, wenn die Träger der Contagien eine Umwandlung erlitten haben, diess auch mit den an ihnen haftenden Contagien selbst der Fall sein wird. Indess ist auch nicht zu übersehen, dass die Austrocknung dieser Träger durch die Luft ein grosses Mittel ist, die an ihnen haftenden Contagien zu zerstören, bezw. unwirksam zu machen, wie es Renault experimentell nachgewiesen haben will, indem es ihm bei zahlreichen Versuchen unmöglich war, durch sonst contagiöse Stoffe, welche vermittelst der Luft und der Wärme ausgetrocknet waren, Uebertragungen zu bewirken. (Vergl. Reynal, Artik. „*Désinfection*“ im *Nouveau Dictionnaire pratique de Médecine, de Chirurgie et d'Hygiène vétérinaires IV.*). Die atmosphärische Luft wird zur Desinfection in der Form der Lüftung (Ventilation) in den Ställen angewandt, worin sich Thiere mit contagiösen Krankheiten befinden, um die Ansammlung des Contagiums und somit die leichte Uebertragung desselben auf die noch gesunden Thiere zu verhüten; dann aber auch in der Weise, dass die ausgeleerten Ställe und alle Gegenstände, welche mit den kranken Thieren in mehr oder minder innige Berührung gekommen sind, ihrem vollen Einflusse während einer mehr oder minder langen Zeit je nach dem Grade der Lebenszähigkeit der Contagien ausgesetzt werden.

Das Wasser ist ein nicht minder ausgezeichnetes Desinfectionsmittel, als die Luft, und scheint auch jenes ganz ähnlich zu wirken, wie diese, nämlich auflösend, verdünnend, wegspülend, zerstreuend; wahrscheinlich aber auch wegen seines Gehaltes an atmosphärischer Luft, die bekanntlich im Wasser ein grösseres Verhältniss des Sauerstoffes zum Stickstoffe zeigt, als in der Atmosphäre, — vernichtend. Wirkt in dieser Weise schon das kalte Wasser, so geschieht es in einem noch höheren Grade durch das heisse, obwohl dann der Erfolg, welcher dem Luftgehalt des Wassers zugeschrieben wurde, weniger in Betracht kommt, insofern derselbe bei der Erhitzung des Wassers auf Null reducirt werden kann. Die grössere desinficirende Wirkung des heissen Wassers liegt zunächst in seiner grösseren auflösenden und reinigenden Eigenschaft; dann aber auch in der Hitze desselben, die schon lange als eine vernichtende Kraft der Contagien angesehen wurde, nun aber auch durch Renault bestimmt nachgewiesen sein soll, indem derselbe mit kochendem Wasser behandelte contagiöse Stoffe stets unwirksam bei ihrer Einimpfung gefunden haben will. (Vergl. Reynal l. c.) Das kalte und warme Wasser wird in manchfacher Weise als Desinfectionsmittel zum Ab- und Ausspülen, Ab- und Auswaschen der verunreinigten Gegenstände, der Ställe, der Menschen und Thiere, der Bekleidungsstücke und Geräthe aller Art benutzt.

Das Feuer kam früher als Desinfectionsmittel in der Art in Anwendung, dass es vor oder in den contagiösen Ställen angebracht wurde, um in denselben den Luftzug zu vermehren und hierdurch die Erneuerung der Luft zu befördern, oder auch um die contagiösen Stoffe in solchen Räumen unmittelbar zu zerstören. So angewandt ist jedoch dieses Mittel theils wegen seiner Gefährlichkeit, theils wegen seiner ungenügenden Wirkung aufgegeben worden, und wird gegenwärtig nur noch auf diejenigen feuerfesten Gegenstände, an welchen die Contagien mit ihren Trägern haften, so z. B. auf eiserne Geräthe angewandt, die man auszuglühen vorschreibt, was jedoch nicht buchstäblich genommen zu werden braucht, indem eine solche Einwirkung des Feuers genügt, durch welche organische, an der Oberfläche solcher Geräthe haftende Stoffe zerstört werden. Dass das Feuer überdiess ein sehr mächtiges Mittel ist, die Contagien zu zerstören, wenn man die Gegenstände, woran dieselben haften, zugleich mitopfern will, ist bereits früher angedeutet worden.

Die Erde findet als Desinfectionsmittel insofern heute noch eine geeignete und nothwendige Anwendung, als contagiöse Gegenstände, werthlose Geräthe, Dünger, Futterstoffe, Leichen u. s. w in dieselbe vergraben werden, und als die Lagerplätze im Freien und in Ställen, welche für ansteckende Thiere gedient haben, mit frischer Erde überworfen werden, oder insofern die alte Erde ausgegraben, weggeführt und durch neue ersetzt wird. In jenem Falle wirkt die Erde bindend und vielleicht auch zersetzend auf die contagiösen Stoffe, aber nicht immer in dem Grade, dass er eine gehörige Sicherheit böte; denn man will zuweilen das auf den Gräbern der an Milzbrand umgekommenen Thiere gewachsene Futter noch als gefährlich erkannt haben.

Wir sehen also, dass Luft, Wasser, Feuer und Erde Desinfectionsmittel sind, welche die Natur überall bietet, dass in dem Feuer die Wärme und das Licht diejenigen Momente sind, in welche sich seine desinficirende Wirkung theilen lässt, und so auch die kosmische Wärme (mit sammt ihrer Negation, der Kälte) und das kosmische Licht, jedes für sich diese Wirkung zum Theil haben müssen, wie es denn auch namentlich in Bezug auf die Wärme und die Kälte durch die Erfahrung herausgestellt ist. Die desinficirende Wirkung des kosmischen (Sonnen-) Lichts ist zwar noch nicht festgestellt, da man aber weiss, welch' grossen Einfluss dasselbe auf die Bildung von ozonisirtem Sauerstoff hat, so lässt sich dieselbe wenigstens theoretisch mit Wahrscheinlichkeit annehmen, insofern es vom ozonisirten Sauerstoff bekannt ist, dass derselbe von grossem Einflusse behufs chemischer Trennungen und neuer Zusammensetzungen ist Dasselbe ist auch mit der Elektricität der Fall in Bezug auf den Sauerstoff, so dass hiernach sogar die Bezeichnungen ozonisirter und elektrisirter Sauerstoff für gleichbedeutend genommen werden Aus all' diesem ersehen wir, dass in klarer nachweisbarer Art kosmisch-tellurische Potenzen Krankheitsursachen zu zerstören vermögen, als solche durch dieselben gebildet werden, und müssen wir es ferner als eine grosse Wohlthat anerkennen, dass die Natur selbst weise Veranstaltungen getroffen hat, sehr gefürchtete Schädlichkeiten für das Leben zu neutralisiren.

Es ist bereits früher schon angedeutet worden, dass ein Verein von desinficirenden Mitteln einen grösseren Erfolg verspricht, als ein einzelnes, und hier ist es am Orte darauf hinzuweisen, wie die Erfahrung es als bewährt herausgestellt hat, dass contagiöse Gegenstände, dem freien Einflusse der Luft und des Wetters ausgesetzt, sicherer durch alle jene Potenzen, welche sich dabei geltend machen, gereinigt werden können; ja es soll sogar der beschränktere Einfluss des Thaues, wie er auch ausserordentlich zur raschen Bleiche der Leinwand u. dergl. beiträgt, jene Wirkung in einem hohen Masse besitzen, so dass z. B. ein Lagerplatz pockenkranker Schafe, eine Nacht hindurch dem Thaue ausgesetzt, als völlig desinficirt betrachtet werden könne.

Wir wenden uns nunmehr zu einer anderen Reihe von Desinfectionsmitteln künstlicher Art. Hierher gehören zunächst die ätzenden Körper in ursprünglich tropfbar-flüssiger Form oder in eine solche durch Auflösung in Wasser gebracht, wie ätzende Säuren (Salz-, Salpeter- und Schwefelsäure), ätzende Basen (Aetz-Kali, -Natrum und -Kalk), ferner ätzende Salze (Chlor-Antimon, Quecksilberchlorid, salpetersaures Quecksilberoxyd u. dergl.); aber alle diese Körper finden, mit geringer Ausnahme, nur eine beschränkte Anwendung, weil es entweder nur wenige Gegenstände gibt, die ihre Einwirkung vertragen, oder weil ihre Anwendung zu umständlich und zu kostspielig ist. Daher beschränkt sich die Anwendung der meisten genannten Körper auf vergiftete Wunden, um das an ihnen haftende Contagium zu zerstören. Zu den angedeuteten Ausnahmen gehören Aetz-Laugen und namentlich der Aetzkalk, wovon ausgedehnte Anwendungen zum Behufe der Desinfection gemacht werden; so z. B. ist frisch bereitete Aschenlauge oder die mit Wasser verdünnte Seifensiederlauge sehr geeignet, um verunreinigte Gegenstände aus- und abzuwaschen, weil sie thierische Stoffe leicht auflösen und zersetzen. Der Aetzkalk wird besonders häufig in Anwendung gebracht, und zwar das Aetzkalk-Hydrat (der Kalkbrei) in Wasser aufgerührt als Kalkmilch. Eine solche wird z. B. angewandt zum Uebertünchen der Stallwände, der Krippen, Raufen, Ständer, Scheidewände, sowie zum Uebergiessen der hölzernen und steinernen Fussböden, nachdem alle diese Gegenstände vorläufig durch Abkratzen, Abschaben, Abkehren, Ab- und Auswaschen gereinigt worden sind. Ferner findet die Kalkmilch Anwendung zum Einlegen contagiöser Häute, sowie zum Uebergiessen der Leichen in ihren Gräbern. Es ist nicht nöthig, dass die Krippen, Raufen

u. dergl. der in jener Weise mit Kalkmilch behandelten Ställe von ihren Kalktheilen befreit werden, bevor man Thiere in dieselben bringt, weil die Aufnahme einer so geringen Menge Kalkes mit dem Futter eher als ein Erregungs- und säuretilgendes Mittel nützt, als in anderer Weise schadet, zumal da der Aetzkalk sich sehr bald durch die in der Luft vorhandene Kohlensäure in kohlensauren Kalk umwandelt. Aber es ist nöthig, dass man hierbei dieselbe Rücksicht auf die Thiere, wie auf die Menschen nimmt; man sollte nämlich ihren Aufenthalt in ganz frisch getünchten und verschlossenen Räumen verhüten. Die Nachtheile, welche solche Räume für Gesundheit und Leben zu bringen vermögen, scheinen daher zu rühren, dass der Kalk die an den Wänden und anderen Gegenständen haftenden organischen Körper zersetzt, Ammoniak frei werden lässt, das vielleicht der Träger miasmatischer Stoffe ist.

An die ätzenden Salze schliesst sich ein nicht ätzendes an, das jetzt häufig als Desinfectionsmittel besonders in Abtritten aber auch beim Dünger der Ställe, in Senkgruben der Jauche u. s. w. in Anwendung gebracht wird; es ist diess das schwefelsaure Eisenoxydul (Eisenvitriol) in Wasser aufgelöst. Durch die Schwefelsäure dieses Salzes wird vorzugsweise das Ammoniak gebunden, welches den Fäulnissstoffen ihren stechenden Geruch verleiht, wogegen der Schwefel, welcher vorzüglich als Schwefel-Ammonium zugegen ist und den besonders widrigen Geruch veranlasst, mit dem Eisen Schwefeleisen bildet.

Wiederum eine andere Reihe von chemischen Stoffen wird in der Form von Rauch, Dampf oder Gas in Anwendung gebracht. Hierher gehören zunächst die aromatischen Räucherungen, die man bereitet, indem gewürzhafte Pflanzen oder Theile derselben, vorzugsweise Wachholderbeeren, Benzoë, Myrrhe u. dergl. auf glühendes Eisen oder glimmende Kohlen gestreut werden. Solche Räucherungen haben in älterer Zeit eine fast ausschliessliche Anwendung zur Desinfection der für Menschen und Thiere schädlichen Luft erhalten, zu einer Zeit nämlich, als man annahm, dass übelriechende, miasmatische und contagiöse Luft gleichbedeutende Zustände seien; heute aber sind diese Räucherungen meist aufgegeben und werden höchstens nur noch als geruchverbessernde oder vielmehr als geruchverdeckende Mittel angewandt, während die Luft selbst wegen der durch das Verbrennen entstehenden unathembaren Gase noch verschlechtert wird.

Mehr als von solchen Räucherungen ist vom Verdampfen des gewöhnlichen Essigs zu halten, weil die durch Essigdämpfe gereinigte Luft einen angenehmen, erfrischenden Eindruck auf die Athmungsorgane macht, während die Anwendung von Gewürzessig wiederum aus dem früher gedachten Grunde verwerflich ist.

In früheren Zeiten wurden Schwefel- und Salzsäure zu desinficirenden Räucherungen verwandt, indem man diese Säuren unmittelbar auf heisse Gegenstände zum Verdampfen tröpfelte, oder in Ansehung der Salzsäure Kochsalz mit Schwefelsäure übergoss und vermittelst der Wärme Salzsäure austrieb. In dem Kochsalze (Chlornatrium) ist bekanntlich die Salzsäure nicht als solche enthalten, sondern sie muss sich erst bilden, indem Wasser zersetzt wird, dessen Wasserstoff sich mit dem Chlor zu Salzsäure und dessen Sauerstoff sich mit dem Natrium zu Natrum zusammenfügt, welches letztere dann erst fähig ist mit der Schwefelsäure zu schwefelsaurem Natrum (Glaubersalz) sich zu verbinden. Diese Räucherungen sind als weniger bewährt verlassen worden; sie fanden schon in dem Umstande ein Hinderniss ihrer Anwendung, dass die Dämpfe wegen ihrer specifischen Schwere sich nicht leicht in den Räumen verbreiten und auch nicht leicht in poröse Stoffe dringen und zudem vom Ammoniak, welches oft reichlich in den Ställen vorhanden ist, bald gebunden werden und hierdurch schon ihre ohnehin zweifelhafte Wirkung einbüssen. Auch die salpetrige Säure, die man dadurch erhält, dass man ein Metall mit Salpetersäure übergiesst, ist als Desinfectionsmittel meist ausser Gebrauch gekommen. Bei diesem Verfahren bildet sich nicht unmittelbar salpetrige Säure, sondern zunächst das farblose Stickstoffoxydgas, indem ein Theil des Sauerstoffes der Salpetersäure das Metall oxydirt; sobald aber das Stickstoffoxydgas mit der atmosphärischen Luft in Berührung kommt, nimmt es einen Antheil Sauerstoff aus ihr auf und wandelt sich dadurch in braune Dämpfe, in salpetrige Säure um.

Eine ausgedehnte Anwendung fanden früher die salpetersauren, die Smyth'schen Räucherungen, welche so genannt werden, weil sie zuerst von Carmichael Smyth in Anwendung gebracht worden sein sollen, wogegen Andere behaupten, dass diess zuerst von Boissieu im Jahre 1767 geschehen sei; namentlich waren diese Räucherungen in England und Nord-Amerika im Schwange, und man kommt jetzt mehr und mehr, besonders in Frankreich auf dieselben zurück, nachdem das Chlor, wovon später näher die Rede sein wird, einen grossen Theil des Vertrauens als Desinfectionsmittel verloren hat. Die Salpetersäure wird dadurch entwickelt, dass man gepülverten Salpeter (salpetersaures Kali) mit der fast gleichen Menge Schwefelsäure in einem glasirten irdenen Gefässe übergiesst und dasselbe auf glühende Kohlen stellt, indem man die Mischung mit einem Stäbchen umrührt.

Die schwefelige Säure, die man einfach dadurch entwickelt, dass man Stangenschwefel oder Schwefelblumen anzündet, ist heute noch vielfach als Desinfectionsmittel im Gebrauch; man vertraut ihrer Wirksamkeit um so mehr, als sie auch Gegenstände, wie Knochen, Leinwand, Wachs u. dergl. zu bleichen vermag, indem man zwischen diesem Vorgange und der Zerstörung von Miasmen und Contagien eine Aehnlichkeit wähnt, wovon später mehr.

Mit der Anwendung der schwefeligen Säure ist der Gebrauch des Schiesspulvers als Desinfectionsmittel verwandt, welches bekanntlich aus Schwefel, Salpeter und Kohle besteht; das Schiesspulver findet in der Weise Anwendung, dass man dasselbe in den verunreinigten Räumen einfach anzündet (verpufft), oder dass man ein mit demselben geladenes Gewehr losschiesst. In letzterem Falle hofft man auch von der Erschütterung der Luft einen Erfolg, in beiden Fällen aber ganz besonders von den sich bildenden Gasarten. Man will zwar aus der Zusammensetzung des Schiesspulvers berechnen, dass sich beim Verbrennen desselben als gasförmige Producte Stickstoff und Kohlensäure und als festes Product Schwefelkalium bilden müssten; indess sagt uns der Geruch, dass schwefelige und salpetrige Säure im Pulverdampf gegenwärtig sind, und diese dürften es auch wohl vorzugsweise sein, welchen die desinficirende Wirkung zuzuschreiben wäre.

Hier möge auch noch kurz des Ammoniakgases Erwähnung geschehen, das, wie die Salpetersäure, ebenfalls ehedem in England und Amerika vorzugsweise und zwar unter der Bezeichnung: Mittchill'sche Räucherungen Anwendung fand, jetzt aber wohl gänzlich verlassen sein wird, seitdem man weiss, dass gerade Ammoniak ein häufiger Bestandtheil inficirender Stoffe bildet Dieses Gas wurde entwickelt, indem man Salmiak (Chlor-Ammonium) mit Aetzkalk zusammenrieb.

Kein desinficirender Stoff hat seit dem Ende des vorigen Jahrhunderts einen so grossen Ruf erlangt, als das Chlor, aber auch mit diesem scheint es nachgerade auf die Neige zu gehen, obwohl es heute noch eine ausgedehnte Anwendung findet und dieselbe meist in den polizeilichen Massregeln vorgeschrieben ist, insofern zur Zeit kein besseres Mittel als dieses zu jenem Zwecke bekannt und seine Anwendung durch verschiedene Präparate erleichtert ist, und in sehr verschiedener Form und Intensität Anwendung finden kann.

Das (i. J. 1774 von Scheele entdeckte) Chlor wurde zuerst von Guyton-Morveau (i. J. 1798) als Desinfectionsmittel in Anwendung gebracht. Man hat die erste Anwendung dieses Mittels Bourgelat, dem berühmten Gründer der ersten Thierarzneischule, ohne von ihm seiner eigentlichen Natur nach gekannt zu sein, zugeschrieben, und zwar aus Pietät für Bourgelat und wegen des Bestrebens, die erste Anwendung des Chlors als Desinfectionsmittel für das Gebiet der Thierheilkunst zu erobern. Bourgelat hatte (*Matière médicale raisonnée 1771*) unter der Rubrik „Parfums" folgende Formel vorgeschrieben: „Nehme Weinessig 4 Pfd., Kochsalz, Salpeter und Schwefelsäure, von jedem $^1/_2$ Pfd., Wasser 2 Pfd.; mische es in einem flachen, glasirten irdenen Gefässe, setze es auf glimmende Kohlen und lasse es in dem Stalle, aus welchem die Thiere entfernt und an dem alle Oeffnungen verschlossen sind, verdampfen. Hierauf sind die Thiere erst dann wieder in den Stall zu bringen, nachdem derselbe 3 Stunden vorher gelüftet worden war." Huzard hatte sich hierüber (*Procès verbal de l'Ecole vétér. de Lyon année 1812*) dahin geäussert, dass Guyton-Morveau, ohne im Wesentlichen etwas zu verändern, nur die Bourgelat'sche Formel vereinfacht und die Anwendung dergleichen Räucherungen näher kennen gelehrt habe; und Hertwig sagt (Praktische Arzneimittellehre für Thierärzte. 3. Aufl. Berlin 1847. S. 524), dass Huzard mit Recht die ersten Chlor-Räucherungen dem Verdienste Bourgelat's zurechne. In der That ist es der Fall, dass sich bei der Bourgelat'schen Formel, wenn die Ingredienzien wirklich vollständig abgedampft werden, Salpeter-, Salzsäure-(Königswasser-) Dämpfe bilden, welche aus Chlor und Untersalpetersäure bestehen, während nach der Guyton-Morveau'schen Formel, welche Kochsalz, Braunstein und Schwefelsäure vorschreibt, nur Chlor frei wird. Der chemische Vorgang hiebei ist kurz folgender: Durch die Berührung der Schwefelsäure mit Kochsalz (Chlor-Natrium) bildet sich zunächst, unter Anwesenheit von Wasser, Salzsäure (Chlorwasserstoffsäure), indem der Wasserstoff des Wassers sich mit dem Chlor des Chlor-Natiums zu Salzsäure, und der Sauerstoff des Wassers sich mit dem Natrium des Kochsalzes zu Natrum verbindet, das mit einem Theile der Schwefelsäure sich zu salzsaurem Natrum (Glaubersalz) vereinigt. Die also gebildete Salzsäure wird nun durch einen Theil des Sauerstoffes des Braunsteins (Mangan-Hyperoxyds) zersetzt, indem derselbe sich mit dem Wasserstoffe der Salzsäure zu Wasser verbindet, während die Schwefelsäure diese Verbindung dadurch einleitet, dass sie sich mit Manganoxyd verbindet und eben hiedurch einen Theil des Sauerstoffes vom Mangan-Hyperoxyd austreibt, der sich, wie wir gesehen haben, mit dem Wasserstoffe der Salzsäure zu Wasser verbindet. Nach dieser Auseinandersetzung ist dann auch leicht einzusehen, dass man zum Behufe der Entwicklung des Chlorgases einfacher verfahren kann, indem man Braunstein allein mit Salzsäure behandelt. Hiebei verbindet sich der Wasserstoff der Salzsäure mit dem Sauerstoff des Mangan-Hyperoxydes zu Wasser, während ein Theil des auf diese Weise frei gewordenen Chlors sich mit dem Mangan zu Chlormangan verbindet und der übrige Theil des Chlors frei wird.

Will man eine Morveau'sche Räucherung veranstalten, so nimmt man eine Mengung von einem Theile fein gepülverten

Braunstein mit 2 Theilen Kochsalz, thue es in ein flaches, irdenes, glasirtes Gefäss, setze dieses auf glühende Kohlen, giesse 2 Theile Schwefelsäure mit ebensoviel Wasser verdünnt über jene Mengung, und rühre das Ganze mit einem hölzernen Span um. Soll diese Räucherung zur Desinfection eines Stalles benutzt werden, so ist derselbe zunächst in anderer Weise durch Abkehren, Abschaben, Ausfegen, Ab- und Auswaschen mit heissem Wasser oder Lauge zu reinigen, und alsdann zu überlegen, wieviel von jenen Ingredienzien nach der Grösse des Stalles zu nehmen sei. Für einen Raum von etwa 1000 Cubik-Fuss braucht man zu einer starken Räucherung 1 Unze Braunstein, 2 Unzen Kochsalz und eben so viel Schwefelsäure. Ist der Stall von der Beschaffenheit, dass die Länge die Breite nicht sehr übertrifft, so genügt es an einem Gefässe, das in die Mitte des Stalles gesetzt wird; ist aber bei sehr geräumigen Ställen die Länge derselben viel grösser als die Breite, so thut man wohl, an jedes Ende derselben ein Desinfectionsgefäss anzubringen, um eine möglichst gleiche Vertheilung der Chlordämpfe zu bewirken. Ehe die Chlordämpfe entwickelt werden, müssen alle Stallöffnungen verschlossen sein, um diese Dämpfe im Inneren zu erhalten, und werden die Thüren und Fenster des Stalles erst 2—3 Stunden nachher wieder geöffnet, um der frischen Luft den Zutritt zu gestatten. Derjenige, welcher die Morveau'sche Räucherung veranstaltet, hat sich Nase und Mund mit einem feuchten Tuche zu verbinden, um die nachtheilige Einwirkung des Chlorgases auf seine Athmungs-Organe zu verhüten, und sich nicht länger im Stalle aufzuhalten, als nöthig ist, um die Räucherung in Gang zu bringen. Sollte nichtsdestoweniger ein nachtheiliger Einfluss in den Athmungs-Organen durch Krampf und heftigen Husten verspürt werden, so ist es rathsam, einen Schluck Branntwein zu nehmen und warme Wasserdämpfe einzuathmen.

Anstatt der Morveau'schen Räucherungen, obwohl dieselben zur intensiven Desinfection grosser Räume den Vorzug verdienen möchten, wird jetzt meist der Chlorkalk in Anwendung gebracht. Das Chlornatrum, welches auch zu diesem Behufe von Labarraque z. Z. empfohlen wurde, ist aber völlig entbehrlich, zumal da es viel theurer ist, als der Chlorkalk.

Dieses im Handel unter dem Namen „Bleichpulver“ vorkommende Präparat ist ein Gemenge von unterchlorigsaurem Kalk, Chlorcalcium und Kalkhydrat. Seine Anwendung als Desinfecitonsmittel ist vielfach und einfach. Will man z. B. eine schwache Chlorentwicklung, oder vielmehr eine Entbindung von unterchloriger Säure in einem Stalle veranlassen, der mit Thieren besetzt ist, um den sich fortwährend entwickelnden Miasmen und Contagien Schranken zu setzen, so genügt es hie und da etwas Chlorkalk in flachen Gefässen hinzustellen; denn es wird das Chlor schon durch die Kohlensäure des Stalles, die sich mit dem Kalke verbindet, ausgetrieben. Will man aber die Chlorentwicklung intensiver machen, so hat man den Chlorkalk mit Wasser zu einem Brei anzurühren und diesem unter Umrühren mit Wasser verdünnte Schwefelsäure beizumischen. Hiedurch hat man es dann in der Gewalt, das Chlor mehr oder weniger stark sich entwickeln zu lassen, die Anwendung in den mit Vieh besetzten Ställen zu regeln, oder die Intensität bis zu dem Grade zu steigern, wie er bei ausgeleerten Ställen hinsichtlich der Morveau'schen Räucherungen üblich ist. Wenn das Vieh in den Ställen verbleibt, so kann die Chlorentwicklung jedenfalls so stark gemacht werden, als sie von den darin beschäftigten Menschen vertragen wird; ja man kann, ohne den landw. Hausthieren zu schaden, über diesen Grad hinausgehen, weil bei denselben alsdann höchstens nur etwas Thränen der Augen und hie und da ein leichter Husten entsteht. Diese Thiere vertragen das Chlor so gut, dass es mir sogar nicht möglich war, ein Pferd bei minutenlanger, fast ausschliesslicher Einathmung von Chlorgas zu tödten; es traten zwar heftige Athmungsbeschwerden und hochrothe Färbung der Nasenschleimhaut dabei ein, welche Erscheinungen jedoch einige Zeit nach dem Versuche wieder spurlos verschwanden.

Eine anderweitige Anwendung des Chlorkalkes besteht darin, dass man denselben mit einer gewissen Menge Wassers anrührt. Hiebei löst sich der unterchlorigsaure Kalk und das Chlorcalcium auf, während sich das Kalkhydrat zu Boden setzt. Mit einer solchen Auflösung (einer Art Chlorwasser) kann man verunreinigte Gegenstände aus- und abwaschen, ja selbst kann es zum Abwaschen der Hände der Menschen und des Körpers der Thiere dienen, um das an ihnen haftende Contagium zu entfernen, bezw. zu zerstören; auch kann man Lappen in solches Chlorwasser tauchen, um dieselben in den Ställen zum Behufe einer mehr oder minder starken Chlorentwicklung aufzuhängen. Endlich kann man auch Chlorkalk der Kalkmilch zusetzen, um damit die Ställe u. s. w. zu übertünchen.

Wollen wir uns nun eine Vorstellung davon machen, wie das Chlor desinficirend wirkt, so ist zunächst zu beachten, dass Chlorwasser beim Ausschlusse des Lichtes unverändert bleibt, dass aber dann, wenn das Licht, insbesondere das Sonnenlicht, direct auf das Chlorwasser einwirkt, eine Umwandlung in demselben vorgeht; es wird nämlich ein Antheil Wassers zersetzt, dessen Wasserstoff sich mit dem Chlor zu Salzsäure verbindet, während dessen Sauerstoff entweicht, so dass zuletzt keine Spur Chlor mehr im Wasser, sondern anstatt desselben Chlorwasserstoffsäure (Salzsäure) vorhanden ist. Diese Umwandlung erfolgt unter den bemerkten Umständen nur langsam, rascher aber, wenn das Chlorwasser organische Stoffe enthält, die durch den frei werdenden Sauerstoff zersetzt werden, und so diese organischen Stoffe prädisponirend einwirken. Aehnlich ist der Vorgang beim Bleichen vermittelst Chlors; die färbenden Stoffe in den zu bleichenden Gegenständen sind meistens organische, die durch den frei werdenden Sauerstoff gerade im Momente seines Freiwerdens, wo er am kräftigsten wirkt, zersetzt und dadurch entfärbt werden. Das ist eine ausgemachte chemische Thatsache. Nun stellt man sich vor (und das ist eine Hypothese), dass die ihrer Natur nach eigentlich unbekannten (todten, chemischen Contagien und die Miasmen, da sie von organisirten oder überhaupt aus organischen Körpern stammen, ebenfalls, wie die färbenden Stoffe in der Leinwand, organischer Natur seien, und sonach eben so durch das Chlor wie jene zersetzt werden müssten. Andere machen es sich noch leichter mit der Erklärung der desinficirenden Wirkung des Chlors; sie nehmen an, dass die Contagien Wasserstoffverbindungen seien, dass der Wasserstoff derselben direct eine Verbindung mit dem Chlor eingehe, und so die Wirksamkeit der Contagien, weil entmischt, aufgehoben sei.

Es ist früher schon angemerkt worden, dass es mit dem Vertrauen auf das Chlor, wenn auch nicht als Zerstörungsmittel übler Gerüche und gewisser Miasmen, doch als Desinfectionsmittel der Contagien nachgerade auf die Neige geht; hier ist es nun am Orte in dieser Beziehung die nöthigen Aufklärungen zu geben.

Zur Zeit des Herrschens der Cholera in Berlin in den 30er Jahren hatte Hufeland in der Cholerazeitung folgende, von Hübener (Die Lehre von der Ansteckung. Leipzig 1842) wiederholte, sehr beachtenswerthe Aeusserung gethan: „Unter Desinfection versteht man, dem Wortverstande nach, Entgiftung, also die Befreiung von einem Gifte, und zwar von einem contagiösen, einem Ansteckungsstoffe, und den Process, wodurch dieses bewirkt wird. Dieser besteht nun: entweder in Entfernung eines Giftes selbst, oder in Zerstörung, Entkräftung Zersetzung desselben. Hier würde nun, wenn es physische Gifte beträfe, jeder rationelle Arzt zuerst fragen, welches Gift soll zerstört werden, von welcher chemischen Natur ist dasselbe? Denn nur alsdann, wenn wir diese kennen, ist es möglich, das passende Zerstörungs- oder Neutralisationsmittel zu finden. So bei Arsenik, Sublimat, Vitriol und anderen sauren Giften ein Alkali, bei alkalischen Giften eine Säure. Aber was wissen wir von der chemischen Natur des Ansteckungsstoffes? Nichts, durchaus Nichts. Noch weniger von den chemischen specifischen Verschiedenheiten der einzelnen Ansteckungsstoffe. Und könnte es also nicht leicht geschehen, dass, indem wir ein zerstörendes Agens anzuwenden glauben, ein es beförderndes und verstärkendes gebrauchen. Wir wollen einmal die Sache in Betreff des Chlors genauer untersuchen, das man von Frankreich aus uns so dringend als Anticontagiosum angepriessen hat, und seitdem in ganz Europa als solches braucht. Was wissen wir Gewisses von seiner anticontagiösen Kraft, entweder auf chemischem Wege, oder durch Versuche an Lebenden, um es mit solcher Zuversicht anzuwenden? Denn das sind doch die einzigen sicheren Wege, auf denen der Arzt hierüber zur Gewissheit kommen kann. Was das Erste betrifft, so beruht der ganze Gebrauch desselben auf einer chemischen Hypothese, man hat nämlich angenommen, dass das Contagium nur durch Wasserstoff gebunden sei, und glaubt nun durch Chlor diese Verbindung zu zersetzen. Aber diess ist bis jetzt doch nur eine Vermuthung, eine chemische Ansicht, die durch nichts bewiesen ist, und die nächste chemische Theorie über den Haufen werfen kann. Man beruft sich ferner auf die Kraft des Chlors, Geruch und Farbe zu zerstören. Aber was hat denn der Ansteckungsstoff für Analogie mit Geruch und Farbe? Ist er nicht vielleicht, ja höchst wahrscheinlich etwas himmelweit davon Verschiedenes? Was das Zweite, die bestätigenden Versuche an Lebenden betrifft, so existiren bis jetzt noch keine entsprechenden. Beim Typhus-Contagium hat man die Chlorräucherungen schon häufig angewendet, und ich weiss Beispiele, dass selbst Menschen, die dieselben zu besorgen hatten, und also immer darin eingehüllt waren, vom Thyphus befallen wurden. Ja man hat Vaccine-Contagium mit Chlor gemischt und es so eingeimpft, und die Vaccine hat dennoch gehaftet und sich dadurch gar nicht in ihrer Wirksamkeit stören lassen. Soviel also steht fest: Vom Nutzen des Chlors als Anticontagiosum wissen wir nichts Gewisses. Es ist rein hypothetisch, problematisch."

Wenn wir nun auch diese Aeusserung Hufeland's nur als eine theoretische Bekämpfung einer Hypothese, wofür sie sich in der That grösstentheils nur ausgibt, annehmen, so ist doch nicht zu übersehen, dass, ausser den Thatsachen, worauf Hufeland hingewiesen hat, noch zahlreiche andere vorhanden sind, welche für die Unfähigkeit des Chlors zur Zerstörung von Contagien sprechen. So z. B. weist Reynal (l. c.) darauf hin, dass Nysten, Vicq-d'Azyr, Grognier u. A. in Folge von Beobachtungen und Versuchen, die Wirksamkeit des Chlors und seine Verbindungen als Desinfections-Mittel, besonders hinsichtlich des Typhus-Contagiums des Menschen leugneten, eben so Jessen hinsichtlich der Rinderpest, Triollet, Stanislas und Galibert hinsichtlich des Wuthcontagiums, sowie Bousquet und Boullay in Bezug auf das Vaccinecontagium. Endlich hat Renault Versuche angestellt, in denen er flüssige und feste contagiöse Stoffe der Einwirkung trockenen und feuchten Chlorgases, sowie alkalischer Chlorverbindungen aussetzte. Die contagiösen Stoffe blieben der bezeichneten Einwirkung während 5 Minuten bis auf 16 Stunden ausgesetzt und wurden sodann gesunden Thieren eingeimpft, wobei sie wirkten, als wenn sie nicht mit Chlor behandelt worden wären.

Renault zieht aus seinen oft wiederholten Versuchen folgende Ergebnisse:

1) Dass Pferde, welche mit dem vorher mit Chlor behandelten Contagium der acuten Rotzkrankheit geimpft worden waren, in diese Krankheit verfielen;

2) Dass Schafe, welche mit Blut, das von eben solchen am Milzbrande gestorbenen Thieren abstammte, geimpft worden waren, in dieselbe Krankheit verfielen, trotzdem es vorher mit Chlor und dessen alkalischen Verbindungen behandelt worden war;

3) dass Schafe, mit Pockenlymphe, die mit gleichen Theilen Chlornatrum gemischt wurde, geimpft worden waren, Pocken bekamen, und endlich

4) dass in der so sehr ansteckenden Federviehkrankheit, welche als Cholera bezeichnet wird, weder das Chlor im trockenen und feuchten Zustande, noch dessen alkalische Verbindungen das Contagium zu zerstören vermochte.

Dagegen habe ich selbst gefunden, dass diejenigen Infusorien, welche ich als das Contagium des Blauwerdens der Milch ansehe, wenn sie auf einem Glastäfelchen mit einem Tropfen Wasser ausgebreitet, dem Einflusse des Chlorgases ausgesetzt worden waren, nicht allein bewegungslos wurden und auch später nicht wieder auflebten, sondern dass sie auch in diesem Zustande nicht mehr contagiös wirkten; wogegen dieselben Thierchen, der Frostkälte ausgesetzt, in der Wärme wieder auflebten, und jene Wirkung wie zuvor behalten hatten, sowie dasselbe auch der Fall war, wenn ich dieselben Thierchen wochenlang auf einem Glastäfelchen eintrocknen und der Luft ausgesetzt liess, worauf sie dann angefeuchtet und nach und nach aus ihrem Scheintodte wieder auflebten. Uebrigens aber hat sich auch das Chlor als Desinfectionsmittel bei Leichensectionen, in Gebärhäusern zur Verhütung des Puerperalfiebers u. dergl., sowie zur Zersetzung organischer Stoffe überhaupt, wozu doch höchst wahrscheinlich auch die Contagien gehören, so bewährt, dass wir das Chlor zur Zeit als Desinfectionsmittel nicht fallen lassen dürfen, da uns wenigstens kein besseres als dieses bekannt ist.

Was überhaupt die parasitischen Contagien anbetrifft, so wissen wir namentlich hinsichtlich der Räudemilben gewiss, dass sie durch Frostkälte, durch starke Hitze, ja selbst nur durch's gründliche Austrocknen sterben, und somit ebenfalls ihre Contagiösität verlieren. Hinsichtlich der Ammen der Bandwürmer, namentlich der sog. Finnen im Schweinefleische wissen wir eben so gewiss, dass sie durch die Siedhitze getödtet werden, und sonach auch keine Veranlassung zur Entwicklung von Bandwürmern geben können; aber ebenso gewiss wissen wir auch, dass die Eier der Würmer eine grosse Widerstandsfähigkeit gegen gewöhnliche Einwirkungen besitzen, doch sind weder Beobachtungen noch Versuche hinsichtlich ihrer Unschädlichmachung mit künstlichen Mitteln bekannt.

Wir sehen aus all' diesem, dass es schliesslich rathsam ist, auf das zurückzukommen, was bereits im Anfange der gegenwärtigen Vorlesung bemerkt wurde, dass es nämlich gut sei, sich nicht auf ein einzelnes Desinfectionsmittel zu beschränken, sondern der grösseren Sicherheit wegen einen Verein derselben anzuwenden. Es ist hier nicht am Orte, die Verschiedenheiten des Desinfectionsverfahrens näher zu betrachten, wie sie in den einzelnen ansteckenden Krankheiten erforderlich und insgemein in den betreffenden polizeilichen Massregeln vorgeschrieben sind; das Abgehandelte wird jedoch in Verbindung mit der Kenntniss der Eigenthümlichkeiten der einzelnen ansteckenden Krankheiten, genügen, um sich eine richtige Anschauung von Desinfectionsverfahren überhaupt zu machen, in den concreten Fällen die von der Polizei gegebenen Vorschriften richtig zu beurtheilen, und das etwa in ihnen Fehlende zu ergänzen. Wie bei den meisten Dingen, so ist es auch beim Desinfectionsverfahren von Wichtigkeit, dass kein Gegenstand, der der Desinfection bedarf, übersehen werde. Wogegen ich beim Schlusse dieser Vorlesungen wünschen muss, dass meine geehrten Zuhörer (bezw. Leser) nunmehr eine fruchtbare Ueber- und Einsicht hinsichtlich eines sehr wichtigen Gegenstandes der Gesammtmedicin gewonnen haben möchten (S. Beilage E.).

Beilage A. (Zu S. 53).

Das Ozon.

Vor 20 Jahren noch unbekannt, hat das Ozon zur Zeit bereits für die Arzneikunde überhaupt, insbesondere hinsichtlich der Gesundheitspflege und der ursächlichen Verhältnisse der Krankheiten eine Wichtigkeit erlangt, welche auch die Thierärzte auffordert, nicht länger zu zögern, sich die erlangte Kenntniss über jenen Stoff anzueignen. Die Literatur über denselben ist reich, aber sie ist zerstreut in vielen in- und ausländischen wissenschaftlichen Zeitschriften, und daher hat es sich Scoutetten, Professor der Medicin zu Metz, zum Verdienst anzurechnen, dass er das Bekannte über das Ozon in einer besonderen Schrift nicht allein sachgemäss zusammengestellt, sondern auch seine eigenen Untersuchungen über den Gegenstand damit verknüpft hat. Diese Schrift führt den Titel: „*L'ozone ou recherches chimiques, météorologiques, physiologiques et médicales sur l'oxygène électrisé, in 8, pag. 284. Paris 1856.*“ Das Nachstehende bildet einen Auszug des wissenswerthesten Inhalts dieses Werkchens für unsern Zweck.

Bereits gegen Ende des vorigen Jahrhunderts hatte van Marum wahrgenommen, dass der Sauerstoff durch Einwirkung der Elektricität einen eigenthümlichen, sehr starken Geruch annimmt; aber diese Wahrnehmung wurde nicht weiter beachtet und ward vergessen. Schönbein, Professor in Basel, der Entdecker der Schiessbaumwolle, wurde im Jahre 1839 bei Versuchen über die Zersetzung des Wassers mit der

Volta'schen Säule von dem sich dabei entwickelnden eigenthümlichen Geruche überrascht; er verfolgte diese Erscheinung weiter und wurde dieselbe auch von Anderen sofort beachtet und näher untersucht. Schönbein nannte diese Erscheinung Ozon, von dem griechischen Worte *οζον*, *participium praesentis* von *οζω*, ich rieche, oder ich stinke, und demnach würde der Stoff als Stinker bezeichnet werden dürfen. Anfangs wurde derselbe für einen Salzbilder, ähnlich dem Chlor, Brom und Jod gehalten, dann für eine Verbindnng des Wasserstoffs oder Stickstoffs mit Sauerstoff; später für eine verschiedene (allotropische) Form dieses letzteren Körpers, jetzt aber hält man ihn allgemein für elektrisirten Sauerstoff.

Das Ozon bildet sich auf natürlichem Wege überall in der Atmosphäre durch Elektricitäts-Entwicklung und besonders durch Entladungen derselben. Auf chemischem Wege wird der Stoff bereitet, indem man in einen Glasballen von 10 — 15 Litres Gehalt eine kleine Menge Wassers giesst und in dasselbe Phosphorstäbchen im Durchmesser von 1 Centim. in der Weise bringt, dass sie sich nur halb im Wasser untergetaucht und halb frei in der Atmosphäre befinden. Das Gefäss wird leicht verstopft und einer Temperatur von 12 bis 20° C. ausgesetzt. Die Operation ist beendigt, wenn der bekannte Ozongeruch sich stark entwickelt, worauf dann dasselbe auf andere Flaschen in angemessener Weise gezogen wird. Bei diesem Verfahren verbindet sich ein Theil des Sauerstoffs der Luft mit dem Phosphor zu phosphoriger Säure, welche sich unmittelbar in dem angewandten Wasser auflöst; während dieser Verbindung entwickelt sich Elektricität, welche auf den übrigen Theil des atmosphärischen Sauerstoffes einwirkt und so das Ozon darstellt. Uebrigens bildet sich auch Ozon bei der Zersetzung des Wassers durch die Elektricität aus dem Sauerstoff am positiven Pole unter der Bedingung, dass derselbe aus einem Gold- oder Platindrahte besteht; denn andere leichter oxydirbare Metalle liefern keine Spur davon unter diesen Umständen. Es gibt zwar noch andere Methoden, das Ozon darzustellen, indessen können diese hier übergangen werden, und nur ist es überhaupt wichtig zu beachten, dass bei allen chemischen Verbindungen und Aufeinanderwirkungen der Stoffe, bei welchen sich Sauerstoff entwickelt, auch Ozon sich bildet, weil bei allen chemischen Zusammensetzungen und Zersetzungen die Elektricität eine Rolle spielt. Desshalb ist auch das Ozon im Allgemeinen als werdender Sauerstoff (*oxygenium nascens*) bezeichnet worden. Die bemerkenswerthesten Eigenschaften des Ozons sind folgende: es ist eine bleibende Gasart, farblos, von durchdringendem, eigenthümlichen, höchst unangenehmen Geruche; es ist der ausgezeichnetste oxydirende Körper, es oxydirt Silber, Kupfer und Quecksilber, wenn diese Metalle feucht sind, nicht aber, wenn sie trocken sind; es zersetzt die Auflösung von Jodkalium und bewirkt in derselben eine ausgezeichnet gelbe Farbe; es wirkt nicht zersetzend auf reines Wasser, obwohl es sich mit demselben verbindet. Es verbindet sich rasch mit einer grossen Anzahl von pflanzlichen und thierischen Stoffen, wie z. B. mit Eiweiss-, Käse- und Faserstoff. Es zerstört rasch die Miasmen und wird daher als das wirksamste Mittel der Desinfection angesehen. Man hat die Frage aufgeworfen, ob es ein positives und negatives Ozon gebe; es ist diese Frage von dem Einen bejaht, von dem Andern verneint worden. Die, welche diese Frage bejahen, nehmen dann auch natürlich einen Mittelzustand an, indem die beiden Ozonarten wie bei der Elektricität sich in einem Ausgleichungszustande befinden. Die, welche jene Frage verneinen, nehmen an, dass der Sauerstoff nur unter dem Einflusse der positiven Elektricität ozonisirt werde, was auch das wahrscheinlichere ist. Es ist wichtig, das Mittel zu kennen, wodurch sich das Ozon in der Atmosphäre nachweisen lässt. Ein solches besteht aus Reagenspapieren, welche in folgender Weise dargestellt werden: Man nimmt 100 Theile destillirten Wassers und löst darin einen Theil Jodkalium auf, setzt dann 10 Theile fein gepulverten Stärkemehls hinzu und rührt das Ganze sorgfältig mit einem Glasstäbchen um, indem man es in einer Porzellanschale bei mässigem Feuer so lange erwärmt, bis das Stärkemehl in Kleister umgewandelt ist. Sodann nimmt man 2—3 Centim. breite Streifen von geglättetem, mit einem feinen Korn versehenen Schreibpapier, legt dieselben in eine Auflösung von 1 Theile Jodkalium in 100 Theilen destillirten Wassers, lässt sie während 12 Stunden darin, nimmt sie heraus und trocknet sie sorgfältig. Alsdann wird ein jeder dieser Papierstreifen an dem einen Ende mit einem zu einer Schlinge gebildeten Faden versehen, in jene Jod-Stärkeflüssigkeit getaucht und herausgezogen, indem man sie zwischen zwei von einem Gehülfen gehaltenen Glasstäbchen durchgehen lässt, um jene Reagensflüssigkeit gleichmässig auf den Papierstreifen zu vertheilen. Endlich werden diese letzteren, auf ein Stäbchen gereiht, an einem reinlichen Orte getrocknet und in einer verschlossenen Büchse aufbewahrt, die aber stets ruhig gehandhabt werden muss, weil sonst der Jodkleister sich abblättert und sodann die Reactionen ungleich ausfallen. Wenn eines dieser Reagenspapiere in die mit Ozon versehene Atmosphäre gebracht wird, so erleidet es eine Veränderung: zunächst wird es gelb, allmälig dunkler und zuletzt, wenn die Atmosphäre stark feucht ist, blau. Ist die Atmosphäre nicht sehr feucht, so muss man. um die zuletzt gedachte Reaction hervorzubringen, das Papier in Wasser tauchen. Die gedachte Reaction beruht auf Folgendem: Das Ozon oxydirt das Kalium, trennt sich dadurch vom Jod, worauf sich dieses dann mit der Stärke verbindet und diese blau färbt.

Obwohl diese Reaction die best bekannte ist, so wünscht man doch, eine noch zuverlässigere zu besitzen, und bestrebt sich, andere Methoden ausfindig zu machen. Vorgeschlagen sind zu jenem Zwecke noch die Guajactinctur, welche ebenfalls durch Ozon blau wird. Ferner ist vorgeschlagen: ein dünnes, dem Goldschaum ähnliches Kupferblättchen, das auf mit etwas Essigsäure versetztes Wasser gelegt wird, und das unter dem Einflusse des Ozons sich rasch oxydirt und sich mit der Essigsäure zu einem Salze verbindet, dessen Menge man bestimmen und aus dieser dann auch die Menge des Ozons, welche eingewirkt hat, festsetzen kann. Indessen sind die zuletzt genannten Methoden nicht gebräuchlich. Was die Anwendung jener Reagenspapiere anbetrifft, so ist zu bemerken, dass man gewöhnlich innerhalb 24 Stunden zwei Beobachtungen mit denselben macht, und zwar die eine um 6 Uhr Morgens und die andere um 6 Uhr Abends, so dass für die erste Beobachtung das Reagenspapier mit der atmosphärischen Luft von 6 Uhr Abends und bei der zweiten Beobachtung von 6 Uhr Morgens an in

Berührung blieb. Es können sich bei solchen Beobachtungen einige Störungen ergeben, und zwar zunächst dadurch, dass die Reagenspapiere nicht gehörig bereitet worden sind, dann ferner dadurch, dass das dazu verwandte Papier aus mit Chlor gebleichten Lumpen bereitet wurde. Hiedurch kann es bei der Aufbewahrung etwas röthlich werden, was aber nicht viel zu sagen hat. Wichtiger ist zu beachten, dass in stark feuchter und bewegter Luft das gebläute Papier wegen der Verdunstung des Jods wiederum weiss wird; ferner, dass bei Gegenwart von ammoniakalischen Dämpfen die blaue Farbe nicht entsteht, sondern erst dann, wenn die Reagenspapiere in etwas gesäuertes Wasser getaucht werden, und dass, wenn gegentheils Salpetersäure in der Luft ist, wie es sich bei Gewittern ereignet, dann die Reagenspapiere roth oder violett werden und erst dann die blaue Farbe zeigen, wenn sie in ammoniakalisches Wasser getaucht werden. Man hat auch darauf gesonnen, das Mass des auf solche Reagenspapiere einwirkenden Ozons zu bestimmen und die Vorrichtung, welche zu diesem Zwecke angewandt wird, nennt man Ozonometer; ein solcher besteht aus einer Scala von 10 Farbenabstufungen, so dass bei Null die weisse und bei 10 die dunkelblaue Farbe sich befindet. Man bestimmt nun das Mass des auf die Reagenspapiere eingewirkt habenden Ozons dadurch, dass man sie mit einer Nummer jener Scala vergleicht; einleuchtend ist, dass zu diesem Behufe die oben gedachte Anwendung des Kupferblättchens genauer ist, aber auch viel schwieriger und zeitraubender.

Beilage B. (Zu S. 90).

Zusammenstellung
der Beobachtungen und Versuche über die den Haussäugethieren schädlichen phanerogamischen Pflanzen.

Vorbemerkung.

Das Material, welches zu dieser Zusammenstellung diente, lag nicht allein sehr zerstreut umher, sondern es war auch zum Theil unbrauchbar, weil es entweder nicht auf eigener Beobachtung der Berichterstatter beruhte, oder weil diese die Quelle, aus welcher sie schöpften, anzugeben unterlassen hatten, und vielleicht auch das Geschöpfte nicht auf ihre Urquelle zurückzuführen vermochten. Am werthvollsten erschien für die vorliegende Arbeit eine Abhandlung, des Prof. Dr. Weiss: „Ueber die Vergiftung der Hausthiere durch Pflanzen“, enthalten im „Repertorium der Thierheilkunde, 11. u. 12. Jahrg.“ Hieran reihen sich die bekannten hygienischen Werke, nämlich 1) „Kuers, die Diätetik oder Gesundheitspflege des Pferdes, Schafes und Rindes; 2 Bde. Berlin 1830“. 2) Magne, die Grundlehren der Veterinär-Hygiene, nach dem Französischen bearbeitet von C. J. Fuchs, Berlin 1844“. 3) „Haubner, die Gesundheitspflege der landw. Haussäugethiere, Greifswalde 1845“. Ferner reihen sich an: „Tscheulin, Gerichtliche Thierarzneikunde. 2. Aufl Karlsruhe 1822“. „Hertwig, Praktische Arzneimittellehre für Thierärzte, 3. Aufl. Berlin 1847“. „Viborg, Sammlung von Abhandlungen für Thierärzte und Oekonomen. 3 Bde. Kopenhagen 1795 — 1802“. Die verschiedenen Werke über Pathologie boten nur Weniges, und ist Das, was sie bieten, grösstentheils Entlehntes. Vieles musste aus den verschiedenen thierärztlichen Zeitschriften herausgelesen werden, zu welchem Zwecke die Jahresberichte von Canstatt und Eisenmann, sowie die in den Nachträgen zur pathol. Anatomie von Gurlt enthaltenen Notizen gute Dienste leisteten, während eigene im Verlaufe der Zeiten gemachte Notizen über fremde und selbst gemachte Beobachtungen auch Manches gewährten. Obwohl diese Zusammenstellung mit gehöriger Handhabung kritischer Sichtung gemacht wurde, so dürfte dieselbe dennoch einer weiteren Bereinigung und Vervollständigung bedürfen, welche der Folgezeit und frischen Kräften durch wiederholte genaue Beobachtung und Versuche anheimzugeben sind. Im Folgenden werden die oft vorkommenden Hinweisungen auf die Schriften von Weiss, Kuers, Magne und Fuchs, Haubner, Hertwig und Tscheulin der Kürze wegen mit den Anfangsbuchstaben dieser Autoren geschehen, während die Zeit-, sowie die übrigen hier genannten und nicht genannten Schriften bei den Hinweisungen näher bezeichnet werden sollen.

A. Scharfe oder reizende Pflanzen.

Ranunculaceae.

Ranunculus (Hahnenfuss). Die Arten dieser Gattung sind, mit der unten anzumerkenden Ausnahme, alle giftig, oder doch mindestens verdächtig. Beobachtungen über einzelne Arten haben das Bedenken, dass ihre botanische Bestimmung nicht sehr leicht ist, und daher leicht Verwechselungen vorkommen können; folgende sind ausgezeichnet: *R. repens* (kriechender Hahnenfuss) wird meist für unschädlich gehalten; indess ist ein Fall mitgetheilt (*The Veterinarian 1844. S. 488*), in welchem Schafe nach dem Genusse dieser Pflanzen auf der Waide niederstürzten, die Augen verdrehten, angestrengt athmeten, im Kreise sich drehten wie beim Schwindel, und, die Köpfe nach der linken Seite gerichtet, starben. Ich selbst sah, dass am Niederrhein die Landleute die Wurzel dieser Pflanze im

Frühjahr sammelten und davon ihren Kühen als ein die Milchabsonderung beförderndes Mittel gaben.

R. bulbosus (knolliger H.). Delafond sah Hornvieh daran sterben (Die Blutkrankheit, übersetzt von Hertwig. Berlin 1841. S. 107), während nach Daubenton Schafe ihn gern fressen sollen (W.).

R. arvensis (Acker-H.). Vergiftungen davon bei Schafen sah Lipp (Rep. IV. S. 121; ebendas. V. S. 367). Die Thiere zitterten, zeigten convulsivische Bewegungen an den Augen und Gliedmassen, sanken nieder, während einzelne ein jämmerliches Geschrei ausstiessen, Auftreibung des Hinterleibs trat erst nach dem Tode ein; fast alle Thiere taumelten, viele erholten sich von selbst. Sectionsbefund: Magen an einzelnen Stellen entzündet; Leber und Milz schwarz und mürbe; am Bauch, Euter, unter der Haut und am Fleische bläuliche Flecken. Delafond sah ebenfalls Vergiftungen bei Schafen durch diese Pflanzen (a. a. O. S. 105), sowie auch Bourgnone (W.); während Deplanque (Repert. XVI.) Vergiftungen durch dieselbe bei Kühen sah, und Bourgnone wiederum behauptet, dass sie von allen Pflanzenfressern abgewaidet werde, Trommelsuchten und Koliken erzeuge.

R. flammula (brennender H.) soll bei Pferden Bläschen und Würmer in der Leber erzeugen (*Haller, hist. stirp. helv. indig. II. p. 79*) und nach Fabregow sollen die Schafe, die davon auf der Waide fressen, eine mit dem Tode endigende Entzündung der Gedärme erhalten (W.). Nach Anderen (M. u. F.) ist diese Pflanze überhaupt sehr gefährlich; und wiederum wird versichert (Ts.), dass ganze Herden Vieh durch dieselbe umgekommen seien.

R. sceleratus (Gift-H.). Nach den Versuchen von Krapf soll diese Art, nebst *flammula, aquatilis* und *Thora*, die giftigste sein (*Mém. de l'Acad. de Science de Berlin. 1759*); die letztere Art, ein Alpengewächs, sollen die Alten zur Vergiftung der Pfeile benutzt haben. In Bezug auf *R. aquatilis* hat sich diese Behauptung nicht bewährt (s. w. u.). Meyer (Archiv schweiz. Thierärzte II. S. 20) sah bei zwei Kühen, welche einige Stunden auf einer Waide gewesen waren und hier *R. sceler.* nebst etwas Schöllkraut gefressen hatten, Raserei, Schreien, grosse

Begierde nach Futter und Getränke und gänzliches Versiegen der Milch. Eine weitere Beobachtung bringt C. u. E. 1857. Thrzt Müller in Inowraclaw theilt (Mag. f. d. g. Thierhlkd. 1858) einen Artikel über Vergiftung mit diesen Pflanzen bei Rindvieh mit; er hält nach verschiedenen Versuchen das giftige Princip für eine flüchtige Säure.

R. Lingua (grosser H.) ist eben so berüchtigt wie die vorige Art.

R. aquatilis (Wasser-H.) wird in Ringwood in England Schweinen und Kühen als gewöhnliches und einige Zeit des Jahres hindurch beinahe als einziges Futter gegeben, bei welchem sie sich wohl befinden (W.). Nach K. führt Pultney (*Commercial and agricultural Mag. for 1801 Vol. IV. p. 346*) an, dass diese Pflanze von den Bauern in der Nachbarschaft von Ringwood Kühen und Pferden gefüttert werde; sie werde an jedem Morgen in einem Boote gesammelt, dürfe aber den Kühen nicht in ihnen beliebigen Mengen gegeben werden, indem sie von denselben zu begierig gefressen würde; übrigens bleiben sie bei diesem Futter in nicht schlechtem Körperzustande und geben eine gute Quantität Milch. Nach M. u. F. werden auch im Elsass die Kühe mit dieser Pflanze gefüttert, und ich selbst sah sie in Baden zu diesem Zwecke sammeln.

Caltha palustris (Sumpf-Dotterblume) enthält eine brennende Schärfe, wird aber von Ziegen und Rindvieh, so lange sie noch jung ist, gern und ohne Schaden gefressen (W.). Auch Hb. führt an, dass diese Pflanze ohne näheren Nachweis für verdächtig gelte, und so viel sei gewiss, dass sie vom Rinde häufig ohne allen Nachtheil gefressen werde. Dagegen bemerkt Ts., dass zwar die Pflanze, so lange sie jung ist, ein gutes Futter sei; aber alt geworden, sei sie wegen ihrer Schärfe schädlich, errege Blutharnen. Boerhave will beobachtet haben, dass diese Pflanze Magenentzündung hervorbrachte. (Krünitz, Encyclop. IX. 452.)

Anemone (Windröschen), *A. Pulsatilla* (Küchenschelle), *A. nemorosa* (Hain-Windr.), *A. sylvestris* (Wald-W.), sowie *A. ranunculoides* erzeugen Blutharnen, Rehe und Darmentzündung (*Puihn, diss. de venen. veget. Erlangen 1784. p. 117*). Hiemit stimmen die Angaben von Ts. u. Hb. überein; letzterer fügt bei, dass die Wirkung diesen Pflanzen auch im getrockneten Zustande, jedoch nur geringeren Grades verbleibe.

Adonis aestivalis (Sommer-Adonis). Hb. bemerkt, dass dieser Pflanze dieselben Wirkungen, wie den Ranunkeln zugeschrieben würden.

Delphinium consolida v. arvense (Feld-Rittersporn). Hb. macht dieselbe Bemerkung zu dieser Pflanze, wie zu der vorigen. Nach Delafond (a. a. O. S. 108) sollen die Schafe diese Pflanze zwar gern fressen, aber, wenn sie viel davon fressen, sich vergiften.

Clematis Vitalba, erecta et flammula (Waldrebe, gemeine, aufrechte und brennende). Ts. bemerkt, dass diese Pflanzen Entzündung der Mägen verursachen, wovon die Thiere leicht sterben. Nach M. u. F. ist *C. vit.* scharf, reizend und giftig, doch verliert sie durchs Kochen diese Eigenschaften. Die Italiener essen die jungen Sprösslinge, und die Lyoneser Bauern bereiten Tränke für ihre Kühe daraus. Nach denselben ist *C. fl.* scharf und giftig, welche Eigenschaften indess durchs Austrocknen verloren gehen. In der Umgegend von Aigues-Mortes soll sie für die Kühe angebaut, und nach Bouvier diesen Thieren getrocknet in kleinen Bündeln gegeben werden.

Veratrum. Die Germer-Arten, sagen M. u. F., sind erregend genug, um Koliken zu bewirken, indess werden sie in der Regel nicht von den Thieren gefressen. Dagegen sind die Blätter dieser Pflanze (nach der „Monatsschrift für Rindviehhlkd. von Muhel und Ithen, 1821) allen Thieren schädlich, Entzündung des Magens und Darmcanals, Diarrhöe, Blutabgang und den Tod bewirkend.

Helleborus (Niesswurz.). *H. niger et foetidus* (schwarze und stinkende N.). Von diesen führen M. u. F. an, dass sie (nach Brugnone) die auf den Alpen waidenden Füllen vergiften, und dass diese Pflanzen unter Heu (nach Lauret) Entzündung des Magens und des Darmcanals eher bei den Einhufern, als bei den Wiederkäuern bewirke; ferner, dass (nach Brunet) die letztgenannten Thiere jene Pflanzen ohne übele Folgen verzehrten. Dagegen beobachtete Landel (Repert. VI. 115), dass diese Thiere die als Unterstreu benutzte stinkende Niesswurz frassen und krank wurden: frequenter Puls, deutlich fühlbarer Herzschlag, beengtes Athmen, Thränen, Geifern, Zähneknirschen, gesträubtes Haar, Appetit und Wiederkäuen unterdrückt, flüssige Excremente mit Blut, Tod. Section: Entzündung der Löserblätter sowie des Darmcanals hie und da. Von derselben Pflanze frass ein Pferd 18 Unzen kleingeschnitten, in Wasser mit Kleien eingeweicht, ohne nachtheilige Folgen; weitere 12 Unzen aber bewirkten Darmentzündung, Afterzwang und den Tod (*The Veterinarian 1847 S. 5*).

Aconitum (Eisenhut). M. u. F. bemerken, dass, wenn vom *A. Napellus* (wahrem Eisenhut) unter Heu im Verhältniss von 1 : 12 enthalten sei, so erzeuge dasselbe bei Einhufern Tobsucht und krampfhafte Zufälle. Thieme beobachtete zwei Ziegen, welche ungefähr $^1/_4$ davon im Futter erhalten hatten; es bewirkte Auftreibung des Bauches, Röthe der Augen, Erbrechen. Ganz Aehnliches sah Hb. bei Ziegen (Zeitschrift für Thierheilkde. 1849. S. 420); dort und hier genasen die Thiere wieder. Dagegen sah Hertwig Schafe und noch öfter Ziegen die Blüthen der in Rede stehenden Pflanze fressen und schnell sterben (Delafond a. a. O. S. 110). Aehnliches sah Viborg bei einem angestellten Versuche an einem Pferde mit der frischen Wurzel dieser Pflanze, nebst den hervorspriessenden Blättern (Samml. etc. III. S. 296), und behauptet derselbe auch, Schweine an Eisenkraut sterben gesehen zu haben (Anleit. zur Erziehung und Benutzung der Schweine, S. 76). Ts. bemerkt, dass alle Arten des Eisenhutes allen Thieren schädlich seien, und führt unter den Symptomen u. a. geschwollene und gelähmte Zunge, Wuth, einseitige Lähmung und Starrsucht an; aber es scheinen ihm eigene Beobachtungen zu fehlen.

Actea spicata (Christophkraut). M. und. F. führen an, dass dasselbe von keinem Thiere gern gefressen werde, doch vergifte es die Schafe mitunter, und sage man, dass es die Ziege ohne nachtheilige Folgen fresse.

Euphorbiaceae.

Euphorbia (Wolfsmilch). M. und F. bemerken nur, dass die Arten dieser Gattung ihre schädlichen Eigenschaften nach dem Austrocknen beibehalten; und Hb. sagt, dass diese Pflanzen gemeinhin von allen Thieren verschmäht werden, ferner: von einigen Arten werde behauptet, dass sie Schafen und Ziegen unschädlich wären, namentlich *E. Peplus v. Peplis* (gemeine Wolfsmilch), welchen letzteren alle Euphorbien weniger gefährlich zu sein scheinen. Dagegen versichert Tschudi (Thierleben der Alpenwelt, 2. Aufl. S. 558) geradezu, dass die giftige Wolfsmilch von den Ziegen mit Begierde und ohne Nachtheil gefressen werde. Ein Anonymus behauptet (Vermischte Schriften von Thaer III. 315.), dass Schafe vom Genusse der *E. Cyparissias* (Cypressen-Wolfsmilch) sterben. Dagegen erinnert K., dass kein Schaf die auf den Triften sehr gewöhnliche, allerdings verdächtige Pflanze anrühre. Hinwiederum sagt Hagström von ihr, dass Schafe von ihrem Genuss Durchfall bekommen. Ts. bemerkt, dass die Wolfsmilcharten dem Rindvieh nicht sonderlich nachtheilig zu sein scheinen, dass aber der Genuss durch die Ziegen ihrer Milch eine abführende Kraft mittheile. Dagegen beweisen die Beobachtungen von Schüpp (Archiv schweizer. Thierärzte N. F. XIII. p. 103) und von Baudius (Mittheilungen etc. VII. p. 191), dass Futter (Gras und Klee), welches viel Wolfsmilch enthält, beim Rindvieh Kolikzufälle und Durchfall erregen kann. Nach den Versuchen Orfila's (Toxikologie) zeigte sich der Saft von Euphorbia-Arten bei Hunden tödtlich.

Buxus sempervirens (immergrüner Buchs) soll von den Kameelen gern gefressen, aber auch sofort tödtlich werden. Viborg gab einem Pferde $^1/_2$ Pfund der Blätter ohne Wirkung; ein anderes Pferd aber wurde durch $1^1/_2$ Pfund in kurzer Zeit getödtet, nachdem es einen frequenten Puls gezeigt hatte. Der Darmcanal zeigte sich entzündet, soweit die Blätter mit demselben in Berührung gekommen waren. Ein Esel erhielt 1 Pfd. der Blätter ohne merkliche Wirkung. (Samml. etc. III. S. 138).

Mercurialis (Bingelkraut). *M. annua et perennis* (einjähriges und ausdauerndes B.) M. und F. bemerken nur, dass diese Pflanzen reizerregend genug seien, um Diarrhöe zu verursachen und die Milchabsonderung zu vermindern. Dagegen bemerkt Hb., dass diese Kräuter vom Pferde hartnäckig verschmäht werden; dass sie auf der Waide beim Rinde Blutharnen und die damit in Verbindung stehende Entzündung der Verdauungsorgane veranlassen, und beim Schafe könnten sie, wie Ranunkeln, plötzliche Erkrankungen und schnellen Tod bewirken. Nach W. ist die Wirkung von *M. annua* nicht sehr heftig, sie erfolgt langsam, und ist namentlich auf die Nieren gerichtet, und häufig verursacht sie, ausser Blutharnen, kein anderes gefährliches Symptom. Nur wenn sie in grösserer Menge und einige Zeit hindurch gefressen wird, kann der Tod erfolgen. Derselbe sowie K. weisen auf das Rindvieh betr. Beobachtungen von Charlot, Popin, Dubois und Schaak hin. In Alfort fütterte man Schweine mit demselben Kraute; sie frassen es aber ungern, magerten ab, blieben jedoch sonst gesund. (*Récueil etc. 1846.*) Nach Junginger (Repert. IV. S. 21) wird *M. perennis* in Gegenden, wo es wächst, dem Rindvieh häufig gegeben, und verursacht Blutharnen.

Asclepiadeae.

Cynanchum v. Asclepias Vincetoxicum (gemeiner Hundswürger oder Schwalben-Giftwurz). Nach einer Mittheilung von Veith (Mittheil. österr. Veterinäre. 1841 S. 117) hatte diese Pflanze auf einem Gute in Ungarn eine chronische Nierenkrankheit erzeugt, was durch einen controlirenden Versuch an der Wiener Thierarzneischule bestätigt wurde.

Scrophularineae.

Pedicularis (Läusekraut). Nach M. und F. haben die Läusekrautarten reizerregende, blutharnenerzeugende Eigenschaften. Hb. sagt, dass man als besonders gefährliche Art *P. palustris* (Sumpf-Läusekraut) nenne, und Block (Mitth. Bd. 2. S. 296) hält es für sehr gefährlich für die Schafe, und insbesondere für bösartige Wassersucht erzeugend.

Gratiola officinalis (heilkräftiges Gnaden- oder Purgirkraut). M. und F. bemerken, dass dieses Kraut sehr wirksam sei und auch seine Eigenschaften nach dem Austrocknen beibehalte; es mache das Heu reizend und bewirke Darmentzündung, und theile sogar der Milch der Kühe abführende Eigenschaften mit. Hertwig bemerkt: wenn Pferde von diesem Kraute auf Wiesen oder im Heu fressen, so purgiren sie darnach anhaltend und werden sehr mager; dass das Hornvieh diese

Pflanze gewöhnlich nicht anrühre, purgire aber ebenfalls darnach, wenn man ihm davon eingebe.

Digitalis (Fingerhut). Die Arten dieser Gattung, namentlich *D. purpurea* (rother F.), sind bekannte Giftpflanzen, werden aber nicht leicht von den Thieren auf den Waiden, und auch nicht von den Ziegen, wie ich beobachtete, berührt. Die einzige Beobachtung, welche mir bekannt ist, nach welcher zahlreiche Pferde im Winter mit Kleeheu gefüttert worden waren, in welchem sich ziemlich viel Fingerhutkraut befand, gehört Krichler'n an (Mittheilungen etc. VI. p. 183). Zwei dieser Pferde starben, die anderen genasen unter angemessener Behandlung. Die Erscheinungen waren die aus der Arzneimittellehre bekannten. Als einer auffallenden Curiosität will ich aus meinen Wahrnehmungen anführen, dass ein Thierarzt zahlreiche, mit Influenza behaftete Pferde durch Digitalis enthaltende Arzneien vergiftete, in deren Folge auch ein paar starben, und dass dieser Thierarzt sich nicht anders von seinem Missgriff überzeugen liess, als durch einen entsprechenden neuen Versuch, weil er die bekannten nicht anerkennen wollte.

Caprifoliaceae.

Viburnum Lantana (wolliger Schlingstrauch). Man legte Strauchwerk davon über Nacht zur Benutzung für Stangengebäude und Schiffreigen in einen Brunnentrog; Vieh soff daraus und harnte am folgenden Tage Blut (Archiv schweiz. Thierärzte, I. 278.).

Lineae.

Linum catharticum (Purgirlein). Hb. bemerkt blos, dass dieses Kraut eine purgirende Wirkung habe. Nach der englischen Zeitschrift (*The Veterinarian 1856*) crepirte ein junges Pferd, welches davon gefressen hatte, am nächsten Morgen; ein Pony in 5 Tagen, und ein drittes Pferd wurde nur mit Mühe gerettet. Der Magen des Pony war stark entzündet, und ehe der Tod eintrat, war der Herzschlag sehr heftig, und hatte sich Purgiren eingestellt. Die Pferde sollen diese Pflanzen mit einer gewissen Gier fressen, Schafe sie aber wegen ihrer Bitterkeit verschmähen.

Cruciferae.

Sinapis arvensis (Ackersenf). Hb. bemerkt, indem er auf Beobachtungen in Sprengel's landwirthschaftl. Monatsschrift X. 206, sowie in Plathner's und Weber's Jahrb. d. Landwirth. III. 2. hinweist, dass die purgirende Wirkung dieser Pflanze auch von ihm mehrmals beobachtet worden sei.

Cochlearia Armoracia (Mährrettig). Eine Beobachtung der Schädlichkeit der Wurzel dieser Pflanze bei Kühen liegt von Jarmer vor (Mittheilungen etc. V. p. 180). Morgens frassen einige Kühe an einem Haufen für Pferde bestimmter Mährrettigwurzeln: abends zeigten sich 10 derselben unter Kolikerscheinungen krank. Am andern Morgen waren 4 todt, die übrigen aber wurden gerettet, indem sehr mitwirkte, dass sie beim Wiederkauen grosse Mengen der Wurzeln auswarfen. Das Sectionsergebniss bestand vorzüglich in Entzündung der Schleimhaut der Mägen mit gallertartigen Ergiessungen zwischen den Magenhäuten, besonders des Pansens.

Celastrineae.

Evonymus europaeus (Spill- oder Spindelbaum oder Pfaffenhütchen). K. bemerkt: Theophrast scheine zuerst diesen Baum, besonders für Schafe und Ziegen, die seine Blätter und Früchte fressen, für schädlich gehalten zu haben; Mathiolus äussere dasselbe, wogegen andere leugneten, dass er gefressen werde. Nach Paulet (Beiträge etc. S. 295) soll er nur in einigen Himmelsstrichen die Schafe tödten; Viborg (Sammlung etc. III. 156) gab einem Schafe 1 Loth Samen ohne Wirkung.

Rhamneae.

Rhamnus cathartica (Purgir-Weg- oder Kreuzdorn). Die Beeren dieses Strauches standen früher im Rufe, den Hausthieren schädlich zu sein: Viborg aber hat diess durch Versuche in Bezug auf das Pferd, Schaf, Schwein und den Hund widerlegt (Samml. etc. III. 150).

Ericeae.

Ledum palustre (Sumpfporst). Hb. bemerkt, dass diese Pflanze nach Lengerke den Schafen besonders gefährlich sein soll. Nach W. wirkt sie in kleiner Gabe erregend auf das Gefäss- und Nervensystem, in grösseren betäubend. Dieselbe Bemerkung macht Hertwig; dabei aber auch, dass die Ziegen das Kraut ohne Nachtheil fressen sollen, und dass er selbst rotzigen Pferden während 4 Wochen täglich 2—6 Unzen vom getrockneten und frischen Kraute ohne Nachtheil gegeben habe.

Erica vulgaris (gemeines Haidekraut). Diese Pflanze ist zwar nicht giftig, sie soll jedoch nach Gasparin (*Mém. sur l'éduc. des merinos. S. 9*) in der Sologne, wo die Schafe den Sommer und Winter hindurch auf grosse, mit denselben bewachsene Flächen getrieben werden, die Blutkrankheit hervorbringen.

Thymeleae.

Daphne Mezereum (gemeiner Seidelbast). Ts. bemerkt: Die Rinde in kleinen Gaben beigebracht, verursache Uebelbefinden, Leibschmerzen, Durchlauf, Husten, Schwindel, Mattigkeit u. s. w.: bei stärkeren Gaben Brustbeschwerden, Husten, starken Abgang des Harns, der oft mit Blut gemischt sei, ferner Schweisse und Hautausschläge; in noch grösseren Gaben errege sie Aufstossen und alle die Zufälle, welche eine heftige Magenentzündung begleite, die man auch bei der Section finde. Nach Rose und Wright (*The Veterinary-Record VI. p. 224*) sollen die Blätter von *Daphne Laureola* in England häufig als Hausmittel für Pferde gegen Würmer in Anwendung kommen, zuweilen aber dadurch bei unvorsichtiger Anwendung Vergiftungen auftreten.

Polygoneae.

Polygonum (Knöterich), *P. Hydropiper* (Wasserpfeffer). K. bemerkt: Diese Pflanze enthalte in allen ihren grünen Gebilden, namentlich im Samen einen scharfen Stoff (daher der Vorschlag während der Continentalsperre ihn als Surrogat des Pfeffers zu verwenden), welcher das Bluthamen und alle von übermässiger vegetativer Thätigkeit ausgehende Krankheiten der Rinder, als: Franzosenkrankheit, Lungenseuche, Speckgeschwülste veranlasse (was aber jedenfalls unbegründet ist). Schnell tödtlich habe dieselbe sich in keinem Falle gezeigt, dennoch sei sie eines der gefährlichsten Gifte (?); wo die Waide gut sei, werde sie vom Viehe nicht berührt, nur wenn Mangel es zwinge, die niedrigen Stellen aufzusuchen, werde sie zur Schädlichkeit. *P. Persicaria* (pfirsichblättriger oder Vogel-Knöterich). Bei Schweinen, welche gegen das Ende der Mast Mehl erhalten hatten, worunter sich viel Samen dieser Pflanze, vielleicht auch vermischt mit solchen der vorigen befand, beobachtete Meyer (Magaz. f. d. ges. Thierheilkd. 1849) öfters Harnbeschwerden, wozu später Verstopfung. Appetitlosigkeit und Kreuzlähme trat.

Andere Knöterich-Arten waren früher als Ursache des Blauwerdens der Milch in Verdacht, aber ohne Grund.

Coniferae.

Juniperus (Wachholder). *J. Sabina* (Sade- oder Sevenbaum). Leitner berichtete (Museum des Neuesten etc. von Hermbstädt IV. 149), dass man auf einem Gute in Pommern mehrere Sträucher dieser Pflanze im Frühjahr ausrottete und auf den Viehhof werfen liess. Vier junge Fohlen frassen davon und starben an Darmentzündung. Nach Pilger sollen Pferde bei längerem Genuss dieser Pflanze die Haare verlieren. Dagegen bemerkten weder Sick noch Hertwig (Arzneimittellehre) eine der angegebenen Wirkungen bei Pferden, während eines längeren Gebrauches des Mittels in steigenden Gaben. Bei Rindern und Schafen sah der Letztere jedoch von grossen, mehrfach wiederholten Gaben: Aufblähen, Verstopfung und später blutige Diarrhöe. Hiermit stimmt auch die Beobachtung von Frey (Archiv der Thierheilkunde schweiz. Thierärzte I.) überein.

J. virginiana. Hierüber wird von Cagnat (*Réc. d. méd. vétér. 1859*) ein Fall mitgetheilt, in welchem zwei Ziegen durch den Genuss dieser Pflanzen getödtet wurden; 15 Stunden nach dem Genusse traten die Wirkungen ein: Appetitlosigkeit, Zähneknirschen, Versiegen der Milch und heftiger Durchfall.

Leguminosae.

Lupinus (Lupine). *L. albus* (weisse L.). Hb. bemerkt über diese Pflanze, dass sie weder grün noch reif gefressen werde, dass Schweine von etwas Schrot krank geworden seien, und dass Pferde, denen etwas Staub vom Schrot ins Maul gekommen, mehrere Tage das Futter versagt hätten und ihnen grüner (?) Schleim aus dem Maule gelaufen sei. K. bemerkt, dass die Lupinenkerne von den römischen Schriftstellern, sowie von Porcius Cato als Futter sehr angepriesen worden seien; von welcher Art sie genommen sein mögen, wisse er jedoch nicht. Ebenso wenig sei das Kraut derselben nutzbar, wie es Raulleau (*L'Agronome 1835 p. 180*) als Resultat seiner Versuche erwiesen habe.

L. luteus (gelbe L.). Hingst und Kühn versichern, dass diese Pflanze (Blätter und Schoten) ein gedeihliches Futter für Schafe und ein Vorbauungsmittel gegen die Fäule sei, und die ausgebrochene Krankheit auch zum Stillstand zu bringen vermöge. Ich selbst habe bei wassersüchtigen Ziegen der Molkenanstalt in Baden keinen Vortheil von der Verfütterung dieser Pflanze gesehen.

Compositae.

Pastinaca sativa (gemeiner Pastinak). Diese soll, auf sumpfiger, wasserhaltiger Stelle gebaut, scharfe und giftige Eigenschaften annehmen und der Milch einen übeln Geschmack mittheilen (Schwerz in den Möglin'schen Ann., VIII. 526.). Nach Coulbeaux soll darnach in einer Herde Kühe eine hitzige Ausschlagskrankheit entstanden sein, die jedoch ohne nachtheilige Folgen verlief (*Dupuy et Vatel, Journ. pratique de méd. vétér. 1826. S. 547*).

Colchicaceae.

Colchicum autumnale (Herbst-Zeitlose). Zahlreiche Beobachtungen und selbst einzelne Versuche beweisen die Giftigkeit dieser Pflanze (der Wurzel, Stengel und besonders der Samen) für alle Hausthiere im grünen wie im getrockneten und selbst im gekochten Zustande. Die Thiere verschmähen diese Pflanzen in der Regel auf der Waide und im Rauhfutter; im geschnittenen und Brühfutter wird sie, da keine Wahl bleibt, genossen, aber auch zuweilen auf der Waide. Am meisten sind Vergiftungen bei Pferden und Rindvieh beobachtet worden. Die Wirkung ist vorzugsweise Reiz- und Entzündung erregend im Magen und Darmkanal, auch in den Nieren; daher Appetitlosigkeit, Unruhe, Schmerz im Hinterleibe, unordentlicher Puls, Erbrechen, Blutharnen, blutige Diarrhöe, Zittern, erweiterte Pupille, partielle Lähmungen u. dergl. Aus meiner Beobachtung kenne ich selbst die Gefährlichkeit der äusserlichen Anwendung eines Absuds der Samenkapseln gegen Läuse. Der Angabe von Paulet (Beiträge etc. S. II. 284), dass die Kühe am Kaukasus beinahe weiter nichts als Zeitlosen fressen, ist daher nicht im mindesten zu trauen. Beobachtungen über die Schädlichkeit bei verschiedenen Thieren liegen vor von Weigmann in Bezug auf eine Kuh (Neues Wochenblatt des landwirthschaftlichen Vereines in Baiern 1821. S. 397); in Bezug auf Lämmer (*Ann. d. l'agric. franç. 1823. Oct. p. 46*); von Hübner bei Kühen (Zeitschr. d. Thierhlkd. v. Busch, III. 126); von Lelois und Prevost bei eben solchen Thieren; (*Journ. de méd. vétérin. 1834*); von Theurer bei denselben Thieren (Wochenbl. f. Land- und Hausw. 1835 S. 67); von Stolz bei Schweinen (Mag. f. d. g. Thierhlkd. 1838); von Frey bei gleichen Thieren (Arch. schweiz. Thierärzte 1839. S. 116); bei Pferden von Wolff (Wochenschr. f. Thierhlkde. u. Viezucht III. p. 13); Adam (daselbst V. p. 113); Gierer (Central-Archiv von Kreutzer 1848. p. 50); Treuhsler (Archiv schweiz. Thierärzte 1844. S. 235); Aschmann (daselbst 1839. S. 310) und von Hierholzer (Thierärztl. Zeitung 1846. S. 51). Versuche mit der frischen Wurzel bei Pferden von Morton (*Veterinary-Records 1845. p. 137 et 140*). Beobachtung von Margraves bei Rindvieh (ebendaselbst 1846. p. 223); von Lindenberg bei gleichen Thieren (Magaz. f. d. ges. Thierhlkde. IX. 449); ebenso von Rufener (Archiv schweiz. Thierärzte V. 106), Litt (*The Veterinarian 1860*) und von mehreren Anderen.

Umbelliferae.

Hydrocotyle vulg. (Sumpfnabelkraut). W. macht, jedoch ohne Hinweisung auf specielle Fälle, die Bemerkung, dass diese

Pflanze bei Schafen Fäule, Entzündung des Darmkanals und Blutharnen bewirke; also eigentlich sich widersprechende Zustände.

B. Narkotische Pflanzen.

Gramineae.

Lolium temulentum (Taumellolch). Seit uralter Zeit ist dieses Gras, wie es schon sein Name andeutet, im Verdachte der Schädlichkeit gewesen. Seeger, welcher (*Diss. de Lol. tem. Praes. Camerario. Tüb. 1710*) durch Versuche die Schädlichkeit des Samens für Menschen und Hunde nachgewiesen haben will, erzählt einen Fall, der sich i. J. 1341 in der Schweiz zugetragen haben soll. Ein Pferd hatte nämlich so viel Lolchsamen gefressen, dass es von seinem Herrn für todt gehalten und abgezogen wurde; es sei jedoch wieder erwacht und nach Hause zurückgekehrt zum Erstaunen seines Herrn und Derer, die es gesehen haben.(!) Von diesem äussersten Grade der Betäubung und anderer Zufälle herab bis zur Unscheinbarkeit der Zufälle durch Taumellolch liegen Beobachtungen und Versuche vor. Brosche erzählt (Zeitschrift f. Thierheilkde. 1840. S. 27) einen Fall, in welchem eine Lämmerheerde auf einem Haferstoppelfeld, auf welchem sich viel Taumellolch befand, gehütet wurde. Eine grosse Zahl derselben litt unter Gehirnsymptomen, die nach dem Verlassen des Waideplatzes verschwanden. In einem anderen Falle wurde dasselbe von Brosche bei Schafen gesehen, die Hafer mit Lolch-, aber auch zugleich mit Radesamen erhalten hatten. Bei Pferden will Meyer (Archiv schweiz. Thierärzte 1831. S. 163) von dem Genusse des Lolchsamens eine Depression der Lebensthätigkeit bemerkt haben. Ebenso Rosenkranz und Kretschmar (Bericht über d. Veterinärwesen im Königr. Sachsen 1858). Tait (*The Veterinarian 1842. S. 212*) will bei Schweinen nach demselben Genuss (wie der Wärter versicherte) kolleähnliche Erscheinungen gesehen haben. Und Burkhard behauptet, dass das Stroh vom Taumellolch den Thieren tödtlich sei. Diesen Beobachtungen und

Versuchen stehen andere und zuverlässigere mit negativen Ergebnissen gegenüber. Nach Rafn z. B. ist Lolch den Hühnern völlig unschädlich (Viborg, Sammlung etc. III. 138); nach Hertwig (bei Delafond a. a. O. S. 111) zeigte sich der Lolchsamen bei wochenlanger Fütterung an Hühner, Schafe und Pferde ohne Nachtheil. Ebenso nach Nestler (Oekon. Verhandl. 1838 Nr. 58) bei Pferden und Kühen durch Fütterung mit Hafer, unter welchem eine grosse Menge Lolchsamen war. Ferner nach der Angabe von K. (ohne Nennung der Quelle) bei 3 Pferden und 2 Kühen; ebenso Spinola bei Schweinen (Die Krankheiten der Schweine. Berlin 1842); und Halm wiederum bei Pferden (Mitthl. aus der thierärztl. Praxis im Preuss. Staate. 3. Jahrgang). Trotz alledem ist man noch nicht geneigt, das *Lol. temul.*, insbesondere dessen Samen für ganz unschädlich unter allen Umständen zu halten, sondern man denkt dabei an die Möglichkeit von Pflanzenkrankheiten, zumal da dieses Gras vorzugsweise in nassen Jahren reichlich wächst.

Bromus secalinus (Roggen-Trespe). K. bemerkt, dass dieses Gras oder sein Same, ebensowenig wie das *Lol. temul.* schädlich sei. Die, welche die Schädlichkeit behaupteten, wie Langen, Linné und Bryant, bezögen sich allein auf alte Beobachtungen, welche aber insgesammt keine bestimmte Thatsache enthalten.

Umbelliferae.

Cicuta virosa (Wasser-Schierling). Gmelin macht (Allg. Geschichte der Pflanzengifte S. 572) die, theilweise mit grosser Zurückhaltung aufzunehmende Bemerkungen, dass die meisten Thiere diese Pflanze stehen lassen; in Schweden, Sibirien und Aegypten rühre sie das Hornvieh, so lange es gesund sei, nicht an, in Sachsen aber soll es ihr nach den Berichten von Rivins und Mappus, nachgehen; in Schweden und Norwegen fürchteten sie die Schafe und Ziegen, den ersteren sei sie äusserst schädlich, und den letzteren nicht immer und allenthalben unschädlich; die Esel fielen davon in Schwindel; in Norwegen sollen sie die Schweine ohne Schaden und überhaupt viele Vögel den Samen ohne Gefahr fressen. Linné (*Flora Lap-*

ponica) hörte auf einer Reise nach Tornow den Verlust vielen Viehes beklagen, von welchem er als Ursache die in Rede stehende Pflanze erkannte. Dabei behauptet derselbe, dass die Pflanze nur schade, insofern sie im Wasser gewachsen sei. Schreber aber (Physikalisch-Oekonomische Auszüge IV. 22) hat auch die in trockener Erde, worin sie gleichfalls fortkommt, schädlich befunden. Die Versuche, welche Viborg (Sammlung etc. III. 153) mit 1 Pfd. frischer Wurzel bei einem Pferde, bei einem anderen mit dem Safte von 14 Pfd. Blättern und Stengeln, bei einem dritten mit dem Safte von 14 Pfd. Wurzelblätter anstellte, hatten zwar Betäubung und andere Erscheinungen zur Folge, aber nicht den Tod. Eine Vergiftung durch Heu, worunter sich dieses Kraut befand, theilt Krause (Mag. f. d. ges. Thierhlk. 1837) mit. Die Thiere lagen, Kopf und Hals waren nach der rechten Seite gebogen, der Blick war matt, die Augen waren in ihre Höhlen zurückgezogen, die Pupille erweitert; sie machten, wie es schien, unwillkürliche Kaubewegungen, und bewegten die Füsse im Tempo des Schrittes; die Schleimhäute waren bläulich, Puls unfühlbar; Herzschläge zählte man 120—123 und Athemzüge 26—30 per Minute. Der Tod erfolgte unter Convulsionen. Bei der Section zeigte der Magen an der Pförtnerabtheilung dunkelrothe Flecken, auch waren solche an der Schleimhaut des Blind- und Grimmdarmes; die Gefässe des Gehirns zeigten sich erfüllt, sonst aber sah man nichts Krankhaftes. Hierauf machte Krause 3 Versuche bei Pferden, aus denen er mit Sicherheit schliessen konnte, dass 1 Pfd. getrockneten Wasserschierlingskrautes ein Pferd zu tödten vermag. Die beobachteten Zufälle waren: Unruhe, Krämpfe, stierer Blick, Erweiterung der Pupille, unwillkürliches Kauen, Unvermögen zu stehen, bläuliche Färbung der Maulschleimhaut etc. Nach Damitz (ebendas. 1841) crepirten 4 Stück Rindvieh, welche die frischen Wurzeln, die auf einem Viehhofe lagen, mit grosser Gier gefressen hatten, 4 Stunden nachher; den Todten floss Blut aus Nase und Maul, der Leib trieb sehr auf; die 7 andern Stücke, welche Verdrehen der Augen, Zucken der Gesichtsmuskeln, heiseres Brüllen, Schäumen und sehr frequenten Puls wahrnehmen liessen, wurden gerettet. Bei der Section fand man im ersten Magen Wurzelstücke 10—12 Loth, die innere Haut desselben dunkelroth, Herz und Gefässe voll Blut. Eine weitere Beobachtung in Bezug auf eine Kuh von Weidemann befindet sich in „Archiv schweiz. Thierärzte 1846 S. 194“, sowie eine andere von Halfort in *The Veterinarian 1841.* Endlich berichtet Dr. Oeltze über die wahrscheinliche Vergiftung von 80 Schweinen mit dieser Pflanze, welche in den Tod bei allen überging (Magaz. f. d. ges. Thierhlkd. VII. 256).

Conium maculatum (gefleckter Schierling). Nach den Versuchen von Hertwig waren $1^1/_2$ Pfd. frischen Krautes beim Pferde ohne Wirkung. Nach dem Fressen der Blätter und Wurzeln beobachtete man (*The Veterinarian 1839*) bei Pferden Kolik, Abstumpfung und Schlafsucht, Widerwillen gegen Bewegung, schwachen unterdrückten Puls und Tod. Nach demselben bewirkten 3 Pfd. frischen oder $^1/_2$ Pfd. getrockneten Krautes Aufblähen mit erschwertem Athem und Stöhnen; in 12 Stunden aber waren diese Erscheinungen vorüber. Bei Kühen, welche auf der Waide gefleckten Schierling gefressen hatten, beobachtete Halfort (*The Veterinarian 1841*) scheinbare Leblosigkeit, äusserst schwachen und verlangsamten Puls, kalte Extremitäten, wenig geänderte Respiration, geschlossene Augen, erweiterte Pupillen und Unempfindlichkeit für Licht, ferner: unterdrückte Gehirnthätigkeit, Schlafsucht, ausgestreckten Kopf und Hals, Haare gesträubt; hob man die Thiere auf, so fielen sie wie todt nieder. Unter der Behandlung ging aber nur ein Stück durch Tod ein. So rettete auch Lecoq unter anderen Verhältnissen eine Kuh. *(Réc. de méd. vétér. 1848.)* Ein Schafbock frass (*Annal. de l'agric. franç. LXX. 258*) während 5 Tagen eine nicht bestimmte Menge frischen Schierlingskrautes, jedoch nur vom Hunger getrieben, ohne dadurch zu leiden. Zwei Ziegen frassen eine gute Portion gefleckten Schierlings, der ihnen mit anderen Pflanzen vermengt, als Streu gegeben worden war. Alsbald stellten sich Krämpfe ein, Verdrehen der Augen, Geifern, bewusstloses Schlägeln mit den Füssen. Die eine starb nach 6 Stunden; die Section zeigte die innere Haut des Pansens lichtroth, Psalter und Labmagen mit rothen Flecken besäet (Thierärztliche Zeitung 1846 S. 16). Hb. bemerkt, dass er Vergiftung bei Schweinen durch die Wurzel gesehen habe.

Aethusa Cynapium (Gartengleisse, Hundeeppich oder Hundspetersilie. Viborg (Samml. etc. III. S. 153) beobachtete nach 1 Pfd. frischer Blätter mit Mehl bei einem Pferde keine nachtheilige Wirkung. Nach Erhardt (Gmelin a. a. O. S. 572) wird dieses Kraut von den meisten Thieren ohne Schaden und Widerwillen gefressen und nach Magford soll es zwar nicht den Tod, wohl aber heftiges Purgiren zur Folge haben (*The Veter. 1839. S. 673*). Demnach ist diese Pflanze für die Thiere höchstens nur verdächtig, und daher nicht begründet, wenn Ts. dieselbe dem Wasserschierling gleich achtet.

Chaerophyllum sylvestre v. temulum (Wald- oder Taumel-Kälberkropf). Nach Frey (Archiv schweiz. Thierärzte 1845. S. 315) wurden 3 Rinder mit diesem Kraute (das in der Schweiz „Bangeln" genannt wird), sammt den Wurzeln gefüttert, worauf sich eine Magen- und Darmentzündung einstellte, wie es sich durch die Section eines Thieres ergab, während die beiden anderen gerettet wurden. Der Redacteur der genannten Zeitschrift bemerkt in einer Note zu dieser Mittheilung, dass es auffallend sei, wie bei solchen Thatsachen über den Einfluss der genannten Pflanze, dieselbe von Schwundt, Prediger in Werder bei Ruppin, als vorzügliches Futter für milchgebende Kühe empfohlen werden könne. Uebrigens aber fehlen weitere Beobachtungen über die Gefährlichkeit dieser Pflanze, und wird dieselbe höchstens nur für verdächtig gehalten.

Selinum palustre (Sumpf-Silge). Hb. bemerkt, dass diese Pflanze nach Lengerke den Schafen besonders gefährlich sei.

Sium (Merk). M. u. F. bemerken im Allgemeinen von *S. angustifolium* (schmalblättriger M.), dass er den Kühen Schwindel und sogar den Tod verursache. Dagegen bemerkt K. von *S. latifolium* (breitblättriger M.), dass dieses Kraut dem Rindvieh ein zwar nicht angenehmes, aber doch unschädliches Futter sei; wohl aber wirke die Wurzel durch ihre narkotische Schärfe tödtlich, jedoch nicht zu jeder Zeit, wie Beyerstein (Abhandl. der Akademie zu Stockholm) beobachtet habe, während Linné die Pflanze bestimmte. W. führt an, jedoch ohne eine Quelle anzugeben, dass Rindvieh in Schweden, welches von der Wurzel mit Kleien gefressen hatte, in starken Schweiss verfallen sei, sich niedergeworfen, mit dem Kopfe auf die Erde geschlagen und die Augen verdreht habe, dass die Anfälle nachgelassen hätten und wiedergekehrt seien; dass ferner eine junge Kuh schon nach $^1/_2$ Stunde, eine andere bald darauf gestorben sei, die übrigen aber mit dem Leben davon gekommen, indess den ganzen Tag hindurch betäubt umher gegangen seien.

Oenanthe (Rebendolde). M. u. F. bemerken, dass einige Arten dieser Gattung der Milch und der Butter der Kühe einen bitteren Geschmack mittheilen, der, wie man sagt, die Saugkälber abstosse. Dagegen bemerkt K., dass nur die Wurzel dieser Pflanze schädlich sei, während die Blätter ein angenehmes Nahrungsmittel sein sollen, und weist dabei auf die Mittheilungen eines Ungenannten (*Journ. d. conn. usuell. Juin 1835*) hin, der einen Graben auf einer Wiese reinigen liess, in dessen Auswurf sich viele Wurzeln jener Pflanze befanden, die auf der Wiese liegen blieben. Die Folge war, dass zuerst ein Ochs, dessen Wanst voller Wurzeln war und kurze Zeit darauf zwei Milchkühe crepirten. Bei dieser Gelegenheit werden in derselben Mittheilung noch einige anderwärts vorgekommene Vergiftungen durch diese Wurzel angeführt. Ueber *O. crocata* theilt Billany (*Réc. de méd. vétér. 1856*) Beobachtungen und Versuche mit, nach welchen diese Pflanze ein heftiges Gift für Menschen und Hausthiere ist. Es scheint, dass der giftige Stoff flüchtiger Natur ist, da bei der Section keine eigenthümlichen und constanten Veränderungen nachgewiesen zu werden vermochten.

Sileneae.

Agrostemma Githago (Kornrade). Nach den Versuchen von Viborg (Sammlung etc. III. S. 162) bewirkte der Samen bei Vögeln Betäubung und Tod. Ein Hund erhielt 4 Loth vom überjährigen Samen; er wurde unruhig, erbrach sich mehrere Male, es zeigte sich sodann grosse Mattigkeit und schneller Puls, aber nach 8 Stunden Wiedergenesung. Bei dieser Gelegenheit erzählt V., dass in Schweden, wo diese Pflanze (dort „Klint“ genannt) i. J. 1794 sehr überhand genommen hatte, ein Landmann eine Tonne Samen davon sammelte, und ihn mahlen liess, um Schweine damit zu füttern. Im Anfang hatten sie davon gefressen, später aber denselben verschmäht; selbst dann hatten sie nicht gern davon gefressen, nachdem er mit Roggen zu Brod gebacken war, und wurden die Thiere krank davon. Pillwax und Müller (Vierteljahrsschrift f. wiss. Veter. XI) haben ebenfalls Versuche mit Mehl und Brod von Kornrade bei verschiedenen Thieren angestellt; es wirkte in verschiedenen Gaben theils schädlich, theils giftig, ähnlich den scharf narkotischen Stoffen. Nach Legrip (*Journ. d. méd. médicale. Avr. 1855. p. 210*) enthält der Radesamen Saponin, welches Gift sich aber nicht in allen Theilen des Samens befindet, sondern blos in den Samenlappen mit einem süssen, gelben verseifbaren Oel und einem durch Alkalien gelb werdenden Farbstoff. Grobes Mehl mit Raden und das daraus verfertigte Brod besitzt einen mehr oder minder scharfen Geschmack, und lässt vermittelst einer Loupe die Trümmer der Samenhaut (*epispermium*) erkennen. Mehl und Brod, welches Raden enthält, mit Aether digerirt, ertheilt demselben eine um so lebhaftere Farbe, je mehr Raden darin ist, wogegen nach Wittstein (Jahresschr. f. prakt. Pharm. IV. 536) Roggenmehl, welches Mutterkorn enthält, übergossen und eingerührt mit Kalilauge von 1,33 spec. Gew., ausser dem widrig süssen, laugenartigen, dem Mehle angehörigen Geruche, den charakteristischen des Propylamins wahrnehmen lässt.

Papaveraceae.

Chelidonium majus (grosses Schöllkraut). Hertwig sagt: „Der scharfe Stoff dieser Pflanze ist nur in ihrem frischen Zustande vorhanden, und vorzüglich an den gelben Milchsaft gebunden; getrocknet besitzt sie blos einen gelinden Bitterstoff. Daher sind auch die Wirkungen des frischen und getrockneten Schöllkrautes sehr verschieden von einander. Pferde, Rindvieh und Schafe vertragen dasselbe auch im frischen Zustande in ziemlicher Menge; von den letzten sah ich oft, dass sie 3—5 Hand voll des Krautes mit Appetit und ohne Nachtheil, überhaupt ohne bemerkbar eintretende Wirkung verzehrten; den ersteren aber gab ich es bis zu 1 Pfd. und sah blos vermehrtes Uriniren darnach erfolgen."

Papaver (Mohn). Bei den Nachrichten über diese Pflanze

werden die wildwachsenden Arten nicht unterschieden, sondern unter *P. Rhoeas* (Klatschrose) zusammengefasst. Hertwig bemerkt: dass der wildwachsende Mohn sich für pflanzenfressende Thiere, besonders für Rindvieh in mehreren Fällen als eine sehr giftige(?) Pflanze gezeigt habe; dass nach dem Genusse von Grünfutter, in welchem diese Pflanze sich in Menge befunden, zuerst Unruhe, Brüllen, selbst Tobsucht, stierer Blick, grosse Erweiterung der Pupille, harter voller Puls, Appetitlosigkeit, späterhin Betäubung, schlafsüchtige Zufälle, kaltes, trockenes Flotzmaul, Kälte der Ohren und Füsse u. dergl. eintreten. Setzen wir hinzu, dass zuweilen eine Abweichung von diesen Erscheinungen, so z. B. Diarrhöe, Zittern, Krämpfe, epileptische Zufälle, selbst Beisssucht u. dergl. beobachtet wird, und dass alle jene Zufälle, wie heftig sie auch erscheinen mögen, doch in der Regel in 24—36 Stunden ohne irgend ein Gegenmittel wieder verschwunden zu sein pflegen, so dürfte das oben angebrachte Fragzeichen gerechtfertigt erscheinen. Uebrigens ist es wahrscheinlich, dass der Mohn nach der Bildung der Samenkapseln die grösste Wirksamkeit entfaltet. Specielle Beobachtungen liegen vor von Grimm (Repert. der Thierheilkde. V. 112), von Schmager (Landw. Wochenbl. für das Grossh. Baden. 1838. No. 35), Lichte (Magaz. für d. ges. Thierheilk. IV. 520), Gaullet (*Réc. d. méd. vétér 1829 p. 99*), Keller (Buchner's Repert. für Pharm. LVI. 3. Heft), Weber (*Réc. d. méd. vétér. 1855*), Rosenbaum (Magaz. f. d. ges. Thierheilk. XXV. 4). Diese letztere Mittheilung zeichnet sich dadurch aus, dass sie auch ein theoretisches Raisonnement bringt. Bei einem $^1/_2$ Jahr alten Schweine sah Kuster (ebendas. V. p. 181), welches eine ziemliche Menge ausgejäteter Pflanzen dieser Art gefressen hatte, Zufälle der Betäubung.

P. somniferum (schlafbringender Mohn). Diese cultivirte Pflanze hat ebenfalls schon Veranlassung zu widrigen Zufällen gegeben. Döring erzählt (Schles. landwirthsch. Zeitschr. II. 597), dass 27 Kühe und ein Bulle in 4 Futtern 5 Scheffel ausgedroschener Köpfe dieser Pflanze mit Kartoffeln und Spreu gemengt, vorgelegt erhalten hatten, und in Folge dessen so sehr erkrankten, dass man sie an Milzbrand leidend glaubte. Sie trieben auf, stampften, brüllten, stöhnten, wollten oft, konnten aber nicht misten. Alle wurden wieder hergestellt. Eine ähnliche Beobachtung hat Waltrup (Mitthl. a. d. thierärztl. Praxis im preussischen Staate III.) bei ein paar Kühen gemacht, welchen ausgedroschene Mohnköpfe untergestreut waren. In diesem Falle wurden unter anderen die eigenthümlichen Bewegungen wie beim Weben der Pferde beobachtet.

Compositae.

Lactuca virosa et Scariola (giftiger und wilder Lattig). Ts. bemerkt blos, dass diese beiden Pflanzen für Thiere giftig zu sein scheinen, und dass sie daher die Aufmerksamkeit der Thierärzte erfordern, und Hertwig sagt, dass *L. vir.* auf Hunde in grossen Gaben (z. B. 3 Drachmen des Extractes) stark betäubend und sogar tödtend wirkte; bei Pferden und den übrigen Thieren sei aber die Wirkung noch nicht ermittelt, während Hb. bemerkt, dass dieselbe eine bekannte Giftpflanze sei, unter den gewöhnlichen Verhältnissen aber keine Veranlassung zu Vergiftungen gebe.

Madia sativa (angebaute Madie). Hb. bemerkt, dass kein Thier diese Pflanze in frischem Zustande, wohl aber im getrockneten geniesse; sie sei in allen ihren Theilen von narkotischer Wirkung, und veranlasse sie gleiche Zufälle wie der Mohn, doch sei das Stroh auch schon ohne Nachtheil verfüttert worden. Hingewiesen wird hierbei auf Simon, welcher eine Vergiftung bei zwei Kühen durch den Genuss von Blättern, Stengeln und Spreu, die begierig gefressen worden seien, beobachtet hat (Fischer, landwirthschaftl. Zeitschr. 1842. S. 319).

Chenopodeae.

Chenopodium hybridum (Bastard- oder unächter Gänsefuss). Bock gibt (Kräuterbuch, Strassburg 1560) zu erkennen, dass die alten Weiber aus Erfahrung diese Pflanze „Schweinstodt oder Sauplage" nennen, wogegen Viborg (Anleitung z. Erziehung d. Schweines) versichert, dass diese Pflanze von den Schweinen gewöhnlich nicht gefressen werde und übrigens auch keine gefährlichen Zufälle veranlasse. Nach Versuchen, die derselbe gemacht hat, glaubt er sich zu dem Schlusse berechtigt: dass der unächte Gänsefuss kein Gift für Schweine, sondern eine

Pflanze sei, an der sie keinen Geschmack finden. Hinwiederum hat Obermayer (Jahrb. d. Thierheilk. von Weidenkeller 1830. S. 273) Beobachtungen mitgetheilt, in denen sich diese Pflanze für Schweine giftig erwies. Die Symptome zeigten vorzugsweise Betäubung. Die Section wies aufgelöstes Blut, sowie blaurothe Flecken im Maule bis zum Magen nach. Unter diesen Umständen müssen nähere Beobachtungen und Versuche über die hier beregte Pflanze entscheiden.

Hypericineae.

Hypericum perforatum (gemeines Johanniskraut). Prangoné hat einige Fälle beobachtet, in welchen dieses Kraut (Hartheu) in grosser Menge unter Luzerne gewachsen, grün oder dürr verfüttert, folgende Zufälle veranlasste: Abstumpfung der Sinne, Schwanken, Hin- und Herbewegen des Kopfes, erweiterte Pupillen, injicirte Bindehäute, besonders aber purpurrothe Färbung der fleischfarbenen Abzeichen an den Lippen, was charakteristisch erschien. Wiedergenesung erfolgte durch ärztliche Behandlung. (*Réc. de médec. vétér. pratique. 1861.*)

Amygdaleae.

Prunus Padus (Trauben- oder Ahlkirsche). Htw. macht zum Artikel: „Blausäure" folgende Anmerkung: „Die Blausäure kommt auch von der Natur gebildet, im Pflanzenreich vor, namentlich in den Gattungen *Amygdalus* und *Prunus*, besonders in den Blättern des Kirschlorbeerbaumes (*Pr. Lauro-Cerasus*) des Traubenkirschstrauches (*Pr. Padus*) und des Pfirsichbaumes (*Amygd. persica*); ferner in den Kernen des Bittermandelbaumes (*Amygd. amara*), und des Sauerkirschbaumes (*Prun. Cerasus*), in den Blüthen des Schlehenstrauches (*Prun. spinosa*) und des Pfirsichs, sowie in der Rinde des Traubenkirschstrauches. In allen diesen Pflanzen ist die Blausäure an ein ätherisches Oel und an andere Stoffe auf eigenthümliche Weise, gleichsam organisch gebunden. Hierauf erwähnt Htw. einen von ihm bei einem Hunde, und einen von Viborg bei einem Pferde angestellten Versuch (Sammlung etc. I.) mit bitteren Mandeln, die indess nicht tödtlich abliefen. Uebrigens ist es ein Irrthum, wenn

Htw. dafür hält, dass die Blausäure in den genannten Pflanzen und ihren Theilen fertig gebildet vorkomme. In der That kommt nur Amygdalin darin vor, das mit dem in der Regel gleichzeitig vorkommenden Emulsin bei mittlerer Temperatur unter Aufnahme der Elemente des Wassers, in Zucker, Bittermandelöl und Blausäure schnell zerfällt. Man findet zwar mehrere Male in thierärztl. Schriften im Allgemeinen angeführt, dass *Pr. Laur.-Cer.* tödtlich für die Hausthiere sei; aber nur eine speciell beschriebene Beobachtung von *Pr. Padus* liegt vor (Thierärztl. Zeitung 1846 S. 16). Zwei Kühe frassen in einem Parke von den Blättern dieses Strauches, die zum Theil schon abgefallen waren; einige Stunden später zeigten sich diese Thiere krank, und bei der Ankunft des Thierarztes Noll war eine derselben bereits todt; die andere zeigte aufgetriebenen Hinterleib, Bewusstlosigkeit, glotzig hervorgedrängte Augen, mit stark erweiterter Pupille, und grosse Kälte der Extremitäten. Dieses Thier wurde gerettet; die Section des anderen zeigte rothe Flecken im Labmagen und Darmkanal, starke Ueberfüllung der Leber mit dunklem, theerartigen Blute. Ueber *Prunus Lauro-Cerasus* (Kirschlorbeer) berichtet van Dam eine Beobachtung, nach welcher 5 Schafe nach dem Genuss der Blätter im Winter vergiftet wurden, die anderen 15 Schafe des Haufens kamen mit Verdauungsbeschwerden davon. (*Verzameling van Veeartzenykundige Bydragen. 3. Stück. Utrecht 1860.*)

Coniferae.

Taxus baccata (Eibenbaum). Viborg (Samml. etc. II. S. 51) hat sehr gründliche Untersuchungen über die Nadeln, Zweige und Früchte dieses Baumes angestellt; er beginnt mit Theophrast, Plinius u. A., bis zu den Beobachtungen seiner Tage, und findet, dass dieselben viel Widersprechendes haben, dass die Einen den Eibenbaum für den giftigsten von allen, selbst seine Ausdünstung für gefährlich, die anderen ihn für ganz unschuldig ansehen, und knüpft daran Betrachtungen über die Gifte überhaupt, die zu allen Zeiten wahr bleiben werden. Er stellte selbst 16 Versuche bei Pferden, Maulthieren, Schafen, Ziegen, Schweinen, Katzen, Hunden, Hühnern, Gänsen und Enten an. Diese Versuche haben ergeben, dass der Eibenbaum für alle jene Thiere unter Umständen gefährlich ist, dass er rasch eintretende, scharf-narkotische Wirkungen mit raschem Tode herbeiführen kann; dass er aber unschädlich wird, wenn zugleich mehlige Substanzen zur Einhüllung gegeben werden. Das letztere bemerkt auch Anderson (*Essays. Vol. II.*), dass sogar in Hessen den Kühen andauernd Eibenbaumnadeln mit Körnerfutter gegeben werden, und übrigens allemal ihre nachtheiligen Wirkungen durch gleichzeitiges Verabreichen der dreifachen Menge anderen Futters aufgehoben würden. Dasselbe fand auch Youatt und Simonds, letzterer in Bezug auf Rüben.

Nicht minder denkwürdig als die Versuche Viborg's sind die Havemann's (Hannoversches Magazin vom Jahre 1789 im 79. Stück). Nach demselben starb ein Pferd innerhalb 5 Stunden an 10 Unzen Taxusnadeln, die ihm in 3 Portionen gegeben wurden. Ein anderes bekam 9 Unzen in 3 Portionen und starb in $3^1/_2$ Stunden. Ein drittes starb in 25 Stunden, nachdem es in 5 Portionen 15 Unzen erhalten hatte. In einem vierten Falle erfolgte der Tod nach Eingabe von 6 Unzen in einer Portion nach $1^1/_2$ Stunden. Den letzten Versuch bei Pferden stellte Havemann so an, dass er einem solchen allmälig in 7 Portionen 35 Unzen gab, worauf der Tod nach 5 Tagen erfolgte. In allen diesen Fällen waren frisch geschnittene Nadeln des Taxus verwandt und denselben auf 1 Unze allemal eine Hand voll Hafer beigegeben worden. Vielleicht steht die langsame Wirkung des Giftes mit diesem Zusatze in Zusammenhang. In keinem Falle gingen dem Tode der Thiere andere Symptome der Vergiftung voraus, als dass sie träumend und schläfrig zu werden schienen. Der Tod erfolgte stets nach kurzem Todeskampfe unter Convulsionen. Von zwei Ziegen, deren jede 11 Unzen frische Taxusnadeln erhalten hatte, starb die eine nach 12 Stunden, die andere nach $1^1/_2$ Tagen. Die Sectionen ergaben in allen Fällen keine bemerkenswerthen, zumal keine constanten anatomischen Veränderungen. Havemann nimmt daher an, es müsse das Taxusgift eine eigenthümliche Wirkung auf das Nervensystem ausüben.

Hieran reiht sich ein Ereigniss, welches Wedderkop (Landw. Centralbl. für Deutschland von Dr. Wilda 1861) erzählt, und zwar in folgender Weise:

„Der Knecht des Miethkutschers E. in Göttingen hatte in einem benachbarten Dorfe seine zwei Pferde in einen Stall gebracht, welcher schon seit längerer Zeit nicht mehr seiner ursprünglichen Bestimmung gemäss benutzt wurde. Die Thiere sollten hier nur während eines starken Regenschauers stehen bleiben. Nothdürftig wurde für sie und vier andere Pferde Raum geschaffen; altes Gerümpel und eine Partie Steinkohlen nahmen den grössten Theil des Stalles ein. Als nach einer halben Stunde plötzlich die beiden Pferde des E. todt am Boden lagen, glaubte man, die Ursache des Todes sei die Entwicklung von Kohlendunst (Kohlenoxydgas), herstammend aus den Steinkohlen. Natürlich eine grundlose Vermuthung, da aus den Kohlen beim Liegen an der Luft sich kein Kohlenoxydgas entwickeln kann. Auch zeigten die übrigen Pferde nicht die geringsten Anzeichen einer solchen Einwirkung.

Die durch den Herrn Dr. Luelfing, Inspector der Göttinger Thierarzneischule, angestellte Untersuchung ergab vielmehr, dass hier eine Vergiftung durch Taxus vorlag. Alte welke Kränze und Guirlanden, welche im Februar d. J. zur Ausschmückung eines Ballsaales gedient, hatte man arglos in diesen Raum gebracht. Die Pferde des E., welche seit sieben Stunden kein Futter erhalten, hatten von diesen Kränzen gefressen, wie der Befund der Section ergab, etwa ein halbes Pfund. Die Thiere waren etwa eine halbe Stunde nach dem Genusse sehr unruhig geworden, hatten geschwankt, waren dann gestürzt und in wenigen Minuten nach einander verstorben. — Wie in den vorerwähnten Fällen ergab auch hier die Section keine beachtenswerthen Veränderungen des Magens oder eines anderen Organes.

Der Herr Inspector Dr. Luelfing stellte dann zur Belehrung seiner Zuhörer folgenden Versuch an einem Pferde an, den der Verfasser mit beobachtet hat:

Ein 18 Jahre altes Pferd bekam von den oben erwähnten trockenen Taxusnadeln. Obgleich es seit 12 Stunden kein Futter erhalten, so zeigte es doch nicht die geringste Neigung, durch den Genuss des Taxus seinen Hunger zu stillen. Es wurden daher 8 Unzen der Nadeln und Stengel pulverisirt, mit Wasser zu einer Latwerge verarbeitet, und als Pillen in Papier gewickelt, dem Thiere verabreicht. Diese Procedur nahm eine Zeit von 45 Minuten in Anspruch. Zum Saufen zeigte das Pferd unmittelbar nach der Eingabe keine Neigung.

Das Thier ging alsdann frei im Stall umher, anfangs mit einem Maulkorbe, damit es nicht durch Fressen der Streu die Wirkung des Giftes störe. Später wurde der Maulkorb entfernt, und das Thier naschte etwas von der Streu. Vierzig Minuten nach der letzten Eingabe war an dem Pferde noch durchaus keine Veränderung zu beobachten. Puls und Athem waren völlig normal, die Pupille unverändert. Weder Angst noch Unruhe, noch ein Zeichen des Unbehagens konnte bemerkt werden.

Plötzlich — das Thier hatte noch einige Secunden vorher Strohhalme in's Maul genommen — stürzte es, wie vom Schlage getroffen, rückwärts nieder, sogleich völlig matt und kraftlos. Einige Male zuckte es krampfhaft mit den Extremitäten, hob ein paar Mal matt den Kopf, verzog zitternd und krampfhaft die Oberlippen, liess die Zunge schlaff und lang aus dem Maule hängen, öffnete und schloss zwei oder drei Mal die Augen — und in kaum 3 Minuten war der Todeskampf beendet.

Also dieselben Erscheinungen wie bei den Pferden des Fuhrmanns E. Dass diese Pferde freiwillig das Futter gefressen, wogegen sich jenes weigerte, möchte von dem grösseren Hunger derselben und von der in dem Stalle herrschenden Dämmerung herrühren. Uebrigens ist der Abscheu gegen einzelne Pflanzen bei Thieren oft sehr individueller Art. Auch der Unterschied in der Zeit, nach welcher die Wirkung des Giftes eintrat, ist leicht erklärlich. Die beiden verunglückten Pferde waren bedeutend jünger, der Blutumlauf also schneller. Namentlich mochte die vorhergegangene starke Bewegung der Thiere zu der beschleunigten Wirkung des Giftes viel beitragen. Dass die Gaben bei dem Versuchsthiere in Papier gewickelt werden mussten, verlangsamte den tödtlichen Erfolg.

Die Section, welche sechs Stunden nach dem Tode des Thieres vorgenommen wurde, ergab Nichts. Der Magen unverändert, seine Schleimhant nicht im Geringsten entzündet, die Venen im gewöhnlichen Zustande, durchaus nicht überfüllt mit Blut; die Lungen durchaus gesund; Leber und Milz zwar sehr blutreich, jedoch nicht abnorm überfüllt; die Schleimhäute waren nicht anders als gewöhnlich bei todten Thieren, auch der After weder blutig noch vorgefallen. Das Einzige, was überhaupt auf Taxus deutete, war der Mageninhalt selbst, der den scharfen Taxusgeruch hatte und einzelne kleine Reste deutlicher erkennen liess.

Angesichts dieses so furchtbar wirkenden Giftes, das durchaus keine specifischen Spuren hinterlässt, ist es zu bewundern, dass bisher nicht eingehende chemische Untersuchungen über das eigentlich tödtende Princip angestellt worden sind. Dass der Taxus, wie alle Coniferen, ein Harz und ein ätherisches Oel enthält, ist Alles, was man bis jetzt weiss. Indessen haben wir die Hoffnung, dass eine eben jetzt in Folge dieser Todesfälle angestellte chemische Untersuchung der Pflanze uns nähere Aufklärung verschaffen wird."

Beobachtungen über die Giftigkeit dieses Baumes sind zahlreich vorhanden; unter den Neueren sind die von Viborg angeführten und bei Pferden vom Gärtner Peterson und Bereiter Schaefer in Dänemark gemachten, zu nennen. Hieran reiht sich in Bezug auf dieselbe Thiergattung die von James Veeson (*The Veterinar. 1834)*, eben so die von Ernst (Archiv schweiz. Thierärzte 1831) und Benson (*The Veterinar. 1835*); in Bezug auf Rindvieh sind su erwähnen, die Beobachtung von Bleigersdorfer (Archiv schweiz. Thierärzte 1842), die von Tremlet (*The Veterinar. 1844*), die von Horsfield (Ebendas. 1849), die von Leitner (Hermbstaedt, gemeinnütz. Rathgeber II.) und die von Schmager (Landw. Wochenblatt für Baden 1835). Endlich in Bezug auf Schafe (Günther's Magaz. 1845). Es dürfte noch erwähnenswerth sein, mit Rücksicht auf jene alte Annahme, dass Thierarzt Hager (in Baden) in einem Berichte über das Sterben von Rindvieh an milzbrandartigen Zufällen erwähnte, dass dasselbe aller Wahrscheinlichkeit nach durch die Ausdünstung des Eibenbaumes beim Waiden der Thiere unter solchen entstanden sei, wobei indess auch das Fressen der Nadeln als Möglichkeit vorhanden ist, obwohl man solche bei der Section nicht nachzuweisen vermochte. Uebrigens theilt das *Réc. d. méd. vétér. Juni 1858* Beobachtungen über die Schädlichkeit des Eibenbaumes für Pferde mit, und wird dabei bemerkt, dass nach Nysten in seinem *Dictionn. méd.* die Ausdünstungen dieses Baumes sogar gefährlich seien.

Es dürfte ferner von Interesse sein, hier einen Bericht folgen zu lassen, welcher über den obschwebenden Gegenstand aus den Verhandlungen der Niederrheinischen Gesellschaft für Natur- und Heilkunde zu Bonn, und zwar ihrer am 4. December 1861 stattgehabten Sitzung der physikalischen Section entnommen ist. Dieser lautet:

„Anknüpfend an einen neuerlichst zu Bonn vorgekommenen Fall von unfreiwilliger Vergiftung durch einen weinigen Aufguss der Blätter des Taxbaumes (Eibenbaumes, *Taxus baccata*) macht Professor C. O. Weber auf die höchst giftigen Eigenschaften dieser Pflanze aufmerksam. Es bedürfen dieselben um so mehr der Erwähnung, als selbst berühmte und anerkannte Forscher, wie Lobel, Camerarius, Haller, Bulliard und in früherer Zeit sogar Orfila dieselben leugnen wollen und manche tüchtige Aerzte kaum mit dem Gifte bekannt sind. Vollends scheint das Volk die gefährliche Wirkung, welche die Pflanze äussern kann, nicht zu ahnen, indem vielleicht aus Verwechslung mit den Wirkungen des Sadebaums (*Juniperus Sabina*) der weinige Aufguss der Blätter nicht selten zur Wiederherstellung der Menstruation und zu ähnlichen Zwecken benutzt wird. In dem hier vorgekommenen Falle hatte ein Mädchen eine offenbar nicht unbedeutende Menge des Aufgusses genommen und war in Folge davon anscheinend ohne vorangegangene Symptome plötzlich wie durch einen blitzähnlich tödtenden Hirnschlag gestorben. Erst die Section leitete auf die Ursache des Todes. Während die Alten den Taxus für so giftig hielten, dass selbst das Schlafen in seinem Schatten den Wanderer tödten könne, und Plinius — wohl nicht mit Unrecht — vor dem Gebrauch der aus Taxusholz verfertigten Reisebecher warnt, und während sich allerlei abergläubische Vorstellungen an die früher mehr als jetzt, namentlich in Gärten, verbreitete Pflanze knüpften, hat man, trotzdem von Zeit zu Zeit ganz unzweifelhafte Vergiftungsfälle vorkamen, die giftige Wirkung von verschiedenen Seiten bestreiten wollen. Dazu scheinen namentlich die Fälle Veranlassung gegeben zu haben, in denen die schönen, rothen und verlockend aussehenden Beeren ohne Schaden genossen wurden. Die exacten Versuche von Schroff in Wien scheinen in der That die Unschädlichkeit der Beeren zu bestätigen. Mehrere bei Kindern vorgekommene Todesfälle nach reichlichem Genusse von Taxusfrüchten lassen sich auch durch Indigection erklären, da diese Früchte Steinkerne bergen, die ähnlich wie in grösserer Masse verschluckte Kirschkerne den Tod herbeiführen können. Die Vögel, namentlich auch die Drosseln, sollen gern und viel Taxusfrüchte fressen. Dagegen ist von dem Kraute und wohl auch der Rinde der jungen Zweige die giftige Wirkung ganz unzweifelhaft. Alle Arten der gewöhnlichen Hausthiere, selbst die sonst gegen manche Pflanzengifte unempfindlichen Schweine und Ziegen fallen, wenn sie von dem Kraute der Pflanze grössere Mengen fressen. Besonders die Pferde und das Rindvieh sind sehr empfindlich gegen das Gift. Eben so beweist eine ganze Reihe von Vergiftungsfällen beim Menschen die giftige Wirkung der Blätter und jungen Zweige, deren einladendes Grün vom Wilde stets unberührt bleibt. Nach dem Genusse grösserer Mengen tritt der Tod gewöhnlich ganz plötzlich ein; bei geringeren Mengen zeigt sich Schwindel, Beängstigung, Durst und Trockenheit im Halse, Uebelkeit und Erbrechen, Durchfall und bei kleineren Thieren (Kaninchen) gehen dem Tode Convulsionen voraus. Die schärfste Wirkung hat das ätherische, dann das alkoholische, also auch das weinige Extract, während das Wasser nur einen minder giftigen Auszug liefert. Das Gift scheint eine harzige Substanz zu sein, welche Chevallier mit dem Namen Taxein belegte. Die erste Wirkung, die auch bei geringeren Dosen sich zeigt, ist eine heftige Reizung der Magen- und Darmschleimhaut mit Blutergüssen, die secundär eine sehr bedeutende Blutüberfüllung der Lungen erzeugt, die sich in Vermehrung und Verstärkung der Respiration kundgibt. Ausser diesen Wirkungen, die auf scharf reizenden Eigenschaften beruhen, hat das Gift sehr bedeutende narkotische Wirkungen, die sich in Unruhe, Gesichtsstörungen, Betäubung,

Ohnmachten und endlich in plötzlicher Vernichtung aller Lebensthätigkeit bekunden. Vielleicht ist die Einwirkung des Gifts auf die *Medulla oblongata* die Ursache der Circulations- und Respirationsstörungen. Der Tod erfolgt leicht unter Erweiterung der Pupille und lähmungsartigem Niederstürzen, der Gesichtsausdruck des Verstorbenen ist heiter. Das Blut geht in rasche Zersetzung über, daher die Leiche zahlreiche Todtenflecke zu zeigen pflegt. Als Gegenmittel werden Brechmittel, Säuren und Essigklystiere empfohlen."

Solaneae.

Nicotiana (Tabak). Als Arten werden hier in der Pfalz angebaut: *N. Tabacum*, *latissima* und *rustica*. Ks. bemerkt: „Den gewöhnlichen Tabak hat der Admiral Ankerkrona (Abhandl. d. Acad. zu Stockholm XII. S. 73) nicht allein für ein Schafen unschädliches Kraut erkannt, sondern sie haben ihn selbst gern gefressen und er sei ihnen gut bekommen. Andere Beobachtungen über seine Anwendbarkeit zur Viehfütterung kenne ich nicht." Auch sind mir andere Beobachtungen und Versuche in Bezug auf diese Thiergattung und auf Schweine nicht bekannt. Tschudi (Thierleben der Alpenwelt, 2. Aufl. S. 583) führt an, dass in manchen Schweizerbergen die Ziegen den Fremden folgen, um eine Prise Salz oder ein Stück Brod zu erbetteln, dass sie aber auch mit eben so grossem Behagen eine Portion Schnupftabak genössen. Ich selbst gab einer Ziege ungefähr 1 Loth Rauchtabak zu fressen und der Besitzer des Thieres versicherte, dass sie nicht zu viel davon erhalten könne. Dagegen hat Htw. mit dieser Thiergattung Versuche angestellt, unter welchen sie von 2—4 Loth Tabak in Latwergform starben, nachdem Aufblähen, blaurothe Färbung der Schleimhäute, geringe Betäubung und Krämpfe eingetreten waren. Bei Pferden sah derselbe nach 2—6 Pfd. frischen Tabaks in Latwerg- und Pillenform: verminderte Zahl der Pulse und Athemzüge, Verlust des Appetits und reichlichen Abgang des Harns. Zuweilen, bemerkt derselbe, war bei den stärkeren Graden der Wirkung die Pupille enger, als im gesunden Zustande; eine Eigenthümlichkeit, wie sie bei keinem anderen narkotischen

Mittel vorkommt. Setzen wir hinzu: aber auch nur vielleicht beim Pferde. Die Versuche, welche Htw. mit Kühen anstellte, zeigten, dass die Empfänglichkeit dieser Thiere für das Mittel verschieden ist, so dass bei gleicher Dosis bei verschiedenen Individuen die Wirkung auftritt oder nicht. Dieselbe bestand in Vermehrung der Pulse und der Athemzüge, Kälte der extremen Theile, später in heftigem Schweisse u. s. w. Beobachtungen in Betreff des Rindviehes liegen nur folgende aus Baden vor: Schmager (Thierärztl. Ztg. 1844. S. 81) beobachtete zwei trächtige Kühe, welche bei der Heimkehr von der Tränke einige Maul voll trockene Tabaksblätter frassen, noch eine Schnur voll davon in den Stall schleppten und ihn ebenfalls auffrassen. Einige Stunden nachher bekamen die Thiere kolikartige Zufälle, tobten „furchtbar mit den Füssen"; ferner Auftreibung des Bauches, Betäubung, Hervortreten der Augen mit wildem, gefahrdrohenden Blick, und hoben den Kopf „merkwürdig hoch, indem sie ihn ungemein viel bewegten"; hierauf Zittern, Niederstürzen, betäubtes Niederliegen, Hervorhängen der Zunge und Schaum vor dem Maule. Die Thiere wurden geschlachtet, und die Zerlegung zeigte eine leichte Entzündung der Mägen und des Darmkanals. Kohlhepp bemerkt (a. a. O. 1845. S. 159), dass bei dem starken Tabaksbau in der bad. Pfalz es sich hier öfter ereigne, dass die Kühe Tabak fressen, und davon sterben. Das sei besonders der Fall, wenn der Wanst leer (d. h. weniger gefüllt), der Tabak abgewelkt und dabei feucht sei. Von ganz frischem Tabak sei ihm nur selten ein Unglücksfall vorgekommen, und dann auch meistens die Krankheit geheilt worden. Der welke und zähe Tabak werde meistens nicht gekaut, und hänge sich gern an die Magenhäute an, wesshalb er schädlicher einwirke, als dann, wenn er, wie der frische, gehörig gekaut werde, und sich mit dem anderen Inhalte des Wanstes vermische. Ausser diesen Fällen habe ich hie und da in den hiesigen Tagesblättern eine Warnung vor dem Tabaksgenuss in Bezug auf das Rindvieh unter Angabe von Unglücksfällen gelesen, und besonders wurde es einmal hervorgehoben, dass die Bauern zuweilen den Verlust des Viehes zu beklagen gehabt hätten, indem sie vor dem Verkaufe den Tabak im Kuhstalle aufgehäuft haben, um ihn durch Anziehung von Feuchtigkeit schwerer zu machen; der dann zuweilen umgefallen, vom Vieh erreicht und gefressen worden sei. Vergiftung mit sog. Tabaksauçe als Waschmittel gegen Läuse des Rindviehes sind ebenfalls schon vorgekommen, gehören aber eigentlich nicht hierher, insofern unter Tabaksauçe allerlei verstanden werden kann. Doch bemerkt Ts., dass er mehrere Male und bei verschiedenen Thierarten, die blos äusserliche Anwendung der Tabaksabkochung giftige Zufälle habe bewirken sehen.

Datura Stramonium (Stechapfel). W. bemerkt, dass Schafe diese Pflanze auf der Waide stehen lassen, und Schweine davon taumelig werden. Und Ts. sagt, dass diese Pflanze für die Thiere weit gefährlicher sei, als die Wolfsbeere (*Atropa Belladonna*); sie verursache Aufstossen, grosse Unruhe, starken Herzschlag, Schläfrigkeit, Schwindel etc. Uebrigens liegen (mit Ausnahme der unvollständigen Angabe Ringk's in Bezug auf ein Rind, entthalten in den „Mittheilungen etc. VII. p. 188") keine speciellen Angaben über Vergiftungsbeobachtungen bei den Hausthieren vor, und beweisen die Versuche Viborgs (Sammlung etc. III.), dass Pferde, Ziegen und Hunde verhältnissmässig grosse Mengen vom Kraute und Samen vertragen können.

Hyoscyamus niger (schwarzes Bilsenkraut). Hb. bemerkt, dass dasselbe eine bekannte Giftpflanze sei, sie gebe aber unter den gewöhnlichen Verhältnissen keine Veranlassung zu Vergiftungen; und W. sagt, dass nach älteren Schriftstellern die Schafe jene Pflanze stehen lassen, während Kühe, Schweine und Ziegen sie ohne tödtliche Folgen fressen, und dass nach Rénard (*Journ. d. méd. chirg. XXVIII. p. 243*) Pferdehändler den Samen unter den Hafer mischen, um die Pferde fett zu machen. Die Versuche, welche Gohier bei einem Pferde, Rafn und Viborg (Samml. etc. II.) bei Pferden und einem Esel mit der Wurzel, dem Safte der Pflanze und dem Samen derselben in verhältnissmässig grossen Gaben angestellt haben, hatten keine tödtlichen Wirkungen zur Folge. Die einzige vorliegende Beobachtung, in welcher eine Kuh freiwillig am Boden liegendes Bilsenkraut mit Appetit verzehrte, welches andere Kühe verschmäht hatten, ist von Cruzel (*Journ. prat. de méd. vétér. 1828 p. 44*); zwei Stunden nach diesem Ereigniss erlitt die

Kuh einen anscheinend apoplektischen Anfall mit erweiterter Pupille, injicirter Conjunctiva und heftigem, sichtbaren Pulsiren der Karotiden. Dann erhob sich das Thier mit Mühe, stiess ängstliche Töne aus, es traten Convulsionen ein, lautes Athmen, Purgiren und bildete sich ein dicker Schaum vor dem Maule. Das Thier wurde gerettet. Nach Htw. zeigen die Sectionen der auf die eine oder andere Weise durch Bilsenkraut getödteten Thiere: Ueberfüllung der Gehirnvenen mit schwarzem Blut, die Lunge bald ganz normal, bald mit schwärzlichen Flecken besetzt, die rechte Hälfte des Herzens mit schwarzem, die linke aber mit hellrothem Blute angefüllt; Magen und Darmkanal ganz gesund und besonders niemals entzündet.

Solanum (Nachtschatten). *S. Dulcamara* (Bittersüss-N.). Hb. bemerkt, dass dieser eine bekannte Giftpflanze sei, die aber unter gewöhnlichen Verhältnissen keine Veranlassung zu Vergiftungen gebe. Htw. sagt, dass die Stengel dieser Pflanze schwach betäubend wirken, jedoch nur in grossen Gaben, sonach seinen eigenen Versuchen bei Pferden von 8 — 12 Unzen der frischen und trockenen Stengel. Viborg (Sammlung etc. III. S. 148) gab 3 Hunden bis zu 80 Beeren dieser Pflanze und einem Haushahne 12 ohne nachtheilige Wirkung. Diese Pflanze wird auch Hünschkraut genannt und am Niederrhein bezeichnet man allerlei Ernährungskrankheiten und Milchfehler der Kühe mit dem Namen „Hünsch", gegen welches *Sol. Dulc.* als Heilmittel angewandt wird. Die Gefährlichkeit dieser Pflanze ist also nicht bewiesen.

S. nigrum (schwarzer N.). Hiezu macht Hb. dieselbe Bemerkung wie zu *S. Dulc.*; und Htw. sagt, dass die ganze Pflanze betäubend und zugleich etwas scharf wirke. Nach Viborg (l. c. S. 149) litt ein Esel und ein Hund nach verhältnissmässig grossen Gaben der Beeren nicht. Dagegen soll die Pflanze nach Demselben (*Vet. Selk. Skrift. II. S. 420*) den Kühen und Schweinen schädlich sein, denselben Auftreibung des Bauches, Unruhe, Schmerz, stieren Blick, harten Puls und selbst den Tod verursachen.

S. tuberosum (Kartoffel). Das Kraut, besonders mit Blüthen und Samenbollen, ist ein bekanntes, schlechtes Futter; es bewirkt bei Wiederkäuern Aufblähen, Kolik und Durchfall;

mit vielem anderen Futter gemengt oder eingesalzen tritt diese Wirkung nicht hervor; eben so verhält es sich mit den Schalen der Knollen, besonders wenn sie Sprösslinge haben. Das bekannte, in den Kartoffelschalen, besonders in den Keimen enthaltene Alkaloid (Solanin) hat sich in der Schlempe, worin es unzerstört bleibt, besonders verdächtig als Ursache der sog. Fussräude des Rindviehes gemacht; dieser Verdacht scheint indess nicht begründet zu sein. Da die baierischen Thierärzte eine zu den Erysipelaceen gehörige, dort oft vorkommende Schweinekrankheit als eine schleichende Solanin-Vergiftung ansehen, so sind in dieser Hinsicht durch Fraas an der Thierarzneischule in München Versuche angestellt worden, die indess ein negatives Resultat hatten (Vergl. die K. b. Central-Veterinärschule in München i. J. 1853). Es wurde in Folge dieser Versuche vielmehr als wahrscheinlich angenommen, dass die Ursachen übler Folgen bei der Fütterung roher Kartoffeln und des Kartoffelkrautes in Bezug auf die Verdauungsorgane der Thiere in dem grossen Salzgehalte dieser Pflanzentheile und dem eigenthümlichen Verhalten derselben zum Vegetationswasser liege; und lieferten auch die künstlich bereiteten und einer Kuh in entsprechenden Portionen 5 Tage hindurch gegebenen Salze ein entsprechendes Resultat.

Atropa Belladonna (gemeine Tollkirsche). Nach Münch (Prakt. Anleit., wie d. Bellad. b. d. Thieren anzuwenden ist) sollen Ziegen die Wurzel dieser Pflanze pfundweise ohne Schaden geniessen, und Schafe die Blätter mit Begierde fressen. Viborg (Samml. etc. III. 147) gab einem 8 Jahr alten Wallach 1 Pfund der frischen Blätter ohne merkliche Wirkung; ferner gab derselbe einer 9 Jahr alten Stute $^3/_4$ Pfund frische Beeren, wonach sie blos etwas aufgetrieben wurde. Ein 9 Jahr alter Eselhengst erhielt etwas über 1 Pfund beinahe reifer Beeren mit Mehl zu Bissen gemacht; nach 2 Stunden zeigte er Auftreibung des Hinterleibs, unordentlichen Puls und verminderte Fresslust. Am folgenden Tage waren jedoch diese Zufälle verschwunden. Greve versichert (Erfahrungen und Beobachtungen etc. I. 163), dass er einem Pferde an einem Tage 2 Pfunde des frisch gepulverten Krautes gegeben und nichts weiter bemerkt habe, als „ein klein wenig mehr Munterkeit“.

Dagegen gab Htw. mehr als 20 verschiedenen Pferden 4 — 6 Unzen des gepulverten Krautes, mit Mehl und Wasser zur Latwerge gemacht, in 4 Gaben getheilt, binnen 4—8 Stunden, und sah zuweilen schon nach 5—6 Stunden, mehrentheils aber erst am folgenden Tage, nebst Auftreibung des Leibes, hartem Misten und Verstopfung, die Zufälle der Narkose, bei einzelnen Pferden auch gelinde Kolikzufälle, bei anderen sehr grosse Schwäche der hinteren Extremitäten. Diese Zufälle wurden meistentheils durch 8—20 Stunden nach dem Eingeben immer heftiger, und endeten in mehreren Fällen mit dem Tode, der etwa 30—50 Stunden nach dem ersten Eingeben erfolgte; in den übrigen Fällen minderten sie sich allmälig, nachdem Leibesöffnung eingetreten war, und die Thiere erschienen nach 36—48 Stunden wieder gesund. Bei Kühen fand derselbe die Wirksamkeit des Krautes, selbst in geringerer Gabe, in der Art der Erscheinungen ganz so wie bei Pferden, und ausserdem wurde die Milch sehr wässrig, — aber dem Grade nach war die Wirkung stets viel heftiger, als bei den letzteren. Beobachtungen über zufällige Vergiftungen bei den Hausthieren liegen nicht vor. Vergiftungszufälle bei 2 Kühen wurden indess beobachtet, indem sich diese Pflanze unter dem von ihnen verzehrten Futter befand (Repertor. XVI. p. 15), und bei einer dritten Kuh nach dem Eingeben einer Abkochung dieser Pflanze (Münchener Jahresber. 1860. p. 46).

Aristolochieae.

Aristolochia Clematitis (gemeine Osterluzei). Eine Beobachtung über die Schädlichkeit des Krautes dieser Pflanze bei Pferden, deren Wurzel bei diesen Thieren früher häufig als Arzneimittel in Anwendung kam, liegt von Jeannin (*Réc. de méd. vétér. 1850. p. 699*) vor. Nach dieser Beobachtung erkrankten einige Pferde, welche Luzerneheu mit etwa $^1/_7$ Osterluzei gemengt, und zwar täglich ungefähr 14—16 Pfd. erhalten hatten. Die Symptome, welche hienach eintraten, waren scharf narkotischer Art: Betäubung, Pupillenerweiterung, schwankender Gang, leichte Zuckungen an verschiedenen Körperstellen, anfangs Verstopfung, später Abgang von Kothballen mit Blutstreifen u. s. w.

Copuliferae.

Fagus sylvatica (Waldbuche). Nur von dem Samen dieses Baumes ist eine relative Schädlichkeit bezw. Giftigkeit für die Pferdegattung (insbesondere für Pferde und Esel) mit Sicherheit bekannt. Doch stehen alle Mittheilungen hierüber mehr oder weniger in Widerspruch zu einander. Daher soll hier auf die älteren oder weniger genauen Beobachtungen und Versuche von Viborg, Hesse, Braun, Trelut, Lefort, Mathieu, Hugon und Appert keine weitere Rücksicht genommen werden, dagegen auf Hering und Hertwig. Der Erstere theilte seine Untersuchungen im „Correspondenzblatt des Württemb. landw. Vereines. Nov. u. Decemb. 1825", der Andere im „Mag. f. d. g. Thierheilkde. 24. Jahrg. I. Heft" mit. Das Hauptergebniss der Versuche Her. besteht darin, dass frische ganze Bucheckern und frische Oelkuchen davon für Pferde unschädlich sind, und nur die alten Oelkuchen eine schädliche Eigenschaft erlangen; wogegen Htw. auch frische Oelkuchen giftig wirkend fand, und dass diese Eigenschaft auch dem inneren weissen, von allen Schalen entblössten Kerne, wenn auch erst in grösseren Gaben von 1 — $2^1/_2$ Pfund zukommt, dass dagegen das Oel, die äussere lederartige Schale und das innere braune Häutchen der Kerne unschädlich sind. Das schädliche Princip in den Bucheckern ist nicht bekannt. Vielleicht kann die Versicherung des Thierarztes Kaiser in Neustadt (Kurhessen), dass er mehrere durch Bucheckern-Oelkuchen vergiftete Pferde durch vorläufige Anwendung von 1 Drch. *Acid. tannic.* mit 2 Unzen Kamillenwasser und nachher durch ein Decoct von 3 Unzen Galläpfeln in 2 Pfund Wasser wieder hergestellt habe, — zur Entdeckung jener Schädlichkeit führen, oder vielleicht das bekannte Verhalten des Amygdalins und Emulsins zu einander. Insofern das Tannin ein Gegenmittel bei der Bucheckern-Schädlichkeit ist, würde diess auf ein Alkaloid hinweisen. Der Eintritt der Vergiftungserscheinungen ist je nach der Menge der aufgenommenen Bucheckern mehr oder weniger rasch; dieselben verlaufen auch rasch, bei geringer Menge der Schädlichkeit zur Genesung, bei grosser zum Tode. Die Erscheinungen bestehen vorzüglich in Zittern, Krämpfen,

Lähmungen, Kolikzufällen, häufigem Pulse, erschwertem und beschleunigten Athem und Schweiss. Die Sectionserscheinungen bestehen vorzugsweise in dunklem Blute, blutigem Schaum in den Luftröhrenästen, Blutfülle in den Gefässen der Gehirnhäute und seröse Ausschwitzung in deren Säcken, sowie in den Gehirnkammern.

C. Pflanzen verschiedenartiger Wirkung.

Gramineae.

Molinia (Melica) coerula (blaues Perlsgras, Flinkerbart). Hb. bemerkt, dass dieses Gras als Hauptbestandtheil der Waiden und des Heues beim Rinde die Markflüssigkeit (Knochenbrüchigkeit) erzeuge, sobald es die ausschliessliche Nahrung ausmache; neben anderen Waideplätzen aber sei der schädliche Erfolg wenig oder gar nicht merklich, und beim Heu werde er vermindert, wenn es Regen bekommen habe und dadurch ausgelaugt worden sei. K. drückt sich ähnlich aus, setzt aber anstatt „Knochenbrüchigkeit, Gliederlahmheit:" und lässt es mit Recht dahin gestellt sein, ob jene Annahme der Landleute auf genauen Thatsachen beruhe.

Poa aquatica (Wasserrispengras). Hb. bemerkt: „Dieses Gras ist oftmals die Ursache des Aufblähens. Die (wahre) Ursache ist noch nicht genügend erkannt. Man sucht sie in dem Befallen, was häufig sich ereignet; auch in der Ansammlung von Wasser innerhalb der kahnförmigen Blätter und daraus hervorgehende Verderbniss. Es leidet übrigens viel an Mutterkorn". Thierarzt Dikemann in Schwetzingen schrieb mir unterm 3. Juli 1858 über einen tödtlich verlaufenen Fall der Fütterung einer Kuh mit *Poa aquatica v. Glyzeria spectabilis*, dort „Süss- oder Liestgras" genannt. Die Section habe Trommelsucht und unbedeutende Entzündungsspuren am Pansen ergeben; und der dort wohnende bekannte Naturforscher Schimper habe an dem Grase nichts Ungewöhnliches auffinden können.

Phragmites communis v. Arundo Phragmites (gemeines Rohr oder Rohrschilf). Thierarzt Rosenbaum berichtet (Mag. f. d. ges. Thierheilk. XXVI. 2) über einen am 21. Juli 1858 durch dieses Gras vorgekommenen Vergiftungsfall beim Rindvieh. Er fand bei seiner Ankunft bereits 6 Leichen, neben diesen einen erwachsenen Bullen, 4 Kühe und eine $1^1/_2$ jährige Färse, mit dem Unvermögen sich aufzurichten schwer erkrankt umherliegen. Diese Thiere waren meteoritisch aufgetrieben, der Färse ausserdem der Hals krampfhaft verdreht. Die Extremitäten der Thiere waren kühl, das Flotzmaul jedoch warm und feucht. Die Athemzüge waren nur wenig beschleunigt, aber ängstlich, tief und stöhnend; der Puls etwas frequent, klein und weich, der Herzschlag voll und pochend. Eine zweite Färse und ein junger Bulle hatten sich unter denselben, doch im Allgemeinen schwächeren Symptomen, noch stehend erhalten, doch war ihr Gang matt und schwankend. Die 14 Stdn. nach dem Tode secirten Leichen waren ohne Aufblähen (?) und Leichenstarre; im Wesentlichen fand man in dem noch mit Schilf angefüllten Wanste die Schleimhaut an verschiedenen Stellen hell und stark geröthet, corrodirt, aufgelockert, und theilweise sogar von der Muskelhaut getrennt. Die Kranken wurden gerettet. Da das in Rede stehende Gras auch ohne Schaden verfüttert wird, mitunter aber unter ähnlichen Zufällen in der Gegend von Zerbst zum Tode führt, so hält Rosenbaum die wahre Schädlichkeit für einen in trockenen Jahren (bei wenig Wasser und in den Sümpfen) sich ereignenden braunen, mit der leicht abstreifbaren Epidermis überzogenen Blatt- oder Staubpilz. Dass die genannte Grasart unter den gedachten Umständen bei Kühen Abortus bewirken soll, wie in Schlechtendal's Flora von Deutschland angeführt ist, hat sich in diesem Falle nicht ergeben, weil eine miterkrankte trächtige Kuh vollkommen ausgetragen und glücklich gekalbt hat. Rosenbaum bemerkt nachträglich (Magaz. für die ges. Thierhlk. XXVII. i.), dass der gedachte Blatt- und Staubpilz eine *Sphaeria rimosa* sei.

Stipa capillata (haarförmiges Spartgras). Die ausführlichsten Nachrichten hierüber bringt K. nach Haberle und Schuster (*Ann. d. scienc. nat. Sept. 1826*, auch in den *Ann. de l'agric. franç. 1826* und übersetzt in Oekon. Neuigk. und Verhandlungen 1826). Dieses Gras enthält zwar keinen giftigen Saft, ist aber mittelst seiner Samen durch mechanische Verletzung Tausenden von Schafen des südlichen Russlands und Ungarns tödtlich und verderblich geworden. K. meint, dass auch bei uns einzelne Fälle der Art vorgekommen sein mögen, denn die Pflanze wachse auf den vielen sandigen Uferdistricten Deutschlands ziemlich häufig. Spinola (Handb. d. spec. Path. und Therap. S. 1084) gibt ebenfalls zu, dass bei uns zuweilen solche Verletzungen vorkommen, in den russischen Steppen jedoch, wo das Gras eine bedeutende Grösse erlange, viel häufiger und biete manchen Orts der Zucht feiner Schafe ein nicht unbedeutendes Hinderniss. Die Samen dieses Grases nämlich dringen vermittelst ihrer langen Grannen und Spitzen durch die Haut in's Fleisch und selbst in die Eingeweide, veranlassen Entzündungen und Eiterungen, wie es nicht allein durch Beobachtungen, sondern auch durch Versuche von Schuster und Haberle festgestellt ist. K. sagt, dass in der citirten Mittheilung nicht gesagt worden, ob beide Arten von *Stipa* jene Zufälle hervorbringen; was er aber durch Augenzeugen erfahren habe, stimme dafür, dass sie allein durch *Stipa penn.* entstehen, und dass die Samen der *Stip. capillata* nur die Haut errege, ohne durch sie eindringen zu können.

Junceae.

Juncus bufonius et articulatus (Kröten-Binse oder Simse). K. bemerkt, (Aehnliches auch Hb.), dass beide Pflanzen, sobald sie grosse Knobbern in Folge von Insectenstichen an den Fruchtwerkzeugen bekommen, bei den Schäfern sehr verrufen sind. Man beschuldige sie als Gelegenheitsursache der Fäule; wenigstens stehe fest, dass solche Stellen, die stets nass sind, wo diese Pflanzen jene Anschwellungen haben, nicht mit Schafen betrieben werden dürfen. Getrocknet sollen sie nicht schaden (Vergl. Thaer, Möglin'sche Annal. VII. 62).

Cyperaceae.

Carex acuta (scharfe Segge). Das Würtemb. Wochenbl. v. J. 1772. S. 105 erzählt: „Ein Viehtreiber hatte in einem

Gehege um einen Pfuhl gehütet, worin jenes Gras wuchs; die Ochsen, die sehr hungrig waren, wurden, nachdem sie gefressen hatten, ohne getränkt worden zu sein, weiter getrieben; allein eine halbe Meile von der Futterstelle entfernt starben 6 Stück am Aufblähen."

Papilionaceae.

Lathyrus Cicer (Kichererbse). Diese Pflanze ist von M. u. F. p. 513 als verdächtig in Folge verschiedener, aber widersprechender Beobachtungen hingestellt worden. Delafond und Renault haben (*Réc. de médec. vétér. prat. X. et XI.*) einige von ihnen beobachtete Fälle mitgetheilt, in denen diese Pflanze besonders den Pferden nachtheilig und namentlich bei ihnen Hartschnaufen bewirken soll. In der neueren Zeit hat Lenglen (*Réc. de médec. vétér. prat. 1860*) einige Beobachtungen gemacht, über welche Herings Repert. XXII 2. p. 112 in folgender Weise referirt: „Ein Besitzer von 12 Arbeitspferden hatte denselben vom Dec. bis März neben Hafer und Bohnenstroh, Heu von Kichererbsen, in der Reife geerntet, zu 8 Pfd. täglich gefüttert. Zehn Tage nach dem Aufhören dieses Futters starb ein Pferd schnell an Rückenmarks-Congestion; etliche Tage später bemerkte man bei 6 der übrigen Pferde Hartschnaufen; alle waren sehr aufgeregt, scharrten, wieherten, erschraken bei jedem Geräusch u. dergl. Sobald sie im Trab gingen, fing das Rohren an, und bald traten Erstickungsfälle ein; die Thiere schwitzten, speichelten, der Herzsschlag wurde hörbar, aber nach 20 Minuten Ruhe war alles vorbei. L. verordnete Aderlässe, Vesicator an den Karotiden, erweichende Latwergen, später Fontanelle, abführende Mittel, Kampher, Baldrian, zuletzt 3 Wochen Waidgang, alles umsonst. Der Besitzer war ungeduldig und spannte die Pferde wieder auf den Acker ein; an demselben Tage starben 3 dieser Pferde an Asphyxie, und die Section liess durchaus keinen organischen Fehler finden. Bei den übrigen 5 Pferden wurde die Tracheotomie gemacht und die Oeffnung 5--6 Monate als solche erhalten, bis L. überzeugt war, dass die Thiere auch ohne dieselbe athmen konnten. Ein anderes Pferd bekam 50 Tage nach dem Aufhören der Fütterung der Kichererbse Zittern des Hintertheils, Zucken der

Sprunggelenke, erhöhte Empfindlichkeit, so dass das Thier bei jedem Geräusch oder bei Berührung auswich, Schmerz äusserte und selbst umfiel; sonst war nichts Krankhaftes (ausser Mangel an Appetit) zu bemerken. L. liess das Thier frottiren, gab Klystiere, innerlich Baldrian mit Opium. Drei Tage später stürzte das Pferd, während die Symptome stets zugenommen hatten. Vier Fohlen (immer desselben Besitzers) zeigten Steifigkeit des Hintertheils, besonders der Wirbelsäule, der Sprunggelenke und mähenden Gang mit den Hinterschenkeln, dazu kam noch Hartschnaufen. Die Fohlen verloren diese Symptome durch den Waidgang allmälig, bei einem derselben musste jedoch die Tracheotomie gemacht werden. Zwei weitere Pferde, die sehr wenig Kichererbsenheu und Körner gefressen hatten, zeigten blos eine sehr gesteigerte Reizbarkeit, welche sich nach und nach verlor."

Aus diesen Mittheilungen ist zu ersehen, dass die Kichererbse, insbesondere wegen der eine mehr oder minder lange Zeit nach dem Aufhören ihrer Fütterung eintretenden sonderbaren Wirkungen, eine fabelhafte Schädlichkeit ist, von der man Aehnliches auch bei Menschen beobachtet hat. Es ist wahrscheinlich, dass man die Schädlickeit der Kichererbse schon in alter Zeit erkannt hat. Das Zeitwort „Kichern" bedeutet: mit einem zitternden (krampfhaften) Laute verhalten lachen. Mit diesem Zeitworte ist verwandt: Keichen oder Keuchen, und so wird es wahrscheinlich, dass die Pflanze ihren Namen von ihrer Wirkung erhalten hat, insofern jene Zeitwörter tonnachahmende sind.

Droseraceae.

Drosera longifolia et rotundifolia (lang- und rundblättriger Sonnenthau). Diese Pflanzen bewirken nach Gmelin (Allgem. Naturgesch. der Pflanzengifte S. 572) bei Schafen, wenn sie von denselben auf feuchten Waiden gefressen werden, Auszehrung und tödtlichen Husten. Hb. bemerkt, dass diese Pflanzen (nach Lengerke) für Schafe besonders gefährlich seien, während sie bei Kühen das Rindern befördern. Nach Paulet (Beiträge etc. II. S. 311) sollen diese Pflanzen den Schafen das Blut verderben und sie tödten.

Cruciferae.

Erysimum cheirantoides (goldlackartiger Schotendotter, Hederich. Hb. bemerkt, dass diese Pflanze leicht Aufblähen erzeuge.

Liliaceae.

Anthericum Liliago v. Narthecium ossifragum (gemeine Graslilie, Knochenbrech, oder Knochenbruchkraut). K. bemerkt, dass die Beschuldigung dieser Pflanze hinsichtlich der Knochenbrüchigkeit sich auf einen Brief des General Reichwein an Simon Pauli (Abhändl. d. Akademie zu Stockholm 1762) gründe, der aber wenig Glaubwürdigkeit verdiene. Sie wirke wahrscheinlich nicht anders, als so viele schlechte und nicht zur Fütterung brauchbare Pflanzen mooriger Districte; wie diese, möge auch sie mangelhafte Ernährung und hiedurch die vorherrschende Anlage zur Knochenbrüchigkeit herbeiführen.

Labiatae.

Glechoma hederaceum (epheublätterige Gundelrebe). K. führt an: Sprengel erzähle von dieser Pflanze in der Beschreibung seiner Reise durch die hannöverschen Marschen, dass man in manchen Gegenden, besonders im Ostenstadischen, die Pferde nach deren Genuss nicht allein erkranken, sondern auch sterben gesehen habe; es scheine diess von galläpfelartigen Auswüchsen auszugehen, die fälschlich für Samen gehalten würden. Die Thatsache sei zu häufig von den Marschbewohnern empfunden, als dass man sie bezweifeln dürfe.

Compositae.

Hieraceum Pilosella (gemeines Habichtskraut, Mäuseöhrchen). Hb. bemerkt, dass diese Pflanze sehr unkräftig nähre, beim Schafe als Veranlassung zur Bleichsucht und Lungenwürmern beschuldigt werde; doch fehle der Beweis.

Alismaceae

Alisma Plantago (gemeiner Froschlöffel). Diese Pflanze soll nach Fabregow (Gmelin, Allgem. Gesch. d. Pflanzengifte) Hornvieh und andere Thiere getödtet haben.

Amaryllideae.

Narcissus poëticus (gemeine Narcisse). Mellet (*The Veter. 1856*) beobachtete die Vergiftung mehrerer Schweine durch die Zwiebel derselben; eines dieser Thiere starb, die anderen wurden wieder hergestellt. Die vorherrschendsten Krankheitserscheinungen waren: hartnäckige Verstopfung und Störung der Gehirnthätigkeit, die mit Apoplexie Aehnlichkeit hatte. Bei der Section trat sogleich bei der Oeffnung des Magens der Geruch nach Narcissezwiebeln hervor, und man fand auch Stücke davon auf; die Schleimhaut dieses Organs war stark geröthet.

Ampelideae.

Vitis vinifera (Weinrebe). Das Verfüttern des Laubes und der Kämme derselben bewirkt beim Rindvieh, besonders im südlichen Frankreich, eine gelind verlaufende, fieberhafte Ausschlagskrankheit.

Lineae.

Linum usitatissimum (Flachs oder Lein). K. bemerkt: „Zur Warnung wurde von der preussischen Regierung zu Magdeburg bekannt gemacht, dass in der Umgegend von Magdeburg i. J. 1829 zwanzig Haupt Rindvieh durch den Genuss grün abgemähten Leins sehr heftig erkrankten; 9 Stück derselben standen um, und die übrigen wurden nur mit grosser Mühe gerettet. Es wird hierbei auf Busch's Zeitschr. d. Thierheilk. III. 115 verwiesen. Und Hb. bemerkt: Der grüne Flachs, an Rindvieh verfüttert, brachte heftige Erkrankungen, selbst den Tod hervor; man fand ihn unverdaut und knäuelartig zusammengedreht in dem Magen vor, deren Communications-Oeffnungen er verstopfte. Hiebei wird auf das Landw. Centralblatt in Baiern 1836. S. 440, und auf das Amtsblatt der Regierung zu Magdeburg 1819 Stück 34 verwiesen. In Hambrücken (Oberamts Bruchsal) hat sich (nach dem betr. Physicatsberichte vom 27. Juni 1858) ebenfalls ein solcher Fall bei zwei Kühen ereignet; der Flachs war in Blüthe, aber verkümmert und wurde desshalb ausgerupft, und jedem Thiere ein Arm voll hingeworfen, weil man das Kraut als milchergiebig betrachtete.

Bald darauf starben die Kühe unter heftigem Schreien. Bei der Section wurden die Baucheingeweide gesund angetroffen; der Pansen enthielt eine Menge penetrant riechenden Gases und den Flachs klümperig zusammengeballt. **Prietsch theilt** (Bericht üb. d. Veterinärwesen im Königr. Sachsen f. d. J. 1858) mit: Ein dürftig stehendes Leinfeld wurde Anfangs Juli abgemäht, und der Lein an 7 Kühe verfüttert. Einige Stunden nachher (?) erkrankten sie sämmtlich unter Kolikzufällen. Fünf erholten sich bald wieder, während die anderen Beiden unter heftigen Schmerzäusserungen in 24 Stunden umstanden, Die Section ergab: Entzündung der Schleimhaut des Magens und Darmes, vornämlich des Lösers und der Dünndärme. Die Contenta waren weich, selbst die des Lösers. Nirgends fanden sich zusammengeballte Leinfasern; doch liessen diese sich im Pansen und in der Haube deutlich erkennen. Alle übrigen Organe waren gesund.

Terebinthineae.

Rhus coriaria (Gerbersumach). Sauvages (*Mém. de l'Acad. roy. des siences 1739*) berichtet über dessen schädliche Wirkung bei Schafen und Ziegen, die er um Montpellier zu beobachten Gelegenheit hatte, woselbst diese Pflanze häufig wuchs. Der Genuss der Beeren und Blätter erzeugte Nervenleiden; die Thiere fielen zur Erde und erlitten convulsivische Bewegungen. Ts. sagt von *Rhus radicans*, von *R. Toxicodendron* und *R. vernix*, jedoch ohne Hinweisung auf specielle Beobachtungen, dass dieselben sehr giftig seien, selbst ihre Ausdünstungen brächten oft bei Thieren Schaden; besonders sei diess der Fall, wenn die Bäume nicht von der Sonne beschienen würden; sie wirkten, an und in den Körper gebracht, wie scharfe Gifte, verursachten auf der Oberfläche Geschwülste, Ausschläge, Jucken etc., innerlich starke Entzündungen in den ersten Wegen mit allen ihren Folgen.

Ericeae.

Rhododendron hybridum (Bastard-Alpenrose). Kettle berichtet (*The Veterinar. 1859*), dass 9 Kälber davon vergiftet worden seien, und das *Journ. de méd. vétér. de Belgique. Bru-*

xelles 1845 p. 481 berichtet über die Vergiftung zweier Ziegen. Nach Orfila (*Toxikologie*) soll ein Hase, der von *R. ferrugineum* (rostfarbiger A.) gefressen hatte, allen Menschen, die von ihm assen, den Tod gebracht haben.

Apocineae.

Nerium Oleander (Oleander). Die italienische Zeitschrift „*Veterinario*" vom April 1857 bringt eine Beobachtung von Tonino, wonach Kühe durch die Blätter dieser Pflanze, die man erst bei der Section im Magen entdeckte, unter fieberhaften Erscheinungen vergiftet wurden. Auch für Esel soll dieselbe giftig sein.

Umbelliferae.

Meum athamanticum (Bärenklau). Auf dem Erzgebirge kommt eine seuchenhafte Krankheit unter dem Rindvieh vor, die dort vom Volke mit dem Namen „Stallmangel" bezeichnet wird. Das Wesen oder die Grundursache dieser Krankheit setzt Hb. in eine eigenthümlich geartete, mit Nervenaufregung verbundene Unverdaulichkeit, die durch Nahrungsverhältnisse angeregt und unterhalten wird, bald zu Appetits-Verstimmungen und Gelüsten führt, und endlich in Abzehrung (Darrsucht) übergeht. Als veranlassende Ursache dieser Krankheit hat sich die in Rede stehende Pflanze in Folge der, durch einen Versuch gestützten Beobachtung höchst verdächtig gemacht. (Bericht über d. Veterinärw. i. Kgrch. Sachsen, f. d. J. 1858.) Auf dem Schwarzwalde kommt dieselbe Krankheit seit Menschengedenken unter dem Namen „Hintsch oder Semper" vor; auch hier wird jene Pflanze theilweise als Ursache beschuldigt (Landw. Corresp.-Blatt f. d. Grossh. Baden. Mai u. Juni 1861).

Anmerkungen.

1) Ausser den im Vorstehenden abgehandelten Pflanzen gibt es noch mehrere andere, die als verdächtig zu bezeichnen sind; aber es lässt sich über dieselben noch weniger Thatsächliches anführen, als es bei einigen bereits angeführten schon der Fall

war, die vielleicht mit eben so viel Grund hätten ausgeschieden werden können. Unter die im Vorstehenden nicht aufgeführten verdächtigen Pflanzen wären u. A. zu zählen: *Frittillaria imperialis et meleagris* (geschopfte Schachtblume oder Kaiserkrone und die gemeine Schachtblume), *Paris quadrifolia* (Einbeere), *Arum maculatum* (gefleckter Aron), *Cyclamen europaeum* (europäische Erdscheibe), *Mandragora vernalis* (Frühlings-Alraun), *Coronilla varia* (bunte Kronwicke). Nach Gerlach (Handb. d. gerichtl. Thierhk. p. 247) soll das nicht angegangene, d. h. nicht mulstrig riechende saure Heu von feuchten Wiesen, in grossen Massen genossen, bei Pferden mit der Zeit Dämpfigkeit erzeigen, (vom mulstrigen, verschlammten und verschimmelten Heu ist diess eine alte Annahme). Aehnliches wie Gerlach behauptet Guellard (*Mém. de l'Académ. des scienc. 1745. p. 80*) und nach Gloug soll es wegen des sauren Heues auf der Insel Jersey viele dämpfige Pferde geben. Andere Pflanzen sind durch mechanische Verletzungen der Füsse und Mäuler der waidenden Thiere wirklich schädlich, und desshalb beachtenswerth, wie wilde Rose, ein paar Ginsterarten, Stechpalme, Hauchechel, Brombeersträucher u. dergl. Ich selbst bin einmal bei einer Rindviehherde, die im Verdachte der Maul- und Klauenseuche stand, zu Rathe gezogen worden, in welchem Falle einfache Maul- und Klauenverletzungen durch Brombeersträucher hervorgebracht, welche die Waide üppig durchwuchsen, entdeckt wurden.

2) Auf die Alkaloide und andere wirksame Bestandtheile der abgehandelten Pflanzen ist in der Regel desshalb keine Rücksicht genommen worden, weil es sich hier nur um Nachtheile der ganzen Pflanzen handelt, und weil auch dargethan ist, dass diese oft anders wirken, als ihre einzelnen chemischen Bestandtheile, und zumal von dem Grade der Wirkung einer gewissen Quantität dieser letzteren nicht auf den Grad der Wirkung einer, jener entsprechenden Quantität der betreffenden Pflanze geschlossen werden kann.

Beilage C. (Zu S. 91.)

Die Krankheiten der Culturgewächse und ihre Nachtheile für die Haussäugethiere.

A. Allgemeines.

Kein Gebiet der Aetiologie der Krankheiten der Haussäugethiere überhaupt und der Seuchenkrankheiten insbesondere ist wichtiger, als das der Krankheiten der Pflanzen überhaupt und der Culturgewächse insbesondere; keines bedarf aber auch zur Zeit der gründlichen Bearbeitung noch so sehr, als dieses, und zwar ebensowohl der naturhistorische Theil desselben, als auch, und noch in höherem Grade der ätiologische, insofern gründliche Beobachtungen und directe Versuche über die Nachtheile der Pflanzenkrankheiten für die Haussäugethiere nur sparsam vorhanden sind. Kein Gebiet der Aetiologie bietet indess auch erheblichere Schwierigkeiten für die Forschung, als das hier in Rede stehende; sein naturhistorischer Theil erfordert die volle Kraft eines Mannes, der, abgesehen von der systematischen Kenntniss, eben so sehr mit den Bedingungen des Wachsthums und Gedeihens der Pflanzen, als auch mit den mikroskopischen und chemischen Untersuchungs-Methoden vertraut, und dazu mit einer tüchtigen Beobachtungsgabe und ausdauerndem Fleisse begabt ist, während sein eigentlicher ätiologischer Theil daran ein grosses Hemmniss findet, dass den Thierärzten, welchen die Bearbeitung desselben vorzugsweise anheimfällt, mit dem naturhistorischen Theile in der Regel nicht gehörig vertraut sind, und auch wegen seines Umfanges und des erforderlichen gründlichen Eingehens nicht wohl sein können, da hiezu weder ihre Kräfte noch weniger ihre, von einer anstrengenden praktischen Thätigkeit karg zugemessene Musse ausreichen. Es ist übrigens nicht zu verkennen, dass der eigentliche aetiologische Theil unseres Gebietes zum Theil desshalb noch wenig ausgebildet ist, weil man sich bisher nicht sehr beeilt hat, die unterscheidenden Merkmale der Pflanzenkrankheiten so anzugeben, dass sie von gebildeten Thierärzten ohne ein gründliches Eingehen leicht aufgefasst werden können. Diesem Mangel ist in den folgenden Blättern, unbeschadet der Wissenschaftlichkeit, nach Thunlichkeit Abhülfe geschehen, so dass es in der Folge den Thierärzten nicht allzu schwer fallen dürfte, ihre Beobachtungen über die Nachtheile der Pflanzenkrankheiten für Gesundheit und Leben der Haussäugethiere gehörig einzuordnen, um nachgerade eine umfassendere und bestimmtere Kenntniss zu erzielen, die sie in den Stand setzen wird, in einem der Landwirthschaft noch erspriesslichen Grade für die Gesundheitspflege der Hausthiere zu wirken, als es bisher der Fall war.

Denjenigen, welche sich über den naturhistorischen Theil unseres Gegenstandes gründlich unterrichten wollen, sind folgende Schriften zum Studium zu empfehlen:

Unger, die Exantheme der Pflanzen. Wien 1833.

Wiegmann, die Krankheiten der Gewächse. Braunschweig 1839.

Löbe, Dr. William, die Krankheiten der Kartoffeln etc. Leipzig 1842. Eine gekrönte Preisschrift.

Bary, Anton de, Untersuchungen über die Brandpilze. Berlin 1853.

— Die gegenwärtig herrschende Kartoffelkrankheit etc. Leipzig 1861.

Braun, A., und Caspary, über einige neue Krankheiten der Pflanzen. Berlin 1854.

Schacht, Dr. Herm., Bericht an das Königl. Landes-Oekonomie-Collegium über die Kartoffelpflanze. Berlin 1856.

— Lehrbuch der Anatomie und Physiologie der Gewächse. 2 Thle. Berlin 1859.

Vor allen anderen aber ist zu empfehlen folgende, von allen Sachkennern als die beste anerkannte Schrift:

Kühn, Dr. Julius, die Krankheiten der Culturgewächse, ihre Ursachen und ihre Verhütung. Mit 7 Tafeln lithogr. Abbildungen. Zweite, unveränderte Auflage. Berlin 1859.

Diese Schrift ist es, aus welcher die nachfolgenden naturgeschichtlichen Angaben geschöpft worden sind, und wobei kein anderes Verdienst von Seite des Bearbeiters der vorliegenden Blätter in Anspruch genommen wird, als das der kurzen und greifbaren Darstellung des hier am Orte Wissenswerthen. Da kleine Thiere nicht selten Antheil an den Pflanzenkrankheiten haben, oder solche ausschliesslich zu bewirken vermögen, so ist auch der Beachtung sehr zu empfehlen:

Dr. Nördlinger, „die kleinen Feinde der Landwirthschaft. Stuttgart 1855"; obwohl das hieher Gehörige auch von Kühn ausführlich berücksichtigt worden ist.

Einiges über die Schädlichkeiten des Genusses der mit Krankheiten befallenen Pflanzen und ihrer Theile enthalten die bekannten hygienischen Werke von Kuers, Magne und Fuchs, sowie das von Haubner und das Handbuch der allgemeinen Pathologie von Fuchs. Eine ausführlichere Zusammenstellung der hieher gehörigen bis dahin bekannten Gegenstände und insbesondere in Bezug auf En- und Epidemien, sowie auf En- und Epizootien befindet sich in den i. J. 1847 erschienenen „*Recherches de pathologie comparée par Dr. Ch. Fr. Heusinger*“ und zwar im 1. Theile S. 461 ff. und sodann in Bezug auf den Anthrax in desselben Autors i. J. 1850 erschienenen Werke: „die Milzbrandkrankheiten der Thiere und des Menschen“; und zwar auf S. 200 und 495 ff. — Wenn die bisher genannten Schriften nur einen Werth als mehr oder minder gute Zusammenstellungen für die hier in Rede stehenden Gegenstände haben, so hat die folgende Schrift den Vorzug meist eigener Beobachtungen: „*Numan et Marchand, Propriétés nuisibles des fourrages. Groningue 1830*“. Dieselbe befindet sich übersetzt vom Thierarzte Weidmann im „Archiv für Thierheilkunde“. Neue Folge 4. u. 5. Bd. Ausserdem finden sich zerstreut eigene Beobachtungen der Thierärzte in allen veterinärischen Zeitschriften; auf was Alles in Folgendem gebührende Rücksicht genommen werden soll.

Die Krankheiten der Pflanzen beruhen auf abnormen Veränderungen der in ihnen vorgehenden physiologischen Processe; es sind Störungen in der normalen Thätigkeit ihrer Organe. Die Art und Weise des Erkrankens der Pflanzen ist eine sehr mannigfache; es findet entweder ein allgemeines oder theilweises Erkranken derselben Statt. Es können sowohl einzelne Zellen wie grössere Zellgruppen erkranken, ohne dass dadurch die Entwicklung der übrigen Pflanzentheile mit Nothwendigkeit gehemmt würde. Meist jedoch wird der Einfluss des Erkrankens von den zuerst ergriffenen Zellenpartien aus allmälig weiter verbreitet, wodurch dann das Leben der ganzen Pflanze mehr oder weniger leidet und endlich zerstört wird. Dabei findet entweder ein Verkümmern, Entfärben und Vertrocknen von Pflanzentheilen Statt, wie es bei vielen durch parasitische Pilze veranlassten Krankheiten der Fall ist, oder es tritt eine abnorme Veränderung oder Vermehrung der Zellbildungen ein; zuweilen findet sich eine gänzliche Umwandlung des Habitus der Pflanze. Nicht selten ist die unmittelbare Zerstörung eines Pflanzentheiles vorhanden, welche dann auf die Entwicklung der ganzen Pflanze von grösserem oder geringerem Einfluss ist. Bei manchen Krankheiten ist endlich weder eine Zerstörung noch abnorme Vermehrung der Zellen wahrzunehmen, wohl aber eine verderbliche Veränderung des Zellinhaltes, die dann allmälig auch die Zellenwandung ergreift und mit der fauligen Zersetzung des ganzen Zellgewebes endigt.

So verschieden, wie die Krankheitsformen, sind die Ursachen des Erkrankens. Die chemische und physikalische Beschaffenheit des Bodens, die Feuchtigkeitszustände, die Wärme- und Elektricitäts-Verhältnisse der Atmosphäre sind von dem entschiedensten Einfluss auf das Pflanzenleben, sie können nach der Art ihres Auftretens günstig oder nachtheilig, fördernd oder hindernd auf dasselbe einwirken. Am Hervorspringendsten sind die nachtheiligen Einflüsse zu vieler Bodennässe auf das Leben der meisten Pflanzen, insbesondere der cultivirten. Das Aussäuren und Ausfaulen der Saaten entstehen hiedurch; diese beiden Zustände dürfen aber nicht mit einander verwechselt werden; bei diesen ruft vorzugsweise die zu grosse Nässe den Uebelstand hervor, und tritt nur bei im Herbst sehr entwickelten Saaten ein, während bei jenem tiefer, lange liegenbleibender Schnee die Ursache des Ausgehens der Pflanzen ist.

Von ganz besonderer Bedeutung für das Leben der Pflanzen ist der Einfluss niedriger Temperaturen. Am meisten leiden die Saaten, wenn nach offenem Wetter plötzlich starker Blachfrost, von anhaltendem scharfen Winde begleitet eintritt. Von dem eigentlichen Erfrieren der ganzen Pflanze und dem Abfrieren des oberirdischen Theiles derselben ist das Aufziehen zu unterscheiden; dieses letztere tritt besonders auf feuchtem moorigen und thonigen Boden auf, wenn während des Ausgangs des Winters auf nasses Wetter plötzlich heftiger Frost folgt. Eine Folge heftiger und plötzlicher Temperatur-Erniedrigungen sind auch die sog. Frostspalten, Frostrisse oder Eisklüfte der Bäume; sie schliessen sich später durch Ueberwallung, springen jedoch häufig in dem folgenden Winter bei starkem Froste wieder auf. Schnelle und heftige Wechsel in den Wärmeverhältnissen sind überhaupt dem Pflanzenleben sehr gefährlich, auch dann, wenn ein eigentliches Erfrieren nicht stattfindet.

Die Feuchtigkeits-Verhältnisse der Atmosphäre sind ebenfalls von entschiedenem Einfluss auf das Leben der Pflanzen; abgesehen davon, dass die Witterungsverhältnisse auf die verderbliche Entwicklung und Verbreitung parasitischer Pilze einen grossen Einfluss haben, so werden auch die extremen Feuchtigkeitsverhältnisse den Pflanzen unmittelbar nachtheilig. Das sog. Verscheinen der Saaten (Brandstellen) ist ein vorzeitiges Vertrocknen der Pflanzen in Folge anhaltender Trockenheit, insbesondere auf solchen Stellen der Aecker, wo Kieshorste sich finden, oder sehr eisenschüssiger Sand sog. Fuchsdielen bildet. Tritt anhaltende Trockenheit während der Körnerbildung ein, so erzeugt sie die Nothreife des Halmgetreides. Anhaltend nasses Wetter ist den Pflanzen noch nachtheiliger; denn hiedurch wird die Verdunstung unterdrückt, und in Folge dessen eine Ueberfülle an wässerigen Bestandtheilen in den Pflanzen erzeugt, was einerseits ihren Nahrungswerth beeinträchtigt, anderseits nicht selten bei saftigen Knollen, dicken Stengeln und saftigen Früchten das Aufspringen, Zerspalten oden Rissigwerden erzeugt. Folge ungünstigen Wetters zur Zeit der Blüthe ist auch das Taubblühen des Getreides, wodurch das Lückigwerden der Aehren entsteht, das aber auch entstehen kann, wenn die Blüthentheile durch die Larven der Weizenmücke zerstört werden.

Von grösster Bedeutung für das Leben der Pflanzen ist die chemische Beschaffenheit des Bodens. Wenn eine Pflanze die ihr nothwendigen Nahrungsstoffe nicht in genügender Menge und in löslicher Form vorfindet, kann sie sich auch nicht vollkommen entwickeln. In solchen Verhältnissen hat auch das Lagern des Getreides seinen Grund. Die vorher die reichste Ernte versprechenden Saaten bringen durch dasselbe wenige und geringe Körner. Es ist allerdings richtig, dass auch normal entwickeltes Getreide insbesondere oft von heftigen Gewitterregen niedergelegt wird; es richtet sich aber bei kräftiger Ausbildung des Halmes mehr oder weniger wieder auf, oder es bildet bei frühem Eintreten der Calamität ein Knie, indem die Spitze des Halmes wiederum nach oben wächst. Da jedoch, wo das Lagern am häufigsten und verderblichsten auftritt, liegen andere Ursachen zu Grunde, und es lässt sich in solchen Fällen recht wohl vorhersagen. Eine zahlreiche Entwicklung breiter, dunkelgrüner Blätter, die weich und schlaff sind, lässt im Frühjahr das Lagern mit Sicherheit voraussagen. Die Veranlassung dazu liegt hier in einem zu grossen Gehalt des Bodens an stickstoffreichen Pflanzen-Nährstoffen, während die zur kräftigen Ausbildung des Halmes erforderliche lösliche Kieselsäure nicht in einem entsprechenden Verhältniss vorhanden ist. Eine Folge ungünstiger Verhältnisse in der Ernährung der Pflanzen ist auch das Verfärben ihrer grünen Theile, das zuweilen in ein wirkliches Dürrwerden oder Absterben übergeht. Hiemit ist jedoch nicht zu verwechseln die Blattdürre und die Fleckenkrankheiten in Folge parasitischer Pilze. An jener Erscheinung ist meist ein zu grosser Gehalt an löslichen Eisenoxydulsalzen im Boden schuld. Die Gelb- und Bleichsucht, bei welcher eine Entfärbung der ganzen Pflanze eintritt, ist in manchen Fällen Folge zu grosser Bodennässe; in der Regel aber bewirkt die Entziehung von Licht beim Unterdrücktwerden durch andere Pflanzen diesen Zustand.

Die abnormen Ausscheidungen, welche als Harzfluss, Gummifluss, Saftfluss, Wassersucht bezeichnet werden, sind meist Folgen von Verletzungen; die Abscheidung einer süsslich schmeckenden Flüssigkeit bei den Ulmen, Birken und Wallnussbäumen, welche Honigfluss genannt wird, darf nicht mit Honigthau verwechselt werden. Auf die Entstehung des Brandes, des Krebses und der Kernfäule der Bäume hat wahrscheinlich eine ungünstige Beschaffenheit der Bodenverhältnisse einen grossen Einfluss. Der Brand besteht in einer krankhaften Veränderung des zwischen Holz und Rinde liegenden Bildungsgewebes, von wo aus die Krankheit sowohl nach aussen als nach innen auf die zunächst liegenden Holzlagen und die Rinde übergeht, diese hiedurch schwarzbraun und zersetzt werden; man unterscheidet einen trockenen und nassen Brand. Bei dem Krebse entstehen an Stämmen und Aesten kleine Höcker oder Beulen, die allmälig grösser werden und endlich aufreissen. Die Kernfäule, welche man je nach der Farbe in Roth- und Weissfäule unterscheidet, tritt in normaler Weise bei alten, abgelebten Stämmen ein, aber auch bei jüngern und wahrscheinlich in Folge eines ungeeigneten Standortes. Der Stamm ist indess nicht immer von unten herauf kernfaul, sondern auch zuweilen von oben herab, von einem Aststumpf oder Spechtloch her. Der Wurzelbrand oder die Zellenfäule tritt an frischen Wurzeln, Knollen und Zwiebeln auf.

Nicht selten unterliegen auch die Pflanzen abnormen Veränderungen durch Thiere. Eine jede Pflanzenart hat ihre eigenthümlichen Feinde in der Thierwelt und namentlich sind es die Insecten und deren Larven, welche den wildwachsenden wie den cultivirten Gewächsen schädlich werden, entweder durch unmittelbares Zerstören, oder durch eine von ihnen verursachte abnorme Veränderung der physiologischen Thätigkeit. Diese letztere spricht sich oft in einem eigenthümlichen krankhaften Zellenbildungsprocess aus, durch den die mannigfachsten Missbildungen: knollige Verdickungen, Geschwülste, Verkrüppelungen, Fleischgewächse, Gallen u. dergl. entstehen; sie werden von den Larven der Gallwespen und Gallmücken, oder von Blattläusen veranlasst. Hieher gehört auch die interessante Erscheinung der Blattfleckenbildung, die ebenfalls von mikroskopisch kleinen Pflanzenmilben veranlasst werden, früher aber fälschlich als parasitische Pilze angesehen und beschrieben wurden, so als *Phyllerium* (Blattflocke), *Erineum* (Trichterflocke), *Taphrina* (Kolbenflocke). Verderblicher jedoch, als jene abnormen Zustände sind die im Innern der Wurzeln und Stengel lebenden Larven, welche anfangs auch nicht selten knollige Verdickungen und Zellenwucherungen veranlassen, bald aber das Absterben der ganzen Pflanze herbeiführen, wie z. B. bei dem von den Maden der Kohlfliege (*Musca Brassicae*) verursachten und oft in grosser Ausdehnung den Kohlfeldern verderblichen Kröpfigwerden des Krautes.

Ausser den ungünstigen physischen Einflüssen und schädlichen Thieren sind es vorzugsweise parasitische Pflanzen, welche die Lebensthätigkeit der Pflanzen beeinträchtigen können. Es gehören dieselben entweder zu den Samenpflanzen (*Phanerogamen*) oder zu den Sporenpflanzen (*Kryptogamen*).

Die phanerogamischen Parasiten finden sich sowohl auf wildwachsenden Pflanzen, wie auf Culturgewächsen, und schaden einigen der letzteren ganz erheblich; sie gehören verschiedenen Familien an, und manche der letzteren umschliessen Pflanzen, die parasitisch, und andere, die nicht parasitisch vorkommen. So sind die Riemenblumengewächse (*Loranthaceen*), zu denen die Mistel (*Viscum album*) gehört, sehr verschieden von den Windengewächsen (*Convolvulaceen*), zu welchen die Seidenarten (*Cuscata*-Species) zählen; und die letzteren finden sich wiederum in ihrer Familie mit den nicht parasitischen Windenarten vereinigt. Manche Schmarotzer sind auf ganz bestimmte Pflanzenarten verwiesen, andere leben auf Pflanzen der verschiedensten Art. Die Flachsseide (*Cuscuta Epilinum*) schmarotzt nur auf dem Lein; die europäische Seide (*Cusc. europaea*) dagegen lebt auf Nesseln, Hopfen, Hanf, Weiden, jungen Pappeln, Rainfarrn und anderen Kräutern und Sträuchern, die Quendelseide (*Cusc. Epithymum*) auf Haidekraut, Ginster, Quendel, Klee u. s. w. Die einen Schmarotzer sind überall nicht selten, wie der Fichtenspargel (*Monotropa Hypopytis*), welcher in schattigen Wäldern auf Baumwurzeln schmarotzt; die anderen finden sich nur an vereinzelten Oertlichkeiten, obgleich ihre Nährpflanzen weit verbreitet sind, wie die meisten Sommerwurzarten (*Orobanche*-Species). Sehr verschieden ist die Entwicklungs- und Lebensweise der Schmarotzer; sie leben entweder auf den oberirdischen Theilen der Nährpflanze, oder auf ihren Wurzeln. Zu den ersteren gehören die Mistel- und Seidenarten; zu den auf den Wurzeln anderer Pflanzen lebenden Schmarotzern gehören die Bermeinkräuter (*Thesium*-Species), der Fichtenspargel, die Schuppenwurz (*Lathraea squamaria*), die Orobanchen. Die Samen dieser letzteren Gewächse keimen im Boden, wahrscheinlich aber nur dann, wenn die Wurzeln einer ihnen zusagenden Pflanze in der Nähe sich befinden. Der Wurzelkeim des Parasiten dringt dann in die benachbarte Wurzel der Nährpflanze ein, und verbindet sich organisch mit ihr. In neuerer Zeit ist eine Reihe eigenthümlicher phanerogamischer Parasiten erkannt worden, zu denen einige lästige Acker- und Wiesenunkräuter gehören, nämlich die zur Familie der Braunwurzgewächse (*Scrofularineae*) gehörigen hahnenkammartigen Gewächse (*Rinantheen*), insbesondere der Acker-Wachtelweizen (*Melampyrum arvense*) das Sumpf-Läusekraut (*Pedicularis palustris*), der grosse und kleine Hahnenkamm oder Klaffer (*Rhinanthus major et minor*). Die verzweigten Wurzeln dieser Schmarotzer verbinden sich durch kleine Saugwärzchen mit den Wurzeln ihnen nahestehender Pflanzen und schaden diesen, wenn jene in grosser Menge vorkommen, erheblich.

Die Sporenpflanzen enthalten die zahlreichsten und denkwürdigsten Parasiten, und da ihre Kenntniss nicht leicht ist, so möge dieselbe durch die folgende Eintheilung einigermassen gefördert werden. Sie zerfallen nach der Art der Fruchtentwicklung, sowie nach ihren sonstigen Wachsthumsverhältnissen in zwei Abtheilungen; die erste Abtheilung der Stengel-, beblätterten oder nacktsporigen Kryptogamen zerfällt: 1) in Laubmoose (*Frondosae*), 2) in Lebermoose (*Hepaticae*), 3) Farrnkräuter (*Filices*), 4) Schachtelhalme (*Equisetaceae*), 5) Wurzelfarrn (*Rhizocarpeae*), 6) Bärlappe (*Lycopodiaceae*); die zweite Abtheilung, nämlich die Lager-, blattlosen und bedecktsporigen Kryptogamen enthalten: 1) die Algen (*Algae*), 2) die Flechten (*Lichenes*), 3) die Pilze (*Fungi*). Algen sind die verschieden, meist aber grün gefärbten fadigen oder schleimig-schmierigen Massen, welche feuchten Boden, Wasserpflanzen u. dergl. überziehen, oder fein im Wasser schwimmende Flocken und grössere flottirende Wellen bilden, oder aus einfachen oder verzweigten Fäden oder einzelnen Zellen bestehen. Die im Meere lebenden Algen sind jedoch meist von zusammengesetzterem Baue und stellen oft sehr grosse bandförmige, strauchartige oder blattförmige Gebilde dar. Die Flechten bilden die bunten, gelben, braunen, röthlichen, grauen oder grünlichen, laub- oder krustenartigen Ueberzüge auf Baumrinden, Steinen und blosser Erde; ihre Sporen finden sich in meist durch ihre Farbe unterschiedenen schüsselförmigen oder kopfförmigen Organen. Die Pilze sind ausgezeichnet durch den gänzlichen Mangel an Chlorophyll (Blattgrün). Die vegetative Grundlage aller Pilze bildet ein feinfadiges, zartes Gewebe, das man *Mycelium* nennt. Je nachdem dasselbe unmittelbar Sporen bildet, oder dieselben auf besonderen Fäden, oder in einem geschlossenen, später aufplatzenden häutigen Balge, oder in, am Scheitel aufspringenden Gehäusen (Kernhüllen) oder sie in einer besonderen Fruchtschicht (*hymenium*) erzeugt, welche die scheiben- oder hutförmigen Fruchtorgane bekleidet, unterscheidet man die Pilze: 1) als Staubpilze (*Coniomycetes*), 2) Fadenpilze (*Hyphomycetes*), 3) Bauch- oder Balgpilze (*Gastromycetes*), 4) Keimpilze (*Pyrenomycetes*), 5) Scheibenpilze (*Discomycetes*) und 6) Hutpilze (*Hymenomycetes*). Die meisten Pilze leben auf in Verwesung begriffenen organischen Substanzen, manche derselben aber sind ächte Schmarotzer und nähren sich von den gesunden Säften anderer Organismen. Obgleich Moose und Flechten auch auf lebenden Organismen, auf Bäumen vorkommen, so gehören sie doch nicht zu den wahren Parasiten, da sie nicht von den Säften derselben leben, sondern nur an ihnen haften, und ihnen lediglich durch Anhalten von Feuchtigkeit und Verhinderung der Ausdünstung schädlich werden; man nennt sie desshalb unächte Schmarotzer. Dergleichen finden sich auch unter den phanerogamischen Pflanzen, z. B. die tropischen Orchideen, welche ebenfalls auf Bäumen leben. (Vergl. den Zusatz am Schlusse dieser Beilage.)

Aechte Schmarotzer finden sich unter nacktsporigen Kryptogamen nicht, dagegen treten dergleichen schon unter den Algen und Flechten auf. Indessen sind die sämmtlichen Staubpilze (*Coniomyceten*) fast ausschliesslich ächte Parasiten. Da diese sich im Innern der Pflanzentheile entwickeln und dann erst nach aussen hervorbrechen, so hat man sie Entophyten genannt, im Gegensatze mit solchen Parasiten, welche wie der Mehlthaupilz auf der Oberfläche der Pflanzentheile schmarotzen, und die man daher Epiphyten nennt. Die Staubpilze zerfallen in zwei Gruppen: in die

Brandarten (Ustilagineen) und in die Rostarten (Uredineen). Beide sind ausserordentlich zahlreich, am häufigsten und zahlreichsten aber sind die Uredineen. Die meisten Pflanzen sind von solchen heimgesucht, und viele haben, wie ihre eigenthümlichen Insecten, so eine auf ihnen allein nur vorkommende Rostart; sie finden sich, wie diess auch bei allen anderen parasitischen Pilzen der Fall ist, sowohl auf wildwachsenden, wie auf cultivirten Gewächsen.

Unter den Fadenpilzen (*Hyphomyceten*) finden sich gleichfalls viele parasitische Formen. Es sind besonders Arten aus den Gattungen *Torula*, Heftfaser; *Oidium*, Eischimmel; *Cladosporium*, Astspore; *Botrytis*, Traubenschimmel, welche als Epiphyten lebenden Pflanzen schädlich werden. Es sind jedoch keineswegs alle Arten der genannten Gattungen ächte Schmarotzer; viele derselben leben nur auf abgestorbenen Pflanzentheilen, während andere auf den jüngsten, in vollster Lebensthätigkeit begriffenen Blättern etc. vorkommen.

Ein ähnliches Verhältniss findet bei den Keimpilzen (*Pyronomyceten*) Statt. Auch diese sind zumeist nur auf abgestorbenen Pflanzentheilen; es gibt aber eine Reihe ächt parasitischer Formen unter denselben, welche die Blattdürre und Fleckenkrankheit vieler Bäume, Sträucher und Pflanzen veranlassen. Es sind besonders die Arten der Gattungen: *Septoria* (Theilspore); *Depazea* (Tüpfelschorf); *Asteroma* (Sternschorf); *Rhytisma* (Ringelschorf) etc.; sie sind Entophyten.

Es gehört zur Ordnung der Kernpilze noch die Familie der Mehlthauarten (*Erysiphe*-Species), die eine grosse Zahl Parasiten einschliesst, die aber als Epiphyten auf der Oberfläche fast aller wildwachsenden und angebauten Gewächse sich entwickeln, und diese mit einem zarten Spinnengewebe bekleiden und ihre Perithecien ebenfalls oberflächlich auf dem strahlig verbreiteten Mycelium tragen.

Unter den höheren Pilzformen, den Hutpilzen (*Hymenomyceten*) werden die Schmarotzer durch die Löcherschwammarten (*Polyporus*-Species) vertreten, die häufig an abgestorbenen Aesten und Stämmen sich finden, zum Theil aber auch als ächte Parasiten an gesunden Bäumen vorkommen.

In Bezug auf die Art der Nährpflanzen, auf denen sich

parasitische Pilze finden, ist zu bemerken, dass es wohl kaum eine der höheren Pflanzenarten gibt, auf der nicht dergleichen Schmarotzer vorkommen; aber auch die niederen Pflanzen sind von ihnen heimgesucht, und selbst auf Pilzen kommen Pilze parasitisch vor. Und endlich kennt man achtzig und etliche auf Menschen und Thieren als Schmarotzer vorkommende Pilze, welche mitunter auch eigenthümliche Krankheiten erzeugen. (Ueber diejenigen letzterer Art, welche bei Menschen und Hausthieren als solche erkannt worden sind, vergl. „Fuchs, Pathol. Anatomie. Leipzig 1859". S. 393).

Die Annahme, dass die Pflanzenkrankheiten für Menschen und Thiere schädlich seien, ist uralt; Moses spricht davon, wie von einer Strafe Gottes, wenn die Israeliten dem Worte Gottes nicht gehorchen wollten (I. Kön. 8, 17; II. Chron. 6, 28; Amos 4, 9; Aggee 2, 18); eben so die griechischen Schriftsteller (*Theophrasti Historia plantarum cap. X.*), und die römischen, welche über Landwirthschaft geschrieben haben, erwähnen ebenfalls derselben (Columella 10, 343; Palladius I, 35; Varro I, 1). An diesen Stellen wird aber nur vom Rost (*Rubigo*) geredet, und die Römer verehrten sogar Rubigus als schützenden Gott der Landwirthschaft, und feierten demselben gewidmete, von Numa Pompilius angesetzte Feste im Monat April (*Virgil. Georg. I, 150*). Auch in späteren Zeiten findet man in der Regel nur den Rost als Pflanzenkrankheit aufgeführt, und es ist daher sehr wahrscheinlich, dass unter demselben die meisten Pflanzenkrankheiten begriffen waren, und dass erst später der Mehlthau von den übrigen Krankheiten unterschieden wurde, inzwischen aber Verwechslungen oft genug vorkamen. Dass die Pflanzenkrankheiten bereits in uralter Zeit gefürchtet waren, macht dieselben allerdings als Schädlichkeiten für die Gesundheit der Thiere verdächtig; gewiss aber kann man in dieser Beziehung nicht sein, da damals von genauen

Beobachtungen und Versuchen nicht die Rede war, und diess ist auch der Fall mit den Anführungen in den späteren Seuchengeschichten, insbesondere in der von Paulet. Wenn Pflanzenkrankheiten in ausgebreiteter Weise vorkommen, und zur selbigen Zeit sich auch Seuchenkrankheiten unter den Hausthieren ereignen, so folgt daraus noch nicht, dass jene die veranlassenden Ursachen dieser sind; sie können vielmehr beide gemeinschaftliche Veranlassungen in gewissen atmosphärischen Zuständen haben. Daher ist es mit Vorsicht aufzunehmen, wenn z. B. Heusinger (Milzbrandkrankheiten S. 200) geschichtlich nachweist, dass Milzbrand-Epizootien und Erkranken der Vegetation oft gleichzeitig vorgekommen sind, und desshalb mit den Beobachtern dieser Ereignisse anzunehmen scheint, dass die Pflanzenkrankheiten die Ursachen der Thierkrankheiten waren. Wir müssen eben für die Folge von unseren Thierärzten, um das Kapitel der Pflanzenkrankheiten möglichst in's Klare zu stellen, verlangen, dass sie in vorkommenden Fällen genaue Beobachtungen, und wenn thunlieh, directe Versuche mit Rücksicht auf die gehörige Unterscheidung der verschiedenen Pflanzenkrankheiten anstellen.

B. Specielles.

I. Der Brand des Getreides.

Als Brand bezeichnet man einen krankhaften Zustand des Getreides, bei welchem sich anstatt des Samenkornes eine schwarze oder braunschwarze, nach vollständiger Entwicklung feinstaubige Masse gebildet hat, die entweder von der Samendecke umschlossen bleibt oder durch Zerreissen derselben später frei wird. Man unterscheidet darnach, und je nachdem die Erkrankung sich ausschliesslich auf den Fruchtknoten beschränkt, oder noch andere Theile der Pflanze erfasst, mehrere Formen des Brandes:

1. den Kornbrand (auch Steinbrand, Schmierbrand, Stinkbrand, Faulbrand, Kornfäule genannt). Bei diesem wird die Samendecke nicht durchbrochen, das Brandkorn behält daher einige Aehnlichkeit mit einem Samenkorne, ist aber missfarbig, kürzer, dicker und mehr ausgebaucht, als diess letztere; anfangs ist die Masse im Innern des Kornes schmierig, später wird sie staubartig, stets aber ist sie sehr übelriechend;

2. den Staubbrand (auch Flugbrand, Nagelbrand, Russbrand genannt). Bei demselben wird die Samendecke entweder sehr früh zerstört, oder sie zerreisst doch bald nach dem Hervorkommen der Aehre oder Rispe aus der Blattscheide; diese trägt daher anstatt der Samen schwarze, kienrussartige Staubmassen, die allmälig vom Winde verweht werden, und die leere Spindel zurücklassen. Während bei dem Steinbrande nur der Fruchtknoten erkrankt und brandig wird, sind bei dem Flugbrande auch die Spelzen mehr oder weniger, oft vollständig von dem Brande ergriffen;

3. den Stengel- und den Beulenbrand, jener beim Roggen, dieser beim Mais vorkommend. Bei diesen Formen sind nicht nur die Fruchtknoten und Blüthendecken oder Spelzen erkrankt, sondern es zeigen auch die Stengel und Blätter brandige Streifen oder beulenartige Auftreibungen; bei der Reife zerreisst die häutige Bedeckung derselben, wodurch der russartige Staub frei und dem Auge, wie bei dem Flugbrande wahrnehmbar wird.

Die Brandarten bilden eine eigenthümliche Gruppe der Staubpilze oder Coniomyceten, welche man mit dem Namen Ustilagineen bezeichnet. Früher stellte man sie mit anderen Pilzformen, den Rostarten in der Gattung Uredo zusammen; sie sind aber von diesen durch ihre Entwicklungsweise wesentlich verschieden. Wie es aus dem Vorhergehenden zwar erhellet, so dürfte es doch nicht überflüssig sein, noch besonders hervorzuheben, dass die Brandarten keine Afterproducte einer krankhaft entwickelten Zellenbildung, sondern selbstständige höchst eigenthümlich sich entwickelnde parasitische Pilze sind, die nicht allein auf Kosten unserer Culturpflanzen, sondern auch, und zwar in noch grösserer Ausdehnung, auf Kosten wildwachsender Pflanzen der verschiedensten Bildung leben. Folgende Brandarten sind hier besonders beachtenswerth:

a. Der Kernbrand des Weizens, *Tilletia Caries Tul.* (*Uredo sitophila Ditm.*, *Uredo Caries D. C.*) Dieser Brand wird auch vorzugsweise Weizenbrand genannt, weil er bei allen cultivirten Weizenarten, bei Sommer- und Winterweizen vorkommt; doch leiden die Spelz- und Dinkelarten weit weniger davon, als der gemeine Weizen, und die diesem verwandten Weizenarten. Die Sommerfrucht wird leichter davon befallen als die Winterfrucht.

b. Der Staubbrand des Getreides, *Ustilago Carbo Tul.* (*Uredo segetum Pers.*, *Uredo Carbo D. C.*). Derselbe findet sich bei Weizen, Gerste und Hafer, und zwar bei allen Arten und Varietäten, doch ist die Winterfrucht vom Weizen demselben weniger unterworfen, als die Sommerfrucht, wogegen die Wintergerste dort, wo sie regelmässig angebaut wird, zuweilen empfindlich daran leidet. Am wenigsten sind die Spelz- und Dinkelarten dem Staubbrande unterworfen; überhaupt bringt er dem Weizen selten erheblichen Schaden, bei weitem mehr haben davon Gerste und Hafer zu leiden. Im Allgemeinen ist er bei seinem Auftreten weniger verderblich als der Steinbrand, benachtheiligt auch nicht, wie dieser letztere, die gedroschene Frucht, da er schon vor und bei der Ernte grösstentheils verfliegt.

c. Der Hirsebrand, *Ustilago destruens Schlecht.* (*Uredo segetum var. Pers.*, *Uredo Carbo var. D. C.*). Dieser ist eine in manchen Gegenden nicht selten, oder regelmässig auftretende Krankheitserscheinung; sie tritt an den Fruchtknoten, Spelzen, wie überhaupt an allen Blüthentheilen und der ganzen Rispe auf, und verunstaltet die Theile in weit höherem Grade, als diess bei den vorher genannten Brandarten der Fall ist.

d. Der Maisbrand, *Ustilago Maidis Tul.* (*Uredo Maidis*

D. C.). Dieser ist im nördlichen Deutschland, wegen des hier beschränkten Anbaues des Mais, keine so häufige Erscheinung, wie im südlichen; er erzeugt mehr oder weniger umfangreiche, zuweilen bis kopfgrosse Beulen (daher auch Beulenbrand genannt) nicht nur an der Fruchtspindel, sondern auch an dem Stengel, oft tief unten, dicht über den Wurzeln und selbst an den Blattrippen.

Foucroy und Vauquelin haben den Kornbrand (Schmierbrand) analysirt (*Ann. du Mus. d'hist. natur. XXV. p. 332*), eben so Dulong den Flugbrand des Mais (*Journ. de Pharmacie XIV*), Einhof den Brand der Gerste (Gehlen, Journ. VI. p. 91), und endlich Lucas den Flugbrand (Wöhler und Liebig, Annal. der Pharmacie Bd. 37. S. 90). Es sind aus diesen Analysen specifisch schädliche Substanzen nicht zu entnehmen; überhaupt zeigen ihre Resultate grosse Verschiedenheit.

Die Pathologen sprechen häufig von der Schädlichkeit des Getreidebrandes überhaupt; den sicheren Nachweis ihrer Behauptungen bleiben sie aber in der Regel schuldig. Die Beobachtungen Tode's in Bezug auf den Menschen (Med.-chirurg. Bibliothek I. 1. p. 156) hält Heusinger (in seinen „*Recherches etc.*") für zweifelhaft, da sie das Mutterkorn betreffen könnten. Sarcone (Krankheiten in Neapel etc. II. p. 291) hat ebenfalls keine Nachtheile vom Getreidebrande beim Menschen beobachtet und Cordier (*Journ. gén. de Méd. vol. 86. p. 98*) will sogar 3 Drachmen davon verschluckt haben, ohne Unbequemlichkeit davon zu verspüren, worauf indess Heusinger (l. c.) nicht viel hält, weil es bekannt sei, dass ähnliche Stoffe in grösserer Gabe, aber nur ein- oder zweimal genommen, nicht schädlich wirkten, während sie schwere Zufälle zu erzeugen vermöchten, wenn dieselben Substanzen selbst in kleinerer

Gabe, aber längere Zeit fortgesetzt in Anwendung gebracht würden. Daher derselbe ein grösseres Gewicht dem Versuche Imhof's (*Zeae Maidis morbus etc. Argentorum 1784 p. 30*) in Bezug auf die Unschädlichkeit des Maisbrandes für den Menschen beilegt. Imhof sagt nämlich: „*per quatuordecim dies mane, et ventriculo jejuno eum pulverem sensim dosin ad drachmam fere usque augendo assumsi; praeter haec adhuc excutiendo pulverem ex ejus carceribus et eum colligendo, insignis quantitas ejusdem mihi invito deglutienda erat, neque minorem quantitatem naribus attraxi, attamen ne minimum quidem molestiam vel mutationem ullam in corpore inde sensi.*"

Parmentier versichert (*Mém. de l'Acad. de Méd. A. 1776. p. 346*) während mehrerer Wochen das Pulver von dem Kornbrande des Weizens Vögeln und Hunden ohne nachtheilige Folgeu gegeben zu haben; und führt Heusinger (l. c.) ohne nähere Angabe der Quelle an, dass Tessier 12 Unzen Brandpulver (wahrscheinlich vom Mais) einem Huhne, und einem anderen eben so viel vom Pulver des Weizenbrandes ohne Schaden gegeben habe. Dagegen führt Gerlach (in seinen Abhandl. „die Blutseuche der Schafe." Mag. f. d. g. Thierheilk. XI) in Bezug auf den Schmierbrand an: „Enten und Gänse, die mit verkümmerten Abfällen von brandigem Weizen gefüttert wurden, krepirten am Milzbrande;" ferner: „brandiges Entzündungsfieber und wirklichen Milzbrand sah ich bei Pferden in den Jahren 1842 und 1844 in einer und derselben Wirthschaft zweimal entstehen. Aus Mangel an Hafer wurde Weizen gefüttert, und zwar aus allzu grosser und unzeitiger Oekonomie der von gutem Weizen abgesiebte schlechte, verkümmerte, brandige und mit Brandstaub beschmutzte Weizen. Bald darauf stellte sich Unverdaulichkeit ein; der Mist zeugte von schlechter Verdauung, denn er wurde in grossen Klumpen mit Schleim überzogen, abgesetzt; Kolik zeigte sich fast täglich und bei der geringsten Veranlassuug (Anstrengung, Erkältung etc.) brach ein brandiges, typhöses Entzündungsfieber und wirklich Milzbrand aus, so dass in einem Tage 2 und 3 Stück erkrankten und crepirten." Heusinger, welcher (sowohl in seinen „*Recherches*" als auch in seinen „Milzbrandkrankheiten") diese Beobachtungen Gerlach's gebührend berücksichtigt, fügt denselben die beachtenswerthe Bemerkung an: „Ich will wünschen, dass auch nicht hier der gewöhnliche Pilzbrand mit Milzbrand verwechselt worden ist." Nicht mit den vorstehenden Beobachtungen übereinstimmend hatte Gerlach bereits früher andere, freilich bei Kühen und Schafen gemachte Beobachtungen beigebracht (Mag. f. d. g. Thierheilk. VII. p. 214), nach welchen Kühe nach dem Genusse des Weizenbrandes verkalbt, und Schaflämmer sich eine jedoch gutartige Lähme zugezogen haben sollen, deren säugende Mütter Schrot von brandigem Weizen erhalten hatten. Heusinger bemerkt daher mit Recht, dass unsere Erfahrungen über die Wirkungen des Brandes noch sehr mangelhaft zu sein scheinen; so mangelhaft, dürfen wir ohne Bedenken hinzufügen, dass zur gehörigen Feststellung neue genaue Beobachtungen und Versuche erforderlich sind. Uebrigens ist man auf dem gegenwärtigen Standpunkte der Wissenschaft ausser Stande, eine genaue Unterscheidung zwischen Pilzbrand und Milzbrand der Thiere zu machen, ja man ist nicht einmal im Stande zu sagen, ob es überhaupt einen Unterschied zwischen diesen beiden Zuständen gibt. Heusinger, welcher diesem Gegenstande (in seinen „Milzbrandkrankheiten" p. 701) eine besondere Untersuchung mit Rücksicht auf ältere Beobachtungen, die directen Versuche von Krombholz bei verschiedenen Thierarten und die Herausstellungen Delafond's in Bezug auf die Schafe widmet, kommt endlich zu dem Schlusse: man könne wohl nicht im Zweifel sein, dass das Pilzgift wesentlich ein Nervengift sei; von manchen Pilzen trete wohl die Wirkung auf das Gehirn mehr hervor, im Allgemeinen aber wiesen Symptome und Sections-Ergebnisse auf eine primäre Wirkung auf den Vagus und Sympathicus, Lungen- und Gefässsystem hin, und die dem Milzbrande auffallend ähnlichen Wirkungen schienen den parasitischen Pilzen vorzugsweise eigen zu sein.

Spinola (Handb. der speciellen Pathologie und Therapie S. 255) äussert sich über den vorliegenden Gegenstand in folgender Weise: „Mehr noch als Schlagfluss sind Vergiftungen durch organische Gifte geeignet, eine Verwechslung mit Milzbrand zu begehen. Von allen hieher gehörigen Vergiftungen dürfte die Pilzvergiftung obenan zu stellen sein. Wir haben bereits darauf aufmerksam gemacht, dass namentlich parasitische Pilze, wo nicht Milzbrand selbst, doch nach den vorliegenden Beobachtungen ein dem Milzbrand so gleiches Leiden (?) zu erzeugen vermögen, dass beide nach unserem jetzigen Stande der Wissenschaft nicht zu unterscheiden sind; da nun gewöhnlich die anderweitigen Ursachen des Milzbrandes mit der Pilzbildung auf den Pflanzen zusammenfallen, so wird auch in der Mehrzahl der Fälle die Pilzvergiftung mit dem Milzbrand zusammenfallen. Wie sich die Pilzvergiftungen an sich verhalten, darüber fehlt es noch an genauen Beobachtungen, und namentlich an Versuchen, die meines Wissens mit den parasitischen Pilzen auf den Pflanzen noch nicht angestellt worden sind. Unwahrscheinlich ist es indessen nicht, dass manche dieser Arten Pilze noch eigenthümliche Stoffe enthalten, und dadurch auch besondere Wirkungen äussern. Vergiftungen mit höher entwickelten Pilzen bei unsern pflanzenfressenden Thieren können hier weiter nicht in Betracht kommen. Die von Krombholz angestellten Versuche bei Thieren mit *Agaricus muscarius* weisen übrigens unter den Erscheinungen im Leben wesentlich krampfhafte Zuckungen und paralytische Zufälle (wie die meisten organischen Gifte) nach, so dass in diesem Umstande zugleich ein Unterscheidungsmerkmal von Milzbrand aufgefunden wird. Nur die Veränderungen in den Cadavern, da auch sie wesentlich auf das Blut sich beziehen, und überall Blutfülle angetroffen wird, lassen eine Verkennung zu, doch in richtiger Erwägung der Umstände und namentlich, dass Blutflüsse aus den natürlichen Oeffnungen, wie sie nach schnellen Todesfällen beim Milzbrand in der Regel gesehen werden, nach erfolgter Vergiftung in gleicher Weise vermisst werden, die gelbsulzigen Ergiessungen ebenfalls, — wird man sich auch hier vor einer Verwechslung zu schützen vermögen. Nach Delafond sollen nach Pilzvergiftungen bei Schafen Koliken, von Diarrhöen begleitet, eintreten, die Thiere ein schäumendes Maul haben und rothe, erysipelatöse Flecken auf der Haut bekommen; nach dem Tode werden, neben schwarzem, ungerinnbaren Blute in den Gefässen Ekchymosen in dem Mesenterium, den Nieren, der Milz und der Leber, rothe Flecken an den Zotten der Schleimhaut des Pansens und des Blättermagens gefunden."

II. Der Rost.

Mit Rost bezeichnet man diejenigen Krankheitserscheinungen der Gewächse, bei welchen grössere oder kleinere, rundliche oder längliche Staubhäufchen verschiedener, meist bräunlicher oder gelbröthlicher Färbung, aus der Oberhaut grüner Pflanzentheile, insbesondere der Blätter und Stengel hervorbrechen. Nebst der meist helleren Färbung ist der Rost von den an Blättern und Stengeln auftretenden Brandarten dadurch verschieden, dass der Roststaub niemals so massig gehäuft sich findet, wie das in der Regel bei dem Brandstaube der Fall ist. Es tritt auch der Rost niemals im Inneren der Fruchtknoten auf, findet sich aber an allen grünen mit Spaltöffnungen versehenen Pflanzentheilen. Der Roststaub besteht aus den Sporen parasitischer Pilze, welche von einem im Gewebe der befallenen Pflanzen verbreiteten Mycelium gebildet werden, und die ihre selbstständige Organisation dadurch beweisen, dass sie zu keimen vermögen. Die Roste (Uredineen) sind sehr häufig, und kommen in ihren verschiedenen Gattungen und Arten auf den bei weitem meisten wildwachsenden und Culturgewächsen vor. Der weisse Rost überzieht in weissen, unregelmässigen, anfangs glatten, dann staubigen Streifen und Flecken die Blätter, Blattstiele, Stengel und Blüthentheile; er bewirkt in der Regel eine krankhafte Verdickung und Anschwellung der befallenen Theile. Die gelbröthlichen und schwarzbraunen Rostformen werden hauptsächlich durch die Gattungen *Uromyces*, *Puccinia*, *Triphragmium* und *Phragmidium* erzeugt. Der Schweifrost (*Uromyces*) erzeugt mehr oder weniger grosse, zerstreut oder näher in Gruppen zusammenstehende und dann nicht selten zusammenfliessende Staubhäufchen von brauner oder braunschwarzer Farbe, und finden sich die Arten dieser Gattung auf sehr vielen Pflanzen. Die Arten der Gattung Stielrost (*Puccinia*) bilden rundliche oder streifenförmige, zerstreute oder gehäufte, oft zusammenfliessende, braune oder schwarzbraune Häufchen, welche unter der Oberhaut der Pflanzen hervorbrechen, und entweder als eine gleichmässig dauernde Schicht oder später staubig erscheinen. Die Stiel- oder Zwillingsroste gehören zu den am häufigsten und verbreitetsten vorkommenden parasitischen Pilzen. Der Dreifächerrost bildet braune, anfangs von der Oberhaut bedeckte, später aber fein staubige oft verbreitete Flecken und Häufchen, kommt jedoch nur an wenigen Pflanzen vor. Der Fächerrost (*Phragmidium*) erzeugt schwarze und schwarzbraune, kleine, polsterförmige, krumige Staubhäufchen, die unter der Oberhaut von lebenden Blättern, seltener von Stengeln hervortreten. Eine Art *Podisoma* und der Gallertrost (*Gymnosporangium*) kommen vorzugsweise an den Blättern und Zweigen des gemeinen Wachholders vor; daher die Artnamen *Podisoma fuscum* und *Gymnosporangium Juniperi*. Die Arten des Walzen- oder Röhrenrostes (*Cronartium*) sind hier nicht denkwürdig. Blasenroste finden sich an Nadelhölzern. Die Gattung Gitterrost (*Roestelia*) ist vertreten an den Blättern vieler Sträucher und Bäume, so z. B. am Weissdorn, Mispel-, Birn- und Apfelbaum. Der Becher- oder Schüsselrost (*Aecidium*) gehört in seinen verschiedenen Arten zu den gemeinsten, am häufigsten und an den meisten Pflanzen vorkommenden Rostarten; er ist meist gelb oder röthlich gefärbt, und wird innerhalb einer Hülle, welche sich dem blossen Auge wie ein kleines Becherchen oder Schüsselchen darstellt, in dicht gedrängten Reihen gebildet.

a. Der Getreiderost befällt sämmtliche Getreidearten und Varietäten, doch sind nicht alle gleichmässig dem Befallen ausgesetzt. Obgleich der Rost auch bei dem Roggen bedeutenden Schaden zuweilen herbeiführen kann, so ist er doch im Allgemeinen dem Hafer, der Gerste, ganz besonders aber dem Weizen verderblicher; jedoch sind die Spelzarten dem Roste weit weniger ausgesetzt. Es kommen verschiedene Rostarten auf einer und derselben Pflanze vor; die röthlichen, länglichrunden Roststaubhäufchen gehören dem Kronenroste (*Puccinia coronata*), die gelblichen, linienförmigen dem gemeinen Grasroste (*Puccinia Graminis*) an. Diese beiden Rostarten finden sich auch auf wildwachsenden Gräsern, z. B. auf Honiggras und Trespe.

b. Der Rost der Hülsenfrüchte. Die Hülsenfrüchte werden von mehreren Rostarten befallen; der Bohnen-Becherrost (*Aecidium Phaseolorum*) findet sich wahrscheinlich nur auf den Blättern der gemeinen Gartenbohnen. Viel häufiger als dieser ist der Schweifrost der Hülsenfrüchte, der sich nicht allein auf Bohnen und Erbsen, sondern auch auf vielen wildwachsenden schmetterlingsblüthigen Pflanzen findet, zum Beispiel auf

Wicken-, Klee- und Ginsterarten. Es finden sich zwei Arten des Schweifrostes (*Uromyces*) auf den Hülsengewächsen und zwar *U. apiculata* und *U. appendiculata.* Beide bilden rundliche, später oft zusammenfliessende dunkelbraune Häufchen auf den Blättern, Stengeln und selbst auf den Hülsen. Die Unterscheidung beider Arten kann gründlich nur durch das Mikroskop gemacht werden; die Sporen der ersten Art sind klein, verkehrt eiförmig, braun, mit einem zarten weissen Stielchen versehen, die der letzteren dagegen sind rundlich-elliptisch, ebenfalls braun, aber mit einem langen, robusteren Stiel verbunden.

Es ist bereits angemerkt worden, dass der Name „Rost" (*Rubigo v. Robigo*) in den ältesten Zeiten als ein Sammelname für alle Pflanzenkrankheiten galt, und selbst in den neueren und neuesten Zeiten wurde in dieser Hinsicht von den Beobachtern nicht gehörig unterschieden. Es sind daher sämmtliche Angaben über die Schädlichkeiten des Rostes, wie verdächtig sich derselbe auch gemacht haben mag, mit Vorsicht aufzunehmen, und selbst die Angabe Gerlach's (Magaz. für die ges. Thierheilk. XI. p. 262), dass sowohl *Uredo linearis* als *U. Rubigo vera*, namentlich auf Weizen- und Gerstenstroh, nicht ganz selten die Ursache des Milzbrandes seien, steht zu nackt da, als dass auf dieselbe ein grosser Werth gelegt werden könnte. Am werthvollsten sind in dieser Beziehung die Beobachtungen und Versuche Gohier's (*Sur les effets des pailles rouillées. Lyon 1804*). Derselbe machte im Vereine mit Lormière in einem Cavallerie-Regimente, bei welchem dieselben als Veterinär-Aerzte angestellt waren, in den letzten Monaten des Jahres 1801 die Bemerkung, dass sich ein geliefertes rostiges Stroh bei den Pferden in der Weise nachtheilig zeigte, dass es, ausser anderen Erscheinungen, besonders Kolik bei diesen Thieren hervorbrachte. Sie führten desshalb Klage bei den Vorgesetzten des Regiments; aber eine angeordnete sachverständige Untersuchung war ihrer Ansicht nicht entsprechend; das Stroh wurde fortgefüttert, und die Krankheiten und Sterbefälle vermehrten sich. Die Sectionen wiesen vorzugsweise Entzündung des rechten Sackes des Magens, Umhüllung des Futters in demselben mit einer dicken Schichte Schleim und erweichtes Gehirn nach. Die Fortsetzung der Fütterung des berüchtigten Strohes an gesunde Pferde-Abtheilungen, und selbst die Darreichung von Abkochungen desselben an andere lieferte dasselbe Resultat; aber ein derartiger Versuch bei einem Hunde hatte ein negatives Resultat, und ein solcher bei einer Katze blieb resultatlos, weil dieselbe nach dem ersten Versuche entfloh und sich nicht wieder sehen liess. Der Verfasser machte in den dreissiger Jahren eine Beobachtung über das Verfüttern des rostigen Strohes bei Kühen und Schafen, in welcher sich dasselbe für diese Thiere unschädlich erwies; er bemerkte nämlich bei einem Freunde, dem Oekonomen Grouven in Blens (preuss. Rheinprovinz) einen Acker Roggen in dem Thale am Ruhrflusse, der aus einem Neubruch bestand, und in welchem das Getreide stark mit Rost besetzt war, während die übrigen Getreidefelder, die auf Höhen und trocken gelegen waren, frei davon befunden wurden. Der Verf. glaubte seinen Freund aufmerksam auf die Nachtheile jenes Roggenstrohes als Futter machen zu müssen; dieser Letztere aber zeigte sich bereit, einen Versuch damit zu wagen; er verfütterte dasselbe anfangs an eine kleine Abtheilung Hämmel, und da es sich bei denselben unschädlich erwies, so wurde der Versuch später auch auf Mutterschafe und Rindvieh ausgedehnt. Ueberall blieben die gefürchteten Nachtheile aus. Wenn auch nun diese Beobachtung nicht für genügend ausgegeben werden soll, das rostige Stroh überhaupt für unschädlich anzusehen, so zeigt sie jedoch, dass die Thiergattungen und wahrscheinlich auch die Art des Rostes, und vielleicht andere unbekannte Bedingungen einen Unterschied erzeugen, was Alles zur fortgesetzten genauen Beobachtung des beregten Gegenstandes auffordern muss.

III. Das Mutterkorn.

Das Mutterkorn ist der schwarzviolette, mit Furchen versehene, innerlich weisse Körper, von walzenförmiger, verlängerten mehr oder weniger gekrümmten hornförmigen Gestalt, welcher sich in den Aehren der Getreidearten, vieler wildwachsender Gräser und Riedgräser nicht selten anstatt des Samens entwickelt. Sehr selten findet man in einer Aehre sämmtliche Samen in Mutterkorn umgewandelt, meist ist dasselbe nur vereinzelt vorhanden; ward seine Entwicklung aber besonders durch die Witterung begünstigt, dann kommt es allerdings auch zuweilen vor, dass die meisten Blüchen einer Aehre Mutterkorn zeigen. Das Mutterkorn ist nicht in allen Jahren gleich häufig, am häufigsten erscheint es in nassen Jahrgängen, besonders wenn es zur Blüthezeit viel regnet. Am häufigsten findet sich immer das Mutterkorn an den Rändern der Felder, und zwar am meisten beim Roggen, aber auch beim Weizen und bei der Gerste und nur sehr selten in unseren Gegenden beim Mais. Am längsten (bis 1″ lang) wird das Mutterkorn an dem Roggen, am dicksten dagegen an dem Weizen, und an wildwachsenden Gräsern verhältnissmässig kleiner und dünner. Das Weizenmutterkorn ist durch seine verdickte, ausgebauchte Form besonders gekennzeichnet; die am stärksten entwickelten Mutterkörner sind häufig mit Quer- und Längsrissen versehen, zuweilen an der Spitze mehrfach gespalten. Obgleich das Mutterkorn, wie gesagt, in der Regel schwarzviolett ist, so findet man doch auch zuweilen hell- oder grauweiss gefärbtes; es trägt nach seiner Ausbildung anfangs ein mehr oder weniger grosses Mützchen von schmutzig gelblicher oder gelbbräunlicher Farbe, das aber später abfällt. Die Bildung des Mutterkorns steht mit einer klebrigen Feuchtigkeit, lie sich an den Pflanzen einfindet, in Verbindung; diese Feuchtigkeit ist der Sporenschleim des Mutterkornpilzes, den man fälschlich Honigthau genannt hat, aber nicht mit diesem, welcher ein Secret von Blattläusen ist, und später betrachtet werden wird, verwechselt werden darf, Das Mutterkorn (*Sclerotium Clavus*) ist ein durch den Mutterkornpilz (*Claviceps purpurea* und andere Arten) entartetes Korn, der sich an der Oberfläche des Fruchtknotens einfindet, zu jenem sogenannten Honigthau Veranlassung gibt, durch Auskeimen ein Mycelium entfaltet, das den Fruchtknoten bedeckt, und später als das gedachte Mützchen auf dem entarteten Kerne gefunden wird. Da das Mutterkorn, wenn es ausgesät ist, wiederum Veranlassung zum Auskeimen des genannten Pilzes gibt, so ist das Aussäen des Mutterkornes zum Behufe seiner Beschränkung möglichst zu verhüten.

Als wirksamen und schädlichen Bestandtheil des Mutterkornes hat Wiggers zuerst (*Dissert. inaug. inquis. in secale cornut. etc. 1832*) das Ergotin angegeben, und pflegt man seitdem den Complex der durch das Mutterkorn bewirkten krankhaften Erscheinungen, als „Ergotismus" zu bezeichnen, welche Wörter von dem französischen Worte „*Ergot*" (*ergot de seigle* = Mutterkorn) abstammen. Den Erfahrungen zufolge wirkt das noch nicht reife Mutterkorn heftiger, als das reife, wesshalb dann auch, wie Heusinger (in seinen *Recherches*) anmerkt, mehrere Pharmakopeen vorschreiben: „*Secale cornutum ante messem lectum.*" Desshalb macht auch Léveillé (Institut Nr. 724) darauf aufmerksam, dass das Mutterkorn aus zwei verschiedenen Theilen besteht, dem eigentlichen Mutterkorn, d. h. der krankhaften Samenknospe und der Sphacelia, d. h. dem oben gedachten Mützchen, das bei der Reife des Getreides in der Regel abfällt. Ebenso bedauert Léveillé, dass wir zur Zeit noch nicht wissen, welcher von beiden Theilen die bekannte Zusammenziehung der Gebärmutter, und welcher die als Ergotismus bekannten krankhaften Zufälle bewirkt. In Vorkommnissen hat man also auf den Grad der Ausbildung des Mutterkornes, beziehungsweise auf das Vorhanden- oder Nichtvorhandensein jenes Mützchens Rücksicht zu nehmen, und insbesondere auf das etwa in der Bildung begriffene Mutterkorn der gewöhnlichen ächten und Scheingräser der Waiden. Die Mengen des Mutterkornes, welches man bei den verschiedenen Hausthiergattungen, und selbst bei ein und derselben Gattung nöthig hatte, um sie zu vergiften, finden wahrscheinlich ihre Erklärung in dem soeben bemerkten Umstande. Tessier (*Mém. sur les observ. faites en Salonge 1777*) musste einem Schweine während 66 Tagen 22 Pfund Mutterkorn (bei übrigens hinreichendem Futter) verabreichen, bevor es starb. Nach Lorinser (Versuche und Beobachtungen über die Wirkung des Mutterkornes) erhielt ein sechswöchentliches Ferkel täglich etwas über 2 Loth Mutterkorn und starb am 23. Tage. Ein stärkeres Ferkel starb am 69. Tage, nachdem es 20 Pfund verzehrt hatte, obgleich schon am 5. Tage die schädliche Wirkung hervortrat. Bei einer Ziege trat nach dem Genusse von 1 Loth grosse Unruhe und Stöhnen ein, die wieder vorüber gingen; beim Pferde nach der Gabe von $^1/_2$ bis 1 Pfund. Schafe und Rinder vertrugen grosse Mengen ohne bemerkbaren nachtheiligen Erfolg, letztere von 1 bis 5 Pfund täglich. Haubner, welcher auf diese Thatsachen (in seiner Gesundheitspflege etc.) Rücksicht nimmt, führt ohne Angabe der Quelle an, dass vom Mutterkorn des Mais beim Maulthiere Ausfallen der Haare, Anschwellen der Füsse und Ausschuhen des Hufes, beim Schweine ebenfalls Haarausfall und Abmagerung der hinteren Gliedmassen beobachtet worden sei. Dagegen beobachtete Haselbach (Mag. f. d. g. Thierheilk. XXVI. 2) das Verwerfen der Kühe nach dem Genusse des Mutterkornes des Mais, das derselbe als „grosse Pilze, die an den Stauden wucherten“ bezeichnet. Derselbe hat mit demselben krankhaften Gebilde Versuche bei trächtigen Hündinnen gemacht, die eine sollte in 3 Wochen, die andere in $1^1/_2$ Wochen werfen. Diesen gab er $^1/_2$ Unze der „getrockneten und gepulverten Pilze“, und am anderen Tage noch 2 Drachmen davon, wonach heftige Wehen eintraten und 2 Stunden nachher das Verwerfen. Heusinger führt (in seinen Milzbrandkrankheiten) hinsichtlich des Ergotismus Folgendes an: „Das Mutterkorn wirkt wesentlich dem Pilzgifte und namentlich dem der parasitischen Pilze gleich. Dass zwischen convulsivischem und gangränösem Ergotismus kein wesentlicher Unterschied besteht, sie noch viel weniger durch verschiedene Stoffe erzeugt werden, lehrt eine nur einigermassen aufmerksame Betrachtung der Symptome; ob mehr die convulsivischen Erscheinungen oder mehr Gangrän hervortreten, hängt offenbar theils von der Menge des aufgenommenen Giftes, theils von gleichzeitigen Einflüssen ab. Fasst man die zahlreichen vorhandenen Versuche über die Wirkung des Mutterkornes zusammen, so lässt sich nicht verkennen, dass die erste Wirkung der in das Blut aufgenommenen Ergotine auf das Gangliensystem gerichtet ist, — die ersten Erscheinungen weisen hier auf vermehrte Contractionen im Uterus, dann auf dieselben im Darmkanal hin, worauf dann Reflexkrämpfe in dem willkürlichen Muskelsysteme zunächst eintreten können; diese Convulsionen gehen aber endlich in Paralyse über. In den Gefässen tritt offenbar zunächst auch vermehrte Contraction, Krampf ein, daher Erbleichen, Kälte, dann Absterben der Haut, des Schwanzes, des Schnabels, der Ohren, Extremitäten (kalter Brand); dann aber Paralyse, Stasen-Sugillationen. Nach dem Tode findet man das Blut flüssig oder theerartig, sehr schwarz;

Blutaustretungen in verschiedenen Eingeweiden; Brandflecken, vorzüglich in den Schleimhäuten der Geschlechtstheile, Harnwerkzeuge und des Verdauungskanals, zuweilen in den Lungen und im Gehirn. Gewöhnlich keine Leichenstarre oder geringe; keine Spur von Entzündung oder Eiterung. Die Analogie mit der Wirkung des Pilzgiftes und des Milzbrandes ist nicht zu verkennen."

In der Menschenheilkunde theilt man die durch Mutterkorn veranlassten Krankheiten: in die Brandseuche (*ergotismus gangraenosus*) und die Kriebelkrankheit (*ergotismus convulsisus*). Die Brandseuche ist 1690 unter Menschen, Hunden, Rindern und Schweinen, die Kriebelseuche 1693 auf dem Harz unter Menschen, Rindern, Schweinen, Pferden und Gänsen vorgekommen (Ramazini und Brunner).

IV. Der Honigthau, Russthau und Mehlthau.

Mit dem Namen Honigthau bezeichnet man einen süss schmeckenden, zähen, klebrigen Saft, der zuweilen die Blätter und Zweige vieler Pflanzen wie mit einem Firniss überzieht, oder in Gesalt gelblicher Tropfen erscheint. Derselbe fällt nicht aus der Luft in Folge eines giftigen Regens oder Nebels, wie man geglaubt hat; auch ist er keine krankhafte Absonderung der Pflanzen selbst, obwohl diess annehmbarer erscheint, als jenes, sondern er ist der Saft von Blattläusen, den dieselben durch den After absondern und weit umherspritzen. Da diese Thierchen sich vorzugsweise an der unteren Seite der Blätter aufhalten, so muss jener Saft begreiflicher Weise vorzugsweise auf die obere Fläche der unten befindlichen Blätter gelangen. Man hat wohl gesagt, dass die Blattläuse die Folge des Honigthaues seien, dass er ihr Futter sei und von ihm angezogen in Menge herbeikämen; aber die Blattläuse befinden sich nicht an der oberen Fläche der Blätter, sondern an der unteren, wo kein Honigthau vorkommt, während die Ameisen ihn recht wohl zu finden wissen, und die Erzeugerinnen desselben „die Melkkühe“ der Ameisen mit Aufmerksamkeit verfolgen. Der Honigthau wirkt dadurch auf die Pflanzen nachtheilig, dass er die Spaltöffnungen der Blätter verschmiert, und so die Wechselwirkung zwischen den Blättern und der Luft aufhebt; ferner wirkt der Honigthau auch dadurch nachtheilig, dass auf ihm die Sporen parasitischer Pilze leicht haften und keimen, aber desshalb darf nicht angenommen werden, dass er die parasitischen Pilze, welche zu der Erscheinung des Mehlthaues Veranlassung geben (S. w. u.) erzeuge. Da die Blattläuse sich mehrere Male häuten, ehe sie ausgewachsen sind, so bleiben die leeren Bälge an den Pflanzen hängen, und bilden einen schmutzig weissen Beschlag derselben, den man auch Mehlthau zu nennen pflegt.

Weit nachtheiliger aber als der Honigthau selbst wirken auf die Pflanzentheile die Stiche der Honigthau absondernden Thierchen selbst ein; sie verletzen die Zellen der von ihnen befallenen Pflanzentheile mit ihrem deutlich erkennbaren, mehr oder weniger langen Saugrüssel, um von dem Safte der angestochenen Zellen sich zu ernähren. Dadurch werden die weichen und meist jungen Pflanzentheile, die vorzugsweise von Blattläusen aufgesucht werden, entkräftet, zum Welkwerden und Absterben gebracht. Ehe das letztere geschieht, tritt oft auch eine blasenartige Aufschwellung, Krümmung und Verfärbung der Blätter ein.

Mit dem Namen Russthau bezeichnet man die Krankheitserscheinung der Gewächse, bei welcher Blätter und Zweige mit einem schwarzen russartigen Ueberzuge bedeckt sind. Diese Erscheinung wird von dunkel gefärbten Fadenpilzen (*Hyphomyceten*) veranlasst, deren Fadengewebe (*Mycelium*) sich auf der Oberfläche befallener Pflanzentheile mehr oder weniger massig und dicht ausbreitet, und auf aufrecht stehenden Aesten desselben die Sporen bildet. Der meist sammetartige Ueberzug, den diese Schmarotzer bilden, ist anfänglich zart und dünn, allmälig aber häuft sich die Masse der Fäden und Sporen so an, dass eine schwarze, sich leicht lösende Kruste entsteht. Die Pilze, welche diese Erscheinung hervorrufen, gehören verschiedenen Gattungen an; am häufigsten sind die Arten der Gattungen Haftfaser (*Torula*) und Astspore (*Cladosporium*). Wichtiger als der Russthau ist der Mehlthau.

Unter Mehlthau versteht man (mit Ausnahme des oben genannten schmutzig grauen Anflugs der Pflanzen, welcher von den Häutungen der Blattläuse stammt) Bildungen, welche von parasitischen Pilzen verschiedener Art veranlasst werden. Entweder sind zarte Fäden, wie ein Spinngewebe über die Oberfläche der Pflanzentheile verbreitet, zwischen und auf welchen die Sporen bildenden Organe sich finden, oder es wuchert das Mycelium des Parasiten grösstentheils oder ausschliesslich in dem Zellgewebe der Nährpflanze, und nur die Sporen bildenden Fäden treten durch die Spaltöffnungen nach aussen. Die erstere Form des durch parasitische Pilze veranlassten Mehlthaues wird von den vorzugsweise sogenannten, zu den *Pyrenomyceten* gehörigen Mehlthaupilzen (*Erysiphe*-Species) veranlasst, die andere aber von mehreren Gattungen und einer anderen Ordnung, den Fadenpilzen (*Hyphomyceten*) angehörigen Pilzformen. Zu den Mehlthauarten gehören mehrere den Culturgewächsen sehr verderbliche Pilze, so z. B. ist der die Traubenkrankheit veranlassende, den man *Oidium Tuckeri* genannt hat, eigentlich auch ein *Erysiphe* und zwar eine Conidien bildende Form desselben; und eine dem Hopfen besonders nachtheilige Mehlthauart ist *Erysiphe macularis.* Am gemeinsten und auf ausserordentlich vielen Pflanzen kommt *Erysiphe communis* vor; er veranlasst unter Anderem den Mehlthau des Getreides und der Hülsenfrüchte. Von den zu den Hyphomyceten gehörigen parasitischen Pilzen, welche mehlthauartige Bildungen, weisse, mehr oder weniger verbreitete Flecken auf Blättern und anderen Pflanzentheilen hervorrufen, ist der Eischimmel (*Oidium*) zu erwähnen, aber er ist hier nicht besonders denkwürdig; denn das sog. *Oid. Tuckeri* der Rebe ist eigentlich, wie schon gesagt, eine *Erysiphe*-Form. Mehr beachtenswerth sind die Arten der Gattung *Peronospora.* Das Mycelium dieser Pilze wuchert bei den meisten Arten vollständig in dem Parenchym der befallenen Pflanzen, und nur die Sporenstiele treten aus den Spaltöffnungen hervor. Hieher gehört der so allgemein verderblich aufgetretene Kartoffelschimmel (*Per. infestans*), und der den angebauten Wicken zuweilen erheblich schadende Schimmel (*Per. effusa*). Mit der soeben genannten Gattung verwandt ist die Gattung Traubenschimmel (*Botrytis*); es kommen jedoch nur wenige Arten derselben auf Pflanzen vor. *Bot. Bassiana* erzeugt die Krankheit der Seidenraupen, welche als Muscardine bezeichnet zu werden pflegt. Die Blattdürre oder Blattfleckenkrankheit, welche ebenfalls in diese Kategorie gehört, wird durch Parasiten veranlasst, welche zu den Kernpilzen (*Pyrenomiceten*) gehört. Es gibt viele Gattungen und Arten derselben, welche sehr verbreitet sind; hier jedoch sei nur gedacht der Fleckenkrankheit der Maulbeerblätter, welche durch *Septoria Mori* erzeugt wird. Das Befallen des Rapses und Rübsens (auch Specheln genannt), welches nicht allein an den Schoten, Stengeln und Aesten, sondern auch an den Blättern dieser Pflanzen, sowie zuweilen an den Schoten der Kohlrübe und des Hederichs vorkommt, wird von einem parasitischen Pilz veranlasst, den Kühn „Rapsverderber" (*Sporidesmium exitiosum*) genannt hat. Die ersten Spuren des durch ihn veranlassten Erkrankens machen sich durch kleine, an den Schoten punktförmige, an den Stengeln und Zweigen strichförmige, schwarzbraune oder schwarzgraue Fleckchen bemerkbar, die sich allmälig vergrössern und dann vielgestaltig sind.

Ueber die Nachtheile des Honigthaues für unsere Hausthiere weiss man nichts Zuverlässiges, weil dieser Zustand häufig mit anderen, und zwar mit wirklichen Pflanzenkrankheiten verwechselt wird, oder mit solchen, wie es Regel ist, in Verbindung vorkommt. Heusinger bringt zwar (in sein *Recherches*) eine Anzahl Beobachtungen über den Honigthau bei, nach welchen derselbe die Ursache von Seuchen unter den Menschen und Thieren gewesen sein soll; unter diesen eine solche aus dem Jahre 1699, in welchem der Honigthau eine so giftige Eigenschaft gehabt haben soll, dass die blosse Berührung desselben mit Körpertheilen des Menschen hinreichte, um bösartige Pusteln und Geschwüre hervorzubringen. Heusinger setzt jedoch hinzu, dass man diesen Beobachtungen nicht trauen könne, obwohl man auch nicht berechtigt sei, sie vollständig zu verwerfen, und fährt dann fort: „Tournefort hat schon Versuche angestellt; er wusch so lange mit Honigthau versehene Blätter mit Wasser ab, bis dasselbe einen zuckerigen Geschmack angenommen hatte, und gab dasselbe dann Menschen zu trinken, bei denen es die laxirende Wirkung der Manna hervorbrachte. Man sagt, dass der Honigthau das Verwerfen der Thiere hervorbringe. Andreae (Maulseuche p. 38) berichtet vom Jahre 1838: „Man war erstaunt über die grosse Menge, besonders nach Gewittern gefallenen Honigthaues, der die Blätter der Bäume dürr und schwarz machte; es war nicht zu verkennen, dass dieser gastrische Leiden und besonders heftige Durchfälle bei den Ochsen erzeugte. Noch häufiger vielleicht beschuldigten die Alten den Honigthau als Ursache der Maul- und Klauenseuche; aber auch dem ist wenig zu trauen u. s. w."

Ueber die Nachtheile des Russthaues für die Hausthiere sind keine besonderen Beobachtungen vorhanden, und selbst Heusinger, der fleissige Sammler, bemerkt (in seinen *Recherches*), dass ihm keine Beobachtungen über die Wirkung dieser Pflanzenkrankheit bekannt seien, dass jedoch zu vermuthen sei, sie wirke wie die Schimmelbildung überhaupt.

Der Mehlthau (Mielthau oder Milbenthau, im badischen Volksmunde „Beschiss") ist nicht allein oft mit Rost verwechselt worden, sondern es ist auch gar nicht daran zu denken, dass man die verschiedenen, durch verschiedene Kryptogamen erzeugte Mehlthauarten bei Erforschung ihrer Schädlichkeit für die Hausthiere bisher unterschieden haben sollte, noch je genau thun wird. Heusinger (in seinen *Recherches*) führt folgende Zeugnisse für die Schädlichkeit des Mehlthaues an: Kausch hat dargethan, dass er sehr oft die Ursache des Milzbrandes des Rindviehes war, und insbesondere hat er sich davon i. J. 1790 überzeugt (Ueber den Milzbrand. Berlin 1805). Beling beschuldigt den Mehlthau als Ursache einer mörderischen Milzbrand-Epizootie in Schlesien i. J. 1811—1812 (Kausch, Memorabilien I. p. 202). Rabe theilt eine lehrreiche Beobachtung über eine Milzbrand-Epizootie unter den Schafen mit, die durch den Mehlthau der Esparsette veranlasst worden ist (Gasparin, Ansteckende Krankheiten unter den Schafen, übers. von Niemann, p. 232). Diesen Daten können wir hinzufügen, dass auch Niemann in den Anmerkungen zu der eben genannten Schrift Gasparin's den Mehlthau für schädlich hält; dasselbe thun Leitner und Einhof (Hermbstädt's Agriculturchemie III., 2; V., 1). In der früher angeführten Schrift von Numann und Marchand (*Propriétés nuisibles etc.*) bringt der Erstere mehrere Fälle bei, in welchen das befallene Futter milzbrandartige Krankheiten, oder vielleicht den Milzbrand selbst erzeugt hat, während der andere, welcher sich als Kenner der Pflanzen-Parasiten erwiesen hat, nach einer Untersuchung über die Kryptogamen als veranlassende Ursachen des Milzbrandes, deren Resultat bejahend ist, Folgendes sagt: „Mein Urtheil ist auf folgende Wahrscheinlichkeiten und Beweise gegründet: 1) auf die Thatsache, dass die bis heutzutage angenommenen Ursachen sehr zweideutig und sich widersprechend sind; 2) die Krankheit eine lange Reihe von Jahren in gewissen Waiden erscheint, und das davon gewonnene und den Thieren zum Fressen gegebene Heu während der Zeit, als sie sich in den Ställen befinden, unter ihnen die nämliche Krankheit erzeugt, währenddem die, welche von anderem Futter genährt, verschont blieben; 3) dass eine Zahl angeführter

Beispiele die Schädlichkeit der Kryptogamen und ihr Vermögen, den Milzbrand zu erzeugen, constatirt haben; 4) sich die Kryptogamen gerade während der Jahreszeit sich entwickeln, wo der Milzbrand am meisten herrscht, und sie öfters mit dem Heu in die Scheunen gebracht worden, die Krankheit ursprünglich bei den Herbivoren vorkommt, und sie hauptsächlich die Verdauungsorgane angreift, die Carnivoren aber, obgleich sie die nämliche Anlage zur Krankheit besitzen(?), nur unter gewissen Umständen, die ich erwähnt habe, davon befallen werden." Gerlach (die Blutseuche der Schafe etc. im Mag. f. d. g. Thierheilk. XI) welcher dem hier beregten Gegenstande eine grosse Aufmerksamkeit gewidmet, und auch die in Rede stehenden Kryptogamen des Mehlthaues diagnostisch beschrieben hat, bringt nichts Zweifelloses. Er betrachtet die Pilze nur mit Rücksicht auf gewisse Bodenverhältnisse als milzbranderzeugend; ist aber ausser Stande, den Beweis direct zu führen, und nimmt, um sich herauszuwickeln, zur spontanen Entwicklung der Pflanzenparasiten als ein Ergebniss der inneren Entartung der Mutterpflanzen seine Zuflucht und meint, wie diese, so müssten auch die Pflanzenexantheme qualitativ geartet sein.

Eine andere, sehr denkwürdige Krankheit hat man ebenfalls dem Befallen der Pflanzen zugeschrieben; es ist der sog. Hautbrand, der blos die weisshaarigen Körperstellen betrifft und unter verschiedenen Modificationen vorgekommen ist. Hieher gehört die Beobachtung des seuchenhaften Auftretens dieser Krankheit unter den Pferden durch Steiner, in welcher derselbe das Befallen der Pflanzen mit Honigthau und Blattläusen zuverlässig erkannt hat (s. Fuchs, Handb. der allgem. Pathologie der Hausthiere. Berlin 1843. S. 147). Ferner gehört hieher die Beobachtung von Schrebe (Mag. f. d. g. Thierheilk. IX), welche ebenfalls Pferde betraf, wobei als Ursache haupt sächlich grünes Wickenfutter angesehen wird, welches so bedeutend „vom Mehlthau, einer Art schwarzer Blattläuse, Ahmen genannt, befallen war, dass die Pflanzen, statt grün, ganz schwarz erschienen und fast blätterlos waren". Hieher gehören endlich die eine Kuh betreffende Beobachtung von Erdt (Mag. f. d. g. Thierheilk. VI.), die Beobachtung ähnlicher Fälle bei Schafen und Kühen von Ascheberg (Mag. f. d. g. Thierheilk. XVI), die Beobachtung Schlächter's in einer 140 Stück enthaltenden Kuhherde (Bericht über die 6. Versamml. des Vereins mecklenb. Thierärzte), die Pferde betreffende Beobachtung Burmeister's (Mag. f. d. g. Thierheilk. X) und die bei Rindvieh gemachte Beobachtung von Sauberg, der sich überdiess noch auf ältere Beobachtungen von Brunswig und van Gemmern bezieht (Thierärztl. Zeitung 1846. S. 183). Haubner, welcher (Gesundheitspflege der landw. Haussäugethiere. Greifswalde 1845) versichert, ähnliche Beobachtungen bei weiss gezeichneten Pferden gemacht zu haben, sagt: „In den Blattläusen selbst möchte ich am wenigsten die Ursache zu jenem Hautleiden suchen; ich habe es unter Umständen beobachtet, wo diese nicht füglich die Ursache sein konnten; übrigens immer nur nach Wickfutter. Anzuführen ist, dass sie die Pflanze selbst krank machen. Sie saugen mit ihrem Saugestachel die Säfte aus, und bewirken dadurch ein Verdorren der Blätter und jungen Sprösslinge etc." Es wäre merkwürdig genug gewesen, jene Umstände zu erfahren, unter denen die Blattläuse sich nicht als schädlich erwiesen; übrigens ist es sehr zweifelhaft, dass einfach ihrer Säfte beraubte, dürre Pflanzen eine so auffallende Hautkrankheit bewirken sollten, wie es die hier in Rede stehende ist. Derselbe Thierarzt, welcher unter dem Ausdrucke: „Befallen der Futtergewächse" den Honigthau, Mehlthau, Rost und auch den Brand der Getreidekörner zusammenfasst, äussert sich hinsichtlich desselben in folgender Art: „Es gilt zunächst die Vermuthung, dass das befallene Futter in seinem ganzen Stoffgehalte sehr bedeutende Veränderungen erfahren hat und hiervon der schädliche Erfolg ausgeht. Alles stark befallene Futter charakterisirt sich schon durch seinen eigenthümlichen Geruch etc. und ist leicht einem weiteren Verderbniss ausgesetzt. In manchen Localitäten und in einzelnen Jahren bei trockener Witterung ist befallenes Futter vorzugsweise schädlich; anderwärts und zu anderen Zeiten ist weit weniger zu fürchten. Bei hierorts (Eldena) angestellten Versuchen war mässig befallenes Stroh bei Schafen ganz unschädlich, und die kryptogamischen Pilze gingen mit den Excrementen unverdaut wieder ab. Das sind alles Umstände, denen nach die Pilze selbst nur eine untergeordnete Bedeutung zu haben scheinen, und als der Reflex einer weit tiefer begründeten Säfteentmischung anzusehen sind. Dagegen ist aber auch wieder beobachtet, dass befallenes Futter weniger schädlich war, wenn die Kryptogamen abstäubten; und Paulet erzählt, dass, als in einer Nacht durch starken Regen der Rost von den Pflanzen abgeschwemmt und nach den Gräben hingeführt wurde, alles Vieh erkrankte, und am Milzbrand schnell dahinstarb, was am nächsten Tage aus diesem Wasser trank; selbst die Fische gingen zu Grunde.“ Indem wir bemerken, dass in diesem letzteren Falle anstatt „Milzbrand“ besser Pilzbrand zu setzen gewesen wäre, insofern die Krankheit augenscheinlich durch Pilze hervorgebracht wurde, möge zugleich darauf hingewiesen werden, dass Haubner hier ins Schwanken geräth zwischen der Annahme einer specifischen Schädlichkeit der Rostpilze und der schädlichen Säfteentmischung ihrer

Träger. Vielleicht könnte die Thatsache zu Gunsten der Säfteentmischung angeführt werden, dass nach den Versuchen Gohier's (*Exposé des rapports etc.*) Pferde Abkochungen von berostetem Stroh nur aufnahmen, wenn sie frisch bereitet waren, nicht aber nach 10—12 Stunden, wenn sie einen stinkenden Geruch verbreiteten. Denn es ist wohl denkbar, dass in dem erwähnten Paulet'schen Falle die Pilze ebenfalls schon eine Zersetzung der übrigen in dem Grabenwasser enthaltenen organischen Substanzen in der bemerkten Zeit eingeleitet hätten.

V. Die Gicht- oder Radenkrankheit des Weizens.

Diese Krankheit ist eine bei uns glücklicherweise gar nicht oder nur sehr selten vorkommende Erscheinung, wogegen sie im südlichen Frankreich häufiger und nicht selten in grösserer Ausdehnung auftreten soll; sie besteht darin, dass in den Weizenähren die Körner zum Theil oder sämmtlich missgebildet sind, indem sie zugerundet, schwarz erscheinen, aus einer dicken Schale bestehen, deren Inhalt eine weisse Substanz bildet. Diese Substanz ist von staubig-faseriger Beschaffenheit und geht beim Befeuchten mit Wasser zu feinen Körperchen auseinander, die sich unter dem Mikroskope als kleine, wurmähnliche Thierchen, wie man sie im Essig oder alten Kleister findet (Aalchen, Anguillulen), ausweisen, die eine mittlere Länge vor $0{,}_{862}$ Mm. bei einem Querdurchmesser von $0{,}_{006}$ Mm. haben. Dieselbe Krankheit ist auch am Waldstrauchgrase (*Agrostis sylvatica*) und am lieschgrasartigen Glanzgrase (*Phalaris phleodes*) beobachtet worden. Kühn bezeichnet das Weizenälchen als *Anguillula Tritici*, Roffredi aber dasselhe als *Vibrio Tritici* und C. Davaine hat überzeugend dargethan, dass diese Thierchen wirklich die Ursache der in Rede stehenden Weizenkrankheit sind. Die in dem völlig ausgebildeten kranken

Weizenkorn enthaltenen Würmchen sind geschlechtslos. Kommt das Korn in den feuchten Boden, so erweicht und fault es; die darin enthaltenen, vorher eingetrockneten Würmchen aber gelangen durch die Feuchtigkeit zur Lebensthätigkeit, und die erweichte, verfaulte Hülle gestattet ihnen, sich aus ihr zu entfernen, und sich im Boden zu verbreiten. Gelangen sie zu einer jungen Weizenpflanze, so kriechen sie an derselben hinauf, halten sich bei trockener Witterung in den Blattscheiden ohne Bewegung und Lebenszeichen auf, suchen aber bei einfallendem Regen mit dem Emporwachsen des Halmes immer weiter nach oben zu kommen, und gelangen so zu einer Zeit schon in die oberste Blattscheide und somit zu der sich bildenden Aehre, in welcher dieselbe noch in ihrer ersten Entwicklung begriffen ist; die Würmchen kriechen in die zarten Blüthentheile ein, und veranlassen die spätere abnorme Entwicklung des Samenkornes. Die geschlechtslosen Würmchen gelangen bei diesem Vorgange rasch zur normalen Entwicklung, in Folge welcher dann auch der Unterschied der Geschlechter, und überhaupt eine ziemlich entwickelte Organisation erkennbar ist. Das Eierlegen beginnt, die geschlechtlichen Würmchen sterben ab, während die geschlechtslosen (Larven) aus den Eiern auskriechen und sofort. Bei der Weberkarde (*Dipsacus fullonum*) kommt eine Krankheit vor, die als Kernfäule bezeichnet wird, und in einem Missfarbigwerden und Vertrocknen der Blüthenköpfe besteht. Die Ursache dieser Abnormität besteht aus einem dem Weizenälchen ähnlichen Thierchen, das Kardenälchen (*Anguillula Dipsaci*) genannt wird. Diese Thierchen sind von bläulichweisser Färbung, welche von Körnchen herrührt, womit ihre Körper erfüllt sind; selten ist die Farbe dieser Körnchen gelblich oder gelbbräunlich. (Diess erinnert beiläufig gesagt, an die freilich viel kleineren Vibrionen, welche der Berichterstatter als die Ursache der blau- oder gelbwerdenden Milch entdeckt, und als *Vibrio cyanogenus et xanthogenus* bezeichnet hat).

Von der unter dem Namen Gicht- oder Radenkrankheit des Weizens vorkommenden Verderbniss, die auch als Gichtkorn, Keimtod oder Rausch bezeichnet wird, finden sich keine besonderen Nachtheile für die

Hausthiere aufgezeichnet. In Bezug auf den Menschen führt Heusinger (*Recherches etc.*) an, dass fast alle Pathologen jener Samenkrankheit dieselben Nachtheile zuschreiben, wie dem Mutterkorn, ohne indess Beweise hiefür beizubringen; derselbe führt nur an, dass Zimmermann (von der Erfahrung) erwähne, dass das Gichtkorn den Gangrän erzeugt habe.

VI. Die Krankheiten der Knollen- und Wurzelgewächse.

Die Knollen- und Wurzelgewächse sind mannigfachen Krankheiten unterworfen, sowohl in ihrem oberirdischen Theile, insbesoadere an den Blättern, wie an den Knollen und Wurzeln. Mehrere dieser Krankheitsformen treten an allen, oder doch an mehreren Knollen- und Wurzelgewächsen in gleicher Weise, wenn auch an der einen Art heftiger und verderblicher als an der anderen auf.

1. Die Krankheiten der Kartoffeln.

Die Krankheiten, welche nach einander die Kartoffelpflanze in grösserer Allgemeinheit heimsuchten, waren: die Kräuselkrankheit, welche die Reihe eröffnete, trat alsbald nach Einführung des Kartoffelbaues in Europa auf und die Zellenfäule, die in den letzteren Jahren so verheerend sich zeigte, ist in dem Vaterlande der Kartoffel früher bekannt gewesen, als bei uns (Boussingault); später trat die Trockenfäule und die Blattdürre auf. Die Kräuselkrankheit und die Blattdürre treten an den Stengeln und Blättern, die übrigen Krankheitserscheinungen an den Knollen auf. Es sind diess die hauptsächlichsten Krankheitsformen der Kartoffelpflanze; die Benachtheiligungen, welche dieselbe durch Thiere, namentlich durch Insecten und Insectenlarven, und unmittelbar durch physische Einflüsse erleidet, sind sämmtlich von geringerer Bedeutung. So z. B. werden die Blätter zuweilen in grösserer

Menge von der Kartofellaus (*Aphis Solani*) heimgesucht, durch deren Stiche sie gelb- und braunfleckig gemacht werden; die Knollen dagegen sind nicht selten den Angriffen der Engerlinge und anderer Käferlarven ausgesetzt, was aber meist sehr unerheblich ist. Alle Ansichten, welche sonstige allgemeine Krankheitserscheinungen, wie die Trockenfäule und Zellenfäule von thierischen Einflüssen herleiteten, sind irrthümlich und beruhen auf ungenauer Beobachtung. Die Thiere, welche bei den letzteren Krankheiten an den Knollen sich finden, sind durchaus secundär; sie leben von den Zersetzungsprocessen, und kommen desshalb in grosser Zahl herbei, z. B. Milben (*Acarus fecularum* und *A. feculae*), Kartoffelälchen (*Anguillula Solani*), Tausendfüsser (*Julus terrestris et guttulatus*) und Andere. Von unmittelbar nachtheiligen physischen Einflüssen unterliegen die Kartoffeln vorzugsweise der Nässe, sowohl der Bodennässe (das Ausfaulen der Kartoffel), als auch einer, wenn auch nur kurzen Zeit anhaltenden Ueberstauung (das Ersäufen der Kartoffel). Das sog. Durchwachsen dieser Knollen wird hervorgerufen durch lange, anhaltende Trockenheit während ihres Wachsthums und darauf folgenden durchdringenden Regen; es ist diess keine eigentliche Krankheit, sondern nur eine Folge der plötzlich erregten starken Triebkraft.

a) Die Kräuselkrankheit. Dieselbe trat zuerst in England (1770), dann in Deutschland (1776), und zwar so verheerend auf, dass sie einen ähnlichen Schaden anrichtete, wie andere Kartoffelseuchen der jüngsten Zeit; jetzt aber tritt sie nur noch vereinzelt auf. Bei dieser Krankheit erscheint das Laub gekräuselt, eingerollt, verfärbt, mit schmutzig braunen Flecken versehen, eben so an den Stengeln, die endlich bis in das Innere des Markes rostig werden und bei der versuchsweisen Biegung spröde wie Glas abbrechen. Der Grund hievon scheint in einer ungewöhnlichen Vollsaftigkeit zu liegen; eine weitere Ursache und namentlich das Mycelium eines Pilzes konnte nicht entdeckt werden.

b) Die Trocken- oder Stockfäule der Kartoffel. Diese Krankheit trat zuerst in der Eifel (1830) auf und verbreitete sich dann allgemein über ganz Deutschland. Die

Trockenfäule tritt immer erst nach der Ernte der Kartoffeln ein, nimmt während der Aufbewahrung derselben während des Winters zu, und ergreift im Frühjahre selbst noch die schon in den Acker gebrachten Saatkartoffeln, so dass diese entweder nicht aufgehen, oder kränkelnde Triebe entwickeln. Die von der Krankheit ergriffenen Knollen sehen anfangs äusserlich noch ganz gesund aus, während sie in ihrem Innern schon Spuren der Erkrankung zeigen. Bald aber bekommen sie ein mattes, abgewelktes Ansehen, in dem Marke finden sich braune oder bläuliche Stockflecke und mit Schimmelbildungen erfüllte Höhlungen, die mit einem braunen oder braunschwarzen flockigen Gewebe umgeben sind, das dem inneren Theile der kranken Knollen eine zähe lederartige Beschaffenheit ertheilt. Bei dem ungestörten Verlaufe der Krankheit wird allmälig die ganze Knolle von der Trockenfäule ergriffen, sie schrumpft an ihrer Oberfläche ein, zeigt pustelförmig hervorbrechende Pilzhäufchen und gewinnt durch die verschieden gefärbten Schimmelbildungen ein buntschekkiges Ansehen. Die Knollen haben einen süsslich widrigen Modergeruch, und sind im völlig ausgebildeten Zustande der Krankheit leicht zu zerbröckeln. So wenig diese Schimmelbildungen Ursache der Krankheit sind, so wird doch jedenfalls die Vermoderung der Kartoffeln durch dieselben befördert. Die Natur der Krankheit ist noch nicht gehörig erkannt; durch starke Düngung und durch ungeeignete Aufbewahrung, insbesondere durch Aufeinanderhäufung der Knollen wird sie befördert.

c) Die Zellenfäule der Kartoffel. Diese vorzugsweise als Kartoffelkrankheit bezeichnete Erscheinung trat als eine der verheerendsten Pflanzenseuchen auf, nachdem die Trockenfäule nachgelassen hatte, und zwar bei uns zuerst i. J. 1845, und verbreitete sich über alle Kartoffelbau treibende Länder; doch hat sie jetzt nachgelassen. Von der Trockenfäule unterscheidet sich die Zellenfäule dadurch, dass diese schon auf dem Felde beginnt, und hier nicht selten schon die Knollen bis zur fauligen Zersetzung bringt. Sodann aber beginnt bei der Zellenfäule das Erkranken immer zunächst unmittelbar unter der Schale. Die Verderbniss geht sonach von aussen nach innen; bei der Trockenfäule aber von innen nach aussen, und sind diese beiden Krankheiten demnach durchaus verschieden. Bei den von der Zellenfäule ergriffenen Zellen zeigt sich zunächst eine körnige Trübung des Inhalts, die auf einer krankhaft veränderten Beschaffenheit der stickstoffhaltigen Auskleidung der Zellenwand beruht; es werden auch immer die unmittelbar unter der Schale liegenden stickstoffreicheren Zellen zuerst von der Krankheit ergriffen. Bei dem ersten Auftreten der zellenfaulen, gelblichen Flecken an den Kartoffeln gewahrt man keinerlei Pilzbildungen; die Krankheit kann sogar schon ziemlich weit vorgeschritten sein, ohne dass man dergleichen wahrnimmt. Gewöhnlich aber stellen sich nach einiger Zeit allerlei Fadenpilze, sowie die früher erwähnten Thierchen ein; diese organischen Wesen aber stehen in keinem ursächlichen Zusammenhange mit der Krankheit, sie sind lediglich Begleiter der Zersetzung. Die beregten Ursachen der Zellenfäule sind noch nicht sicher erkannt; schnelle und heftige Temperatur- und Feuchtigkeitswechsel, sowie ungeeignete, aus dem intensiven Bau der Kartoffeln hervorgehende Behandlung derselben sind die wahrscheinlichen.

d) Blattkrankheit der Kartoffel, auch Blattdürre der Kartoffel oder das Schwarzwerden des Kartoffelkrautes genannt, trat i. J. 1845 gleichzeitig mit der Zellenfäule auf, und wiederholte sich seitdem wie diese, in jedem Jahre. Das Befallen des Krautes geht in der Regel dem Erkranken der Knollen kurze Zeit voraus. Durch das gleichzeitige erste Auftreten beider Krankheitserscheinungen und die regelmässige Wiederkehr beider in jedem Jahre, hat man sich gewöhnt, beide unter dem Namen „Kartoffelkrankheit" zusammenzufassen, obgleich es zwei ganz verschiedene Krankheiten sind. Denn bestimmte Erfahrungen haben gelehrt, dass Beide nicht nothwendig zusammen auftreten, sondern bald die eine, bald die andere für sich allein erscheint. Die Blattkrankheit macht sich zuerst durch das Braunwerden einzelner Blättchen bemerkbar, das sich bald auf mehrere derselben überträgt. Oft beobachtet man, dass anfangs dieses

Braunwerden auf einzelne kleine Stellen des Feldes beschränkt ist, die sich, obwohl etwas ringsum ausbreiten, aber längere Zeit vereinzelt bleiben, während ringsum noch Alles in schönster Fülle steht. In kürzerer oder längerer Zeit verbreitet sich jedoch die Erscheinung in wenigen Tagen über ganze Fluren, und alles Kartoffelkraut, das auf anderen Feldern bis dahin vielleicht nicht die geringste Spur des Erkrankens zeigte, ist wie mit einem Zauberschlage schwarz und erstorben. Die Ursache dieser Krankheitserscheinung ist ein parasitischer Pilz, *Peronospora infestans*, der von Anderen anders bezeichnet wird, z. B. *Per. devastatrix Casp*; *Per. Fintelmanni Casp.; Per. trifurcata Unger.; Botrytis infestans Montague; Bot. devastatrix Lieber; Bot. fallax Desmoz; Bot. Solani Harting.* Wie alle parasitischen Pilze, so gedeiht auch der Blattpilz der Kartoffel am besten zum Verderben der heimgesuchten Pflanzen bei feuchtwarmer Witterung. Das Braunwerden des Blattgewebes folgt dem Auftreten des Pilzes auf dem Fusse. Er selbst gedeiht nur in dem frischen, grünen Gewebe des Blattes, sowie dasselbe durch seine Einwirkung abgestorben und braun geworden ist, sterben auch die Pilzfäden ab; und während man daher auf den älteren braunen Flecken nur mehr oder weniger zahlreiche Reste derselben wahrnimmt, findet man sie dagegen an dem Rande der Flecken und auf dem daran grenzenden grünen Blatttheile in zahlreichster Menge und in den verschiedensten Stadien der Ausbildung und Reife, so dass die Flecken davon oft ganz grauweiss, wie vom Mehlthau umsäumt sind. Der Kartoffelpilz (*Peronospora infestans*) ist nicht auf die gemeine Kartoffel (*Solanum tuberosum*) beschränkt, sondern kommt auch auf anderen Solanum-Arten vor, so wie auch verschiedene Arten der Gattung *Peronospora* auf verschiedenen anderen Pflanzenarten beobachtet worden sind *).

*) Die Ansichten über die hier in Rede stehende Kartoffelkrankheit sind sehr verschieden. Nach de Bary (a. a. O. S. 29) gruppiren sich dieselben in folgender Weise: Die Einen erklären Blatt- und Knollenkrankheit zusammen als Folgen einer Entartung der kultivirten Kartoffelpflanzen. Die Andern erklären sowohl Knollen- als Blattkrankheit aus ungünstiger Bodenbeschaffenheit (fehlerhafter Düngung, übermässiger Nässe des Bodens

e) **Der Schorf oder Grind der Kartoffel** unterscheidet sich von den bisher betrachteten Krankheiten dieser Frucht besonders dadurch, dass er nur sporadisch, nie seuchenhaft auftritt; immerhin aber findet er sich auf einzelnen Feldern oft so häufig, dass er einen sehr erheblichen Schaden anrichtet. In den frühesten Stadien der Krankheit beobachtet man an der Schale einen kleinen runden Fleck, der sich allmälig etwas erweitert, bis ungefähr zur Grösse einer Linse, dann aber in seiner Erweiterung anhält. Bald nachdem die volle Ausdehnung dieses Fleckchens erfolgt ist, reisst die Schale der Kartoffel daselbst auf, es bilden sich kleine unregelmässige Risse von verschiedenem Verlaufe. Entweder reisst die Schale rings um den Fleck auf, oder quer durch denselben, oder es bilden sich sternförmige Risse, so dass die Spitze jedes dadurch entstehenden Theilchens von einem Theile des schwarzen Fleckes gebildet wird. Eine Folge dieser Risse ist vermehrte Fortbildung, durch welche die Spalten sich nach und nach immer mehr erweitern, und wodurch die Ränder derselben sich oft wulstig erheben. Die Schorfflecken sind anfangs meist nur vereinzelt vorhanden,

---

u. s. w.) oder ungünstiger, zumal rasch wechselnder Temperatur. Wieder Andere betrachten Blatt- und Knollenkrankheit als von einander unabhängig und zwar schreiben von diesen die Einen (zu denen, wie wir gesehen haben, auch Kühn gehört) zwar dem *Peronospora* die Verursachung der Blattkrankheit zu, halten dagegen die Knollenkrankheit für eine Folge der erwähnten Temperatur-Verhältnisse, während Andere dagegen besondere, von der *Peronospora* verschiedene Pilze, welche dem Kraute fehlen, aber auf dem kranken Knollen ziemlich constant auftreten, als die Krankheitsursache der letzteren ansehen, zumal das *Fusisporium Solani*. Nach einer vierten Auffassung, welcher gegenwärtig die Mehrzahl der Botaniker zugethan sein soll, ist die *Peronospora*, insofern sie die Erkrankung des Krautes bewirkt, die mittelbare Ursache der Knollenverderbniss, gleichsam durch Vergiftung der Pflanze. Nach der fünften und letzten Auffassung endlich, welche den schönen Versuchen Speerschneider's zu danken, ist die *Peronospora* die unmittelbare Ursache sowohl der Kraut- als auch der Knollenverderbniss, indem das Mycelium des Pilzes auf dieselbe Art, wie in die Blätter und Laubstengel gelangen soll. Obgleich allen diesen Ansichten mehr oder weniger richtige Beobachtungen zu Grunde liegen, so hält doch de Bary die zuletzt bezeichnete Ansicht für die am meist begründete, ja selbst für die allein richtige.

aber auch bei einer vermehrten Zahl hat die Kartoffel noch sehr wenig von ihrem Wohlgeschmack verloren. Begünstigt aber Nässe oder Gegenwart eines sehr stickstoffreichen Düngers die Entwicklung der Krankheit, so verbreiten sich die Schorfflecken oft über die ganze Oberfläche der Kartoffel, senken sich allmälig mehr und mehr ein, und in den vertieften Flecken findet dann eine immer weiter und tiefer fressende, doch nur langsam vorschreitende jauchige Zersetzung Statt, in welchem Zustande man die Krankheit auch als Räude oder Krätze bezeichnet. In diesem Zustande ist die Kartoffel nicht nur ihres schlechten Geschmackes wegen ungeniessbar, sondern hat auch an Stärkemehlgehalt bedeutend verloren, und geht bei unvorsichtiger Aufbewahrung leicht in vollständige Fäulniss über. Der Pilz, der diess verursacht, wird von Kühn als *Rhizoctonia Solani* bezeichnet.

Was den Einfluss des kranken Kartoffelkrautes auf die Hausthiere anbetrifft, so lässt sich nur darüber sagen, dass schon das gesunde Kartoffellaub als ein schlechtes, gesundheitswidriges Nahrungsmittel angesehen wird, und daher nur im Nothfalle und dann mit Vorsicht Verwendung findet; dass man desshalb wohl nur selten oder nie vom kranken Kartoffellaube eine Verwendung als Futter gemacht hat, sonach sich auch nichts hinsichtlich einer besonderen Schädlichkeit desselben sagen lässt.

Anbelangend die kranken Knollen, so lässt sich im Allgemeinen nur sagen, dass sie, in Uebereinstimmung mit den vorhandenen chemischen Analysen, nur in dem Grade ein weniger erspriessliches Nahrungsmittel sein werden, als in ihnen die Verderbniss fortgeschritten ist, ohne dass davon specifische Nachtheile bemerkt worden wären. Heusinger, welcher den Kartoffeln (in seinen *Recherches*) eine grosse Aufmerksamkeit in jeder Beziehung und ein langes Kapitel widmet, äussert sich über den hier in Rede stehenden Gegenstand, wie folgt: „Was den Einfluss der Kartoffelkrankheit auf die Gesundheit des Menschen und der Thiere anbetrifft, so sind die Beobachtungen aller Länder glücklicherweise darin übereinstimmend, dass die Thiere, und versuchsweise auch die Menschen sie ohne nachtheilige Folgen genossen haben; man hat die Thiere wochenlang damit genährt, ohne dass sie darunter litten. Ausser den zahlreichen, in der Tages-Literatur enthaltenen Beobachtungen, habe ich einige Berichte aus unserer Gegend vor mir, welche dasselbe bezeugen. Uebrigens essen auch die Menschen die wirklich kranken Theile der Kartoffel nicht, und die Thiere rühren sie nicht an, wenn sie nicht durch den Hunger dazu gezwungen sind. Vermuthen konnte man wohl, dass die fortgesetzte Speisung mit von der Krankheit ergriffenen Kartoffeln einen nachtheiligen Einfluss auf die Gesundheit des Menschen haben würde; ich war daher während des ganzen Winters 1845/46 aufmerksam auf den Gesundheitszustand der Armen, aber ich habe nur wahrgenommen, dass sich ein ausserordentlicher kachektischer Zustand gegen das Frühjahr hin bei den Armen einfand, wodurch eine grössere Zahl Kinder als gewöhnlich mit zufälligen und Jahreskrankheiten befallen wurde, wahrscheinlich nur desshalb, weil die Missernte eine grössere gewesen war, als in anderen Jahren. Ein Symptom hat mich jedoch etwas überrascht, und zwar ein Prickeln und Jucken an den Händen und Füssen, worüber viele Kinder, welche an gastrischen und Wurmkrankheiten litten, klagten, doch war es nicht der Art, dass man daraus irgend einen begründeten Schluss hätte herleiten können. Auch bei den Thieren habe ich keine einzige Gesundheitsstörung bemerkt, welche vom Genusse kranker Kartoffeln hätte hergeleitet werden können.“ Man vergleiche hiemit das z. Z.

von den Professoren der Münchener Thierarzneischule ausgestellte ergötzliche Gutachten (Thierärztl. Zeitung No. 29 v. J. 1846).

---

2. Die Krankheiten der Runkelrüben.

Die Runkelrübe ist dem Erkranken weniger unterworfen, als die Kartoffel, und sind die Krankheiten der ersteren bisher auch weniger untersucht und festgestellt, als die der letzteren.

a) Das Absterben der Runkelrübenpflänzchen ist charakterisirt durch Schwarzbraunwerden der Wurzeln; es wird durch die 2''' langen rostrothen Larven eines noch nicht ermittelten (wahrscheinlich zweiflügeligen) Insectes veranlasst.

b) Der sog. Mehlthau. Hiebei werden die Blätter missfarbig, fahlgelb und selbst schwarz. Als Ursache dieser Erscheinung wurden gelbrothe Milben erkannt, die sich als bewegende Punkte dem blossen Auge bemerkbar machten, und in ungeheurer Menge vorhanden waren, und die Blätter zum Theil mit einem dünnen Gewebe überzogen.

c) Der Rost besteht in braunen, rundlichen, oder länglichen Staubhäufchen, die durch einen Pilz: *Uredo Betae* hervorgebracht werden. Erheblicheren Schaden ruft zuweilen ein anderer Blattpilz: *Depazea Beticola* hervor. Er tritt in jedem Jahre vereinzelt auf, findet sich aber in Jahrgängen mit vorherrschend feuchter Witterung in grösserer Menge ein und verursacht die Blattdürre der Runkelrüben, ein frühzeitiges schnelles Absterben der äusseren Blätter derselben. Er bildet anfangs etwas erhabene röthliche Flecken, die sich bald in mehr oder weniger kreisrunde Form abgrenzen und eine weisslichgraue, von einem schmalen, dunkeln, braungestreiften und mit einem breiten, rothen Rande umgebene Scheibe bilden, auf welcher man bei vorgeschrittener Ausbildung schon mit blossem Auge schwarze Pünktchen bemerkt, welche sich unter dem

Mikroskope als hervorragende Sporenhäufchen ausweisen. Durch atmosphärische Feuchtigkeit wird diese Blattkrankheit ausserordentlich begünstigt, die sonst zwar immer vorkommt, aber beschränkt bleibt.

d) Die vorzugsweise sog. Runkelrübenkrankheit hat eine grosse Analogie mit der Kartoffelkrankheit; sie besteht im Schwarzwerden zunächst der Herzblätter, und später findet sich dann auch die Zellenfäule der Rüben ein. Beide Zustände bedingen sich jedoch nicht gegenseitig, vielmehr kommen sie, wenn auch in der Regel nacheinander, doch auch unabhängig von einander an einem und demselben Pflanzenindividuum vor; das Schwarzwerden der Blätter wird durch eine *Erysiphe*-Species, die Zellenfäule aber durch einen chemischen Process bedingt, obwohl sich später in derselben auch Schimmelbildungen, Milben und Anguillulen einfinden. Eine weitere Krankheit der Runkelrüben wird als Rübentödter bezeichnet; sie beginnt an dem spitzen Ende der Rüben, während die Zellenfäule am stumpfen Ende derselben ihren Anfang nimmt, und soll ursprünglich wirklich durch einen Pilz veranlasst werden, den Rabenhorst *Helminthosporium rhizoctonon* genannt hat.

Von den Nachtheilen der Runkelrübenkrankheiten für die Gesundheit der Thiere ist nichts Bestimmtes bekannt. Kühn bemerkt (l. c. p. 232) als hier einigermassen beachtenswerth, dass die vorzugsweise sog. Runkelrübenkrankheit zuerst in Frankreich i. J. 1845 beobachtet worden sei, und hier i. J. 1851 einen Verlust von 400,000 Ctr. Zucker veranlasst habe. Er selbst beobachtete die Krankheit in den Jahren 1848 und 1854, seitdem nicht mehr; einen Nachtheil von der Verfütterung hat er aber nicht gesehen, obgleich viele anbrüchige Rüben an Ochsen, Kühe und Schafe verfüttert worden sind, nur zeigte sich selbstverständlich ein verminderter Nahrungswerth. Er bemerkt ferner, man habe den Uebelstand einer ausgedehnten Fütterung kranker, jedoch noch nicht fauler Rüben zuschreiben können, dass es anfangs des Winters 1852/53, trotz mancherlei Versuchen, längere Zeit nicht gelang, Butter zu gewinnen; sie war nicht zusammen zu bringen, wenn lediglich die Milch frischmilchender Kühe verwendet wurde.

3. Die Krankheiten der Mohrrüben.

Die Krankheiten der Möhren sind denen der Runkelrüben analog; eine der bekanntesten und häufig vorkommende Krankheit der Möhren ist:

a) Die Wurmfäule, die Rostflecken- oder Eisenmadenkrankheit, hervorgerufen durch die Larven einer Fliege, *Psilo Rosae*, welche in den Möhren Gänge fressen und dadurch zuweilen sehr erheblichen Schaden hervorrufen. Die Farbe der langgezogenen, schlangenförmig oder im Zickzack verlaufenden Gänge ist rostartig; die den Käsemaden ähnlich gestalteten Larven sind glänzend ockerfarbig; eben wegen dieser Färbung werden die Möhren als rostig oder eisenmadig bezeichnet. Am zahlreichsten sind die Madengänge am spitzigen Theile der Wurzel; treten sie in grösserer Menge auf, so werden die Möhre und deren Blätter allmälig welk, sie verliert ihren süssen Geschmack und endlich geht sie in Fäulniss über.

b) Die Zellenfäule der Möhren verhält sich ähnlich wie die der Kartoffel und Runkelrübe. Verschieden von dieser ist:

c) Das Ergriffenwerden von dem Rübentödter. Es ist diess eine sehr auffallende Krankheitserscheinung, die sich am Besten bei der grünköpfigen, weissen, belgischen Möhre beobachten lässt; sie erscheint als ein genarbter, schwarzvioletter Ueberzug. Während der Kopf der Möhre noch frisch und gesund ist, befindet sich die Spitze derselben schon angegriffen, weich und in Zersetzung. Diese Krankheit wird ebenfalls durch den obengenannten Rübentödterpilz *Helminthosporium rhizoctonon* hervorgebracht.

d) Das Erkranken der Möhrenblätter verhält sich ähnlich wie das Befallen der Runkelrübenblätter und des Kartoffelkrautes, und wird durch einen Pilz bewirkt, der ähnlich dem Raps- oder Rübsenverderber ist, und daher Möhrenverderber, *Polydesmus exitiosus Dauci* genannt wird.

Ob die kranken Mohrrüben und ihr krankes Kraut nachtheilig für die Hausthiere sind, ist noch nicht dargethan. Die Mohrrübe ist als ein gutes milchergiebiges, besonders gedeihliches Futter für Pferde allgemein angenommen; nichts destoweniger hat man auch Nachtheile davon in diesen Beziehungen angegeben. Burmeister, berichtet, dass die Fütterung des Rindviehes mit Möhren als Resultat herausgestellt habe, dass Fleisch und Fettproduction in mässigem Grade, die Milchergiebigkeit dagegen gar nicht gefördert werde; und Voss ist sogar nach seinen Beobachtungen der Ansicht, dass Möhrenfütterung eine Verminderung der Milch bei säugenden Stuten nach sich ziehe (Mittheilungen aus der thierärztl. Praxis des preuss. Staates, 3. Jahrg.). Auch wird Aehnliches von den rohen Kartoffeln, im Uebermass an Rindvieh gefüttert, und namentlich über erschwerte Gewinnung der Butter und schlechte Beschaffenheit derselben geklagt (Bericht über das Veter.-Wesen im Königreich Sachsen 1858). Wenn in diesen Beobachtungen die Möhren und Kartoffeln zufällig krank gewesen wären, so würde man gewiss diesem Umstande jene Nachtheile beigemessen haben. Es ermahnt diess daher zur Vorsicht in der Beurtheilung, namentlich auch des oben von den kranken Runkelrüben Angegebenen.

4. Die Krankheiten der Kohl- und Wasserrüben.

Die Kohlrüben (*Brassica Napa rapifera*) und Wasserrüben (*B. Rapa rapifera*) leiden vorzüglich durch Insectenlarven. Oft werden die Blätter der Kohlrüben von den Raupen der Weisslinge (*Pontia Brassicae Rapae et Napi*) fast gänzlich kahl gefressen; die Afterraupen einer Sägewespe (*Tenthrido spinarum*) vernichten zuweilen in kurzer Zeit ganze Felder von Wasserrüben; die Raupen einer Eule (*Noctua graminis*) greifen ebenfalls die Rüben zuweilen an; die Maden der Kohlfliege (*Anthomia Brassicae*) thun ebenfalls den Kohlrübenpflanzen oft grossen Schaden, indem sie Gänge in die Wurzeln fressen, und hiedurch knollige Auftreibungen derselben veranlassen. Indess kommen auch kropfförmige Auftreibungen an den Rüben vor, die nicht durch Maden veranlasst werden, sondern in einem Auswuchs von Gefässbündeln bestehen. Durch sog. Mehlthau leiden die Kohl- oder Wasserrüben ebenfalls zuweilen; er besteht in einem parasitischen Pilze: *Peronospora parasitica.* Die Zellenfäule kommt an diesen Rüben selten vor.

Von den Nachtheilen der Verderbnisse der Kohl- und Wasserrüben für die Hausthiere weiss man auch nichts Bestimmtes; solche in fauligem Zustande sind öfter angeklagt, aber ohne gehörigen Nachweis. Nur vom Befallen des Laubes dieser Gewächse kann man mit einiger Bestimmtheit sagen, dass es entzündliche Zustände im Verdauungs-Apparate hervorbringt.

Zusatz zu Seite 224.

Da die Pilze nachgerade von überaus grosser Wichtigkeit in ätiologischer Hinsicht für die Krankheiten der Hausthiere geworden sind, und es in der Folge in noch höherem Masse zu werden scheinen, und daher die Verbreitung einer richtigen Anschauung über die Entstehung, den Bau und die Wachsthumsverhältnisse dieser Gewächse sehr erwünscht sein muss, so möge hier, auf die bereits angeführte Schrift de Bary's („Die gegenwärtig herrschende Kartoffelkrankheit etc.") gestützt, eine leicht verständliche Belehrung über diese Gegenstände folgen:

Lässt man organische Substanzen, welche zur Zersetzung geneigt sind, z. B. Speisen, Obst frei an der Luft stehen, so werden sie, wie allgemein bekannt, schimmlich: an ihrer Oberfläche tritt eine eigenthümliche Vegetation auf, zunächst ein Flaum eines fein-wolligen, meist weissen Ueberzugs, welcher sich von dem Punkte seines ersten Auftretens aus strahlig über die Oberfläche verbreitet, und von dem sich dann bald grössere, bald kleinere aufrechte Fäden in grosser Zahl erheben, deren Enden grüne, bläuliche, schwarze und andere Farben annehmen, und dabei ein feinstaubiges Ansehen erhalten. Unter dem Mikroskope zeigt sich, dass das weisswollige Fadengeflecht aus zarten, verzweigten, cylindrischen Röhrchen besteht, welche von einer meist glashellen zarten Haut gebildet sind, und einen farblosen, feinkörnig-trüben, zuweilen bläulich-glänzenden Inhalt (*Plasma v. Protoplasma*) führen, in welchem die chemische Untersuchung relativ reichliche Mengen stickstoffhaltiger Substanz nachweist. Das Innere der Röhrchen ist in der Regel durch Querwände in Glieder: ringsum geschlossene Zellen abgetheilt; in seltenern Fällen fehlen die Querwände, und dann stellt ein jedes einzelne Röhrchen einen einzigen ungetheilten Schlauch dar, der durch seitliche Aussackungen oft reich verzweigt ist. Jene Röhrchen (scheinbare Fäden), welche sich horizontal auf ihrer Unterlage verbreiten, auch wohl in diese eindringen, sind die vegetativen, nahrungaufsaugenden, späterhin die Fortpflanzungsorgane zeugenden Gebilde des Schimmels;

man bezeichnet sie mit dem Namen *Mycelium*. Die später erscheinenden Röhrchen, bezw. Fäden, welche oben gefärbt und staubig sind, entstehen als Zweige an dem Mycelium, haben mit ihm im Wesentlichen den gleichen Bau, und sind die Träger der Fortpflanzungsorgane: die Fruchtzweige, welche letztere in sehr verschiedener Weise entstehen können, immer aber den einfachsten Bau zeigeu, den man bei ähnlichen Organen der lebenden Wesen überhaupt kennt. Sie sind nämlich einfache Zellen: von einer Haut ringsumschlossene, flüssigen Inhalt führende Bläschen, und werden daher passend als Fortpflanzungszellen, Keimzellen, mit dem üblichen Kunstausdruck als Sporen bezeichnet. Ihre Gestalt ist meist kuglig, oder oval, länglichrund; ihre Grösse sehr gering, dem blossen Auge höchstens als feine Körnchen unterscheidbar, und da sie an den bezeichneten Orten meist in sehr grosser Anzahl bei einander stehen, so stellen sie zusammen jenes feinkörnige Pulver dar, welches den Schimmel im ausgebildeten Zustande meist bedeckt, und welches seine vsrschiedene Farbe durch die Färbung der Sporenhäute erhält. Die Sporen besitzen die Fähigkeit, unter günstigen Bedingungen zu keimen, d. h. zu neuen Mycelienfäden heranzuwachsen; und ist zu bemerken, dass nicht selten ein und dieselbe Schimmelart, ja oft ein und derselbe Myceliumfaden zweierlei oder mehrerlei einander in Gestalt, Structur und Enstehung durchaus unähnliche Formen von Sporen tragen kann.

Die Schwämme, wie sie in Regenschirmgestalt auf Wald- und Gartenboden stehen, oder in Huf- und Hutform den Baumstämmen aufsitzen, zeigen bei genauerer Untersuchung sehr ähnliche Zusammensetzung und Entwicklung wie die Schimmelarten. Bei der Zergliederung findet man jene oft zeitlebens, immer wenigstens in der Jugend, aus zahlreichen verzweigten Fäden zusammengesetzt, die an bestimmten Stellen Sporen bilden. Die Entwicklungsgeschichte weist nach, wie die verschiedeneu, hut- oder schirmförmig gestalteten Körper aus zahlreich zusammentretenden Fäden eines Myceliums entstehen, welches dem des Schimmels in allen Stücken gleicht. Jedermann, der z. B. die Entwicklung oder die Kultur des gewöhnlichen essbaren Champignon nur oberflächlich verfolgt hat, wird sich erinnern, wie diese Schwämme aus einem flockigen, weissen, schimmelartigen Gewebe (Brut, Schwammweiss, *blanc de champignon* der Gärtner), welches den Boden durchsetzt, heranwächst. Der allgemeine Unterschied zwischen Schimmelarten und Schwämmen besteht nur darin, dass bei jenen die Fäden untereinander frei bleiben, höchstens gesellig und locker verflochten sind, während sie bei letzteren in grosser Zahl fest verflochten und verfilzt zu bestimmt gestalteten Körpern zusammentreten und heranwachsen.

Man kann sonach zur Veranschaulichung der Sache die Schwämme als Aggregate, gleichsam als Colonien fest verbundenen Schimmels bezeichnen, und es fehlt in der That nicht an Zwischenformen, bei denen man zweifelhaft sein kann, ob sie zu jener Gruppe gerechnet, oder als dicht verfilzte Anhäufungen noch als selbstständige Schimmelindividuen betrachtet werden sollen.

Beiderlei Bildungen, einestheils jene einfachen, in den Schimmeln am meisten bekannten, anderntheils die Schwämme, machen zusammen die formenreiche Klasse der Pilze aus. Diese ist durch die angegebenen Eigenthümlichkeiten des Baues und der Entwicklung von vielen andern Gruppen niederer Gewächse gut unterschieden. Dazu kommt aber noch eine andere in dem Ernährungsprozesse der hierher gehörigen Gewächse begründete Eigenschaft. Allen Pilzen fehlt der, die grüne Färbung der übrigen Pflanzenwelt bedingende Farbstoff, das Chlorophyll oder Blattgrün, und alle sind zu ihrer Ernährung auf das Vorhandensein vorgebildeter organischer Substanzen angewiesen. Es ist bekannt, dass die Pflanzenwelt im Grossen nicht die zuletzt genannten, sondern unorganische Stoffe zur Nahrung aufnimmt, und aus ihnen, d. h. aus den Bestandtheilen des Wassers, der Kohlensäure, des Ammoniaks, welche ihr durch die atmosphärische Luft und den Boden zugeführt werden, nebst salpetersauren Salzen und löslichen Mineralbestandtheilen, die sie aus dem Boden erhält, die organischen, d. h. diejenigen Stoffe darstellt, welche dem Pflanzen- und Thierkörper ausschliesslich eigen sind und in der leblosen Natur nicht entstehen. Die chemischen Prozesse, durch welche aus so einfachem Material wie das bezeichnete so complicirte Verbindungen wie Zucker, Stärke, Holzfaser, Eiweiss u. s. w. bereitet werden, sind uns noch ziemlich dunkel. Wohl aber wissen wir, dass der Sitz dieser Prozesse, die Werkstätte, in der unorganische Stoffe in organische übergeführt werden, die grüngefärbten Pflanzentheile sind, dass in diesen unter der Einwirkung des Sonnenlichts, unter Aufnahme von Kohlensäure aus der Luft und gleichzeitiger Abgabe von Sauerstoff an letztere jedenfalls die ersten, gleichsam entscheidenden Processe zur Umsetzung unorganischer Stoffe in Pflanzenbestandtheile geschehen. Ohne diese Thätigkeit des grünen Laubes nützt der Pflanze alle Nahrung nichts, die ihr die Wurzeln aus dem Boden zuführen. Der bezeichnete Process der Stoffbildung und Ernährung ist an das Verhandensein des grünen Farbstoffes, des Chlorophylls, gebunden, sein Stattfinden durch diesen angezeigt Anders ist es mit einer verhältnissmässig kleinen Anzahl von Pflanzen, theils blüthentragenden, theils und besonders den Pilzen. In ihnen wird stets das Chlorophyll vermisst, ihnen mangelt der durch Kohlensäureaufnahme und Sauerstoffabscheidung bezeichnete Assimilations-Process, und, in inniger Beziehung hiezu stehend, die Fähigkeit von den Nahrungsmitteln der übrigen Pflanzen zu leben. Sie bedürfen vorgebildeter, d. h. bereits durch andere Pflanzen zu irgend einer Zeit bereiteter organischer Substanzen zu ihrem Bestehen, und dass dem so sei, kann man aus dem Mangel des Chlorophylls gleichsam ablesen. Der Mangel des Blattgrünes ist daher als wichtiges Merkmal in die Charakteristik der Pilze aufzunehmen und bildet allein ein durchgreifendes Unterscheidungsmerkmal zwischen ihnen und der als Conferven bezeichneten Abtheilung niederer Wassergewächse.

Beilage D.

Uebersicht der bemerkenswerthesten Seuchen und ansteckenden Krankheiten der Haussäugethiere.

A. Reine (d. h. nicht ansteckende) Seuchen.

(Hier sind die Vergiftungen nicht aufgeführt.)

a. Seuchen aus allgemeinen Schädlichkeiten.

1. Bleichsucht der Schafe (*Chlorosis ovium*). Syn. Wassersucht, Herzwasser, Fäule, Faulsucht, Fäulisch, Käbisch oder Käwisch, Sandkäbisch, Anbruch, Anbrüchig, Verhütet, Verhütetsein, weisse Lungen.

Anmerk. Die Bleichsucht kommt auch bei den übrigen Haussäugethieren vor; sie ist aber bei diesen nicht als Seuche zu betrachten. Mit der Bleichsucht der Schafe kommt auch in der Regel die Egelwurmkrankheit verbunden vor; diese tritt jedoch auch als hervorstechendes Leiden für sich auf (s. w. u.).

2. Gnubberkrankheit der Schafe (*Tabes dorsalis* oder *dorsualis*, *Hydrorrhachia*). Syn. Traber- oder Wetzkrankheit, Schruckig- oder Scheukigsein, Kreuzschläger- oder Kreuz-Dreher-Krankheit.

Anmerk. Die Kreuzdrehe wird auch von der Gnubberkrankheit getrennt, insofern jene durch einen, im Rückenmark vorkommenden Wurm (*Coenurus cerebralis*) veranlasst wird, der bei der Gnubberkrankheit nicht vorkommt. Diese letztere Krankheit kommt zwar auch bei den Ziegen und den übrigen Haussäugethieren vor, wohl aber nie seuchenhaft.

3. Knochenbrüchigkeit des Rindviehes (*Cachexia ossifraga*). Syn. Rackseuche, Säurekrankheit.

Anmerk. Die Markflüssigkeit wird in der Regel für gleichbedeutend mit Knochenbrüchigkeit genommen; auch erscheint ihre Trennung nicht gehörig gerechtfertigt. Die Harthäutigkeit, der Lederbund (*Coriago*) ist in der Regel ein Symptom der Knochenbrüchigkeit, kommt aber auch für sich vor. Die Lecksucht oder Schlecksucht, das Nagen, die Nagekrankheit, Stallmangel (beide letztere Namen im Erzgebirge gebräuchlich). Hintsch oder Semper (auf dem Schwarzwalde), Hünsch (am Niederrhein, mit welchem Namen aber auch alle Arten von Ernährungskrankheiten und Milchfehlern dort bezeichnet werden); alle diese Krankheiten kommen wieder in den verschiedenen Formen der Gelüste (als *Malucia, Pica, Allotriophagia et Geophagia etc.*) vor, und bezeichnen in der Regel nur Stadien der Knochenbrüchigkeit. Das Wollefressen der Schafe ist mit der Lecksucht des Rindviehes verwandt, und kommt ebenfalls seuchenhaft vor. Die Knochenbrüchigkeit und die Lecksucht kommen zwar auch bei anderen landwirthschaftlichen Haussäugethieren vor, sind aber bei diesen nicht als Seuchen zu betrachten.

4. Blutharnen des Rindviehes und der Schafe (*Haematuria v. Mictus cruentus*). Syn. Blutstallen, Blutpissen, rothes Wasser, Rothharnen, Waidebruch und Maiseuche (vergl. Durchfall).

Anmerk. Mit Blutharnen verwandt ist die enzootisch auftretende Wald- oder Holzkrankheit, besonders beim Rindvieh, aber auch bei Schafen und Pferden vorkommend. Nach gründlicheren Untersuchungen dürfte vielleicht der Name Blutharnen fallen, und dafür Gallenharnruhr zu setzen sein, wenigstens in Bezug auf das seuchenhafte Vorkommen derselben.

5. Durchfall (*Diarrhoea*), am häufigsten beim Rindvieh, sodann aber auch bei Schafen und Pferden seuchenhaft vorkommend, sporadisch aber bei allen Haussäugethieren. Syn. Abweichen, Bauchfluss, Durchbruch, Gras- oder Maiseuche.

Die letztere Bezeichnung kommt auch beim Blutharnen vor, es ist aber diese Krankheit nicht mit Durchfall zu verwechseln.

b. Aus parasitischen Schädlichkeiten.

6. Bremsenlarven-Schwindel der Schafe (*Vertigo oestrosa*). Syn. Hornwurm- oder Schleuderkrankheit.

Anmerk. Die beim Pferde und Rindvieh vorkommenden Bremsenlarven erzeugen nur ausnahmsweise wirkliche Krankheiten, am wenigsten aber veranlassen sie Seuchen.

7. Brandiger Rothlauf (*Erysipelas sphacelosum*) der weissen Hautpartien des Rindviehes und der Pferde. Syn. Trockener Hautbrand, Sonnenbrand.

Anmerk. Diese Krankheit ist nicht wie die vorhergehende von Parasiten begleitet, sondern sie wird nur durch mit Parasiten befallenes Futter erzeugt.

B. Ansteckende Seuchen oder Einzelkrankheiten, deren Contagien ihrem Wesen nach unbekannt sind.

Anmerk. Die mit einem * bezeichneten Krankheiten treten in der Regel, die mit einem † versehenen oft, die übrigen nur selten und dann unter besonders begünstigenden Umständen seuchenhaft auf.

I. Krankheiten mit einem flüchtigen Contagium.

a. Krankheiten, welche in Deutschland und wahrscheinlich in Europa nicht zur ursprünglichen Entwicklung gelangen (Contagionen).

*1. Rinderpest (*Pestis boum*). Syn. Ansteckender Rinder-Typhus (*Typhus boum contagiosus*), bösartiges Pestfieber (*Febris maligna pestilentialis*), Ganglien-Typhus, Viehseuche, Löserdürre, Uebergalle, Grossgalle, Viehsterben.

Anmerk. Diese Krankheit ist auf das Rindvieh beschränkt.

2. Brechdurchfall, asiatischer (*Cholera asiatica*).

Anmerk. Diese Krankheit tritt mit der gleichnamigen des Menschen zuweilen bei verschiedenen Thieren, besonders beim Federvieh auf; es ist noch nicht festgestellt, ob sie von einem Thiere auf das andere durch Cohabitation, wohl aber dass sie sich durch Impfung mit Blut und anderen thierischen Flüssigkeiten übertragen lässt.

b. Krankheiten, welche in Deutschland wahrscheinlich nicht zur ursprünglichen Entwicklung gelangen. (Wahrscheinliche Contagionen.)

*3. Schafpocken (*Variolae ovinae*).

Anmerk. Die Schafpocken sind mit den Ziegenpocken, welche letztere nur selten vorkommen, und in Deutschland eine ursprüngliche Entstehung zu haben scheinen, sehr verwandt, insofern gegenseitige schützende Impfungen gelungen sind. Die Behauptung, dass die Ovine die Menschen vor der Variola, und die Schafe durch die Vaccine vor den ihnen eigenen Pocken geschützt werden, bedarf der Bestätigung, sowie auch die behauptete Verwandtschaft zwischen Schaf- und Hasenpocken.

† 4. Lungenseuche des Rindviehes (*Pneumonia v. Peripneumonia exsudativa contagiosa; Pneumonia interstitialis*). Syn. Typhöse Lungenseuche, rheumatische Brustentzündung, Lungenfäule (trockene harte, nasse, weisse).

Anmerk. Diese Krankheit ist auf das Rindvieh beschränkt.

*5. Maul- und Klauenseuche (*Aphthae epizooticae, Febris aphthosa vel bullosa contagiosa, Bullae epizooticae, Paronychia epizootica*). Syn. Epizootische Blasenkrankheit.

Anmerk. Diese Krankheit kommt vorzüglich beim Rindvieh, bei Schafen und Schweinen, dann aber auch bei Ziegen und Pferden, und sogar bei wilden oder halbwilden Wiederkäuern (Rehen, Hirschen, selbst bei Gemsen) vor. Es darf diese Seuche nicht verwechselt werden mit den bei

Lämmern, Kälbern und Füllen beim Absetzen vorkommenden sporadischen Maulschwämmchen (*Aphthae sporadicae*), auch nicht mit den Aphthen an den Geschlechtstheilen bei Pferden und beim Rindvieh (s. w. u. Schankerseuche der Pferde). Die Maul- und Klauenseuche ist auf den Menschen unter Umständen übertragbar.

c. Krankheiten, welche in Deutschland sich ursprünglich entwickeln. (Contagiöse Krankheiten).

† 6. Katarrhalfieber (*Febris catarrhalis*) mit seinen verschiedenen, durch die Localaffectionen, den Charakter und Verlauf ausgesprochenen Formen; (bei den Pferden Kropf, Strengel u. dergl.). Ferner gehören hieher die wahre Influenza der Pferde (Grippe), die immer seuchenhaft vorkommt, die Augenstaupe des Rindviehes (*Ophthalmia epizootica*), die Kopfkrankheit oder das bösartige Katarrhalfieber desselben, der Rotz der Schafe und die Staupe der Hunde.

Anmerk. Der Katarrh der Pferde darf nicht mit der Druse derselben verwechselt werden.

† 7. Nervenfieber oder Typhus (*Febris nervosa v. Typhus*) bei allen Haussäugethieren, vorzugsweise jedoch beim Pferde vorkommend.

Anmerk. Hieher gehören auch die verschiedenen Formen der sog. (falschen) Influenza, als Cerebral-, Pulmonal-, Abdominal-, (Intestinal- und Jecoral-)Typhus.

† 8. Ruhr (*Dysenteria epizootica*), vorzugsweise bei Rindvieh und Pferden vorkommend. Syn. Magen- oder Darmseuche.

II. Krankheiten mit einem gewöhnlich gebundenen (fixen), unter Umständen aber flüchtig werdenden Contagium.

* 9. Milzbrand (*Anthrax*). Derselbe kommt bei allen landwirthschaftlichen Haussäugethieren, vielleicht mit Ausnahme der Ziege, in selbstständiger Entwicklung vor, vorzüglich aber bei Rindvieh, Schafen und Schweinen; seltener bei Pferden. Der Milzbrand tritt in verschiedenen Formen auf:

a) als apoplektischer (*Anthrax apoplecticus*) unter dem Namen Blutstaupe, Blutschlag; b) als einfaches Milzbrandfieber (*Febris anthracica*); c) als Milzbrand-Rothlauf (*Anthrax erysipelatodes v. Erysipelas anthr acicum*) vorzüglich bei Schweinen und Schafen unter den Namen: Flug, Hinterbrand, Maus, Kehlsucht, Kehlbrand, Kropf, Hals-Anthrax (*Cynache carbuncularis*); d) als Milzbrand-Emphysem (*Anthrax emphysematosus*) vorzüglich beim Rindvieh unter den Namen: rauschender Brand, gelber Knopf; e) als Mastdarm-Milzbrand (*Anthrax haemorrhoidalis*) vorzüglich beim Rindvieh unter den Namen: Rückenblut, Lendenblut; f) als Milzbrand-Carbunkel (*Anthrax carbunculosus*) bei verschiedenen Thieren und an verschiedenen Körperstellen, vorzüglich beim Rindvieh (in Sibirien Beulenseuche genannt) und bei Schweinen als Kropfbrandbeule oder weisse Borste; g) als Blasen-Milzbrand (*Anthrax pustulosus*) beim Rindvieh unter dem Namen: Zungenkrebs und bei Schweinen unter dem Namen: Rankkorn.

Anmerk. Der Milzbrand ist für alle warmblüthigen Thiere und für den Menschen ansteckend, und lässt sich vom Menschen wieder zurück auf die Thiere übertragen, er ist also zwischen Menschen und Thieren eine homologe Krankheit.

† 10. Druse der Pferde (*Scrophula equorum, Adenitis, Coryza*) mit ihren verschiedenen Formen: gute und bösartige Druse (bedenkliche, verdächtige), gestockte oder verschlagene und wandernde Druse.

11. Die Rotzkrankheit (*Ozena, Malleus humidus, Morbus lymphaticus malignus, Rhinocarcinoma, Coryza maligna v. virulenta*) und der Hautwurm der Pferde (*Malleus farciminosus, Scrophula fariminosa, Helcosis*).

Anmerk. Diese beiden Krankheiten sind dem Wesen nach gleich. Uebertragungen derselben auf andere Thiere sind wohl zuweilen gelungen, am leichtesten findet aber die Uebertragung derselben auf den Menschen und zurück Statt; sie sind also in Bezug auf diesen homologe Krankheiten. Als eine Modification des acuten Rotzes dürfte auch der Croup der Nasenschleimhaut der Pferde zu betrachten sein.

III. Krankheiten mit einem gebundenen (fixen) Contagium.

12. Mauke der Pferde (*Paronychia equorum*) in ihren verschiedenen Formen: gutartige und bösartige (ausfallende oder Brandmauke), veraltete Mauke (Straub- oder Igelsfuss. Hier ist vorzüglich die gutartige Mauke, auch Schutzmauke genannt, beachtenswerth, weil durch die Impfung derselben (Equine) bei Menschen und Kühen die Vaccine hervorgebracht worden sein soll. Die Behauptung, dass die Kuhpocke ursprünglich nichts anders sei als übertragene Equine, ist jedoch jedenfalls unbegründet.

13. Kuhpocken (*Variolae vaccinae*). Diese lassen sich auf das Euter gesunder Kühe und den Hodensack der Ochsen übertragen, bekanntlich auch auf den Menschen und bewirkt bei diesem Schutz gegen die Menschenpocke. Die Kuhpocke vom Menschen zurück auf die Kühe geimpft, haftet weniger leicht. Wenn man die sog. Schutzmauke des Pferdes als eine Art Pockenausschlag ansehen will, so kommen bei allen Haussäugethieren, die Katze vielleicht ausgenommen, Pocken vor. Es ist nicht begründet, dass die Pocken der Hausthiere, wie behauptet wurde, ursprünglich übertragene Menschenpocken sind; vielmehr entwickeln sie sich, die Schafpocken wahrscheinlich ausgenommen (s. o.), in Deutschland selbstständig.

† 14. Chronische oder bösartige Klauenseuche der Schafe (*Paronychia ovium chronica, vel maligna, contagiosa*). Syn. spanische Klauenseuche oder das Hinken.

Anmerk. Diese Krankheit ist auf die Gattung beschränkt, und ist behauptet worden, dass sie nicht, wie meist angenommen wird, selbstständig, sondern eine Ausartung der gutartigen Klauenseuche sei.

15. Tripper (*Gonnorrhoea, Blennorrhoea maligna vel virulenta*) vorzüglich bei Hunden, aber auch bei Pferden und Rindvieh vorkommend, zuweilen begleitet mit flachen, fressenden Geschwüren und blumenkohlähnlichen Auswüchsen. Durch Begattung in den Gattungen übertragbar; verwandt mit dem menschlichen Tripper; ihre Homologie ist aber nicht bewiesen.

16. **Beschälkrankheit der Pferde** (*Ulceratio genitalium contagiosa, Paulacium, Edulium, Framboesia*). Syn. Venerische Krankheit, Chankerseuche, venerische Nervenkrankheit, Hannöverische Krankheit.

Anmerk. Diese Krankheit ist durch die Begattung übertragbar, aber höchst wahrscheinlich auf die Pferdegattung beschränkt.

17. **Wuth** (*Rabies v. Lyssa*). Diese Krankheit entwickelt sich selbstständig nur in der Hundegattung (Hund, Fuchs, Wolf), ob auch bei der Katze ist zweifelhaft; sie ist aber auf alle Haus- sowie andere Thiere und auf den Menschen übertragbar und wieder zurück. Diese Krankheit ist also zwischen Thieren und Menschen eine homologe. Syn. Tollwuth, Wasserscheu (*Hydrophobia*), aber falsch.

IV. Krankheiten, deren Vorkommen als specifische bei den Hausthieren überhaupt zweifelhaft, daher es insbesondere auch ihre Ansteckungsfähigkeit ist.

18. **Friesel** (*Miliaria*).

19. **Masern oder Rötheln** (*Morbilli v. Rubeolae*).

20. **Scharlach** (*Scarlatina vel Rosalia*).

21. **Petechialfieber** (*Febris v. Typhus petechialis; Purpura haemorrhagica*).

Anmerk. Von diesen Krankheiten ist man gewöhnlich geneigt, die letztere als eine specifische Krankheit bei Pferden und Rindvieh gelten zu lassen. Uebertragungen bei Pferden durch Cohabitation sind noch nicht beobachtet worden, und solche durch Impfung stets misslungen. Seuchenhaft ist diese Krankheit auch noch nicht beobachtet worden.

C. Ansteckende Krankheiten, deren Contagien aus Parasiten bestehen.

Anmerk. Die mit einem * bezeichneten Krankheiten treten in der Regel, die mit einem † versehenen selten als Seuchen auf; die übrigen erscheinen in der Regel als Einzelkrankheiten.

a. Krankheiten, deren Contagien aus Eingeweidewürmern bestehen.

1. Bandwurm-Krankheit des Hundes (*Morbus taeniosus canis*); sie wird durch mehrere Bandwürmer hervorgebracht, nämlich: a) durch *Taenia serrata*, b) *T. e Cysticerco tenuicolli*. c) *T. Coenurus*, d) *T. Ecchinocoecus altricipariens*, e) *T. Ecchinococcus scolicipariens*, f) *T. cucumerina*. a) stammt von *Cysticercus pisiformis* der Hasen und Kaninchen, b) von *C. tenuicollis* des Rindes, Schafes und der Ziege, c) von *Coenurus cerebralis* des Pferdes, Rindes und Schafes, e) von *Ecchinococcus scolicipariens* des Rindes, Schafes, der Ziege und des Schweines. Der *Euhinocoсcus* von d) soll auf Island sehr verbreitet sein, und wird daher das Vorkommen des zugehörigen Bandwurmes bei den dortigen Hunden und Katzen nur vermuthet. Der zu f) gehörige Blasenwurm ist noch gänzlich unbekannt.

2. Bandwurm-Krankheit der Katze (*M. taeniosus felis*); sie wird durch *Taenia elliptica* und *T. crassicollis* veranlasst; der *Scolex* des ersteren ist unbekannt, der zweite aber soll von *Cysticercus fasciolaris* der Ratten und Mäuse kommen.

* 3. Bandwurm-Krankheit oder weisse Wurmseuche der Lämmer (*M. taeniosus agnorum*); dieselbe wird durch *Taen. expansa* veranlasst, dessen Blasenwurm (*Scolex*) indess noch unbekannt ist.

4. Drehkrankheit des Pferdes, Rindes und Schafes (*Hydrocephalus hydatideus*). Diese wird von *Coenurus cerebralis* veranlasst, welcher Blasenwurm von *Taen. Coenurus* des Hundes stammt, und bei diesem Thiere wieder diesen Bandwurm erzeugt.

Anmerk. Die Drehkrankheit wird nur bei Schafen in seuchenhafter Ausbreitung beobachtet, bei den übrigen Thieren in Einzelfällen. Beim Rindvieh wird dieselbe gemeinhin: Dippel oder Umläufig, bei den Schafen, je nach der Modification der Symptome: Dreher, Segler, Würflinge, Seitlinge genannt.

5. Die Blasenwurm- oder Hydatiden-Krankheit (Sackwassersucht, *Morbus hydatideus v. Hydrops saccatus*) des Rindes, Schafes, der Ziege und des Schweines.

Anmerk. Die Hydatiden oder Sackwassergeschwülste kommen meist in der Lunge und Leber vor; sie sind entweder belebt oder unbelebt, und stellen dann im ersteren Falle *Ecchinoceus veterinorum* (*E. sculicipariens et altricipariens*) dar, und kann dieser Blasenwurm Veranlassung zur Bandwurmkrankheit des Hundes geben. (Vergl. oben.)

6. Finnenkrankheit od. Hirsesucht der Schweine, (*Cachexia cellulosae hydatigena*); sie wird durch den Zellengewebs-Hülsenwurm (*Cysticercus cellulosae*) veranlasst, und dieser stammt vom Bandwurm des Menschen, der wiederum seinen Ursprung aus dem Zellengewebs-Hülsenwurm (der Finne) des Schweines nimmt.

* 7. Egelsucht oder Leberegelseuche des Pferdes, Rindes, Schafes, der Ziege und des Schweines, (*Cachexia ictero-verminosa, v. Labes hepatico-verminosa, v. Morbus distomatosus*); sie wird meist veranlasst durch *Distomum hepaticum*, mitunter auch durch *D. lanceolatum*, und diese haben ihren Ursprung in den im Wasser lebenden Cercarien.

Anmerk. Die hier von 1 — 7 genannten Krankheiten sind nicht in der Weise ansteckend, dass das Contagium (der Eingeweidewurm oder dessen Eier) unmittelbar von einem Individuum auf ein anderes derselben Gattung übertragen würde, sondern es geschieht diess, wie angegeben, durch Vermittelung von Thieren anderer Gattungen. Hinsichtlich des Nähern über diese Vorgänge vergl. die Lehre von den Eingeweidewürmern (Patholog. Anatomie der Haussäugethiere von C. J. Fuchs. Leipzig 1859. S. 318 ff.)

* 8. Magenwurm- oder rothe Wurmseuche der Lämmer (*Morbus strongylosus agnorum*); dieselbe wird durch

Strongylus contortus veranlasst, dessen Art der Einwanderung aber unbekannt ist.

* 9. Lungenwurmseuche der Schafe und Ziegen (*Morbus pneumo-strongylosus*); diese wird durch *Strongylus Filaria* veranlasst, dessen Art der Einwanderung indess unbekannt ist.

† 10. Lungenwurmseuche der Kälber (*Morbus pneumo-strongylosus vitulorum*); sie wird durch *Strongylus micrurus* veranlasst, dessen Art der Einwanderung ebenfalls unbekannt ist.

† 11. Lungenwurmseuche der Schweine (*Morbus pneumo-strongylosus suum*); sie wird veranlasst durch *Strongylus paradoxus*, dessen Einwanderungsart gleichfalls unbekannt ist.

12. Trichinen-Krankheit des Pferdes, Rindes, Schweines, Hundes und der Katze (*Morbus trichinosus*); sie wird durch *Trichina spiralis* veranlasst, und wird auf den Menschen durch den Verzehr trichinösen Fleisches übertragen, ist also in Bezug auf diesen eine homologe Krankheit.

b. Die Contagien sind Milben.

13. Balgmilben-Räude des Hundes (*Acariasis canis folliculorum*); sie wird durch die Balg- oder Mitesser-Milbe (*Acarus folliculorum*), welche wahrscheinlich mit der gleichnamigen Milbe des Menschen identisch ist, veranlasst. Sonach dürfte diese Räude mit den Finnen (*Acne*) des Menschen homolog sein.

† 14. Allgemeine (tiefe) Milbenräude des Pferdes (*Acariasis equi endermatica*); sie wird durch die Grabmilbe des Pferdes (*Sarcoptes equi*) veranlasst.

Anmerk. Die Räude der Thiere, bei welcher Grabmilben zu Grunde liegen, ist es, bei welcher man vorzugsweise Uebertragungen auf den Menschen beobachtet hat.

† 15. Allgemeine (oberflächliche) Milbenräude des Pferdes (*Acariasis equi epidermatica*); sie wird durch die Stechmilbe des Pferdes (*Dermatodectes equi*) veranlasst.

16. **Fussräude des Pferdes** (*Acariasis hippopodica*); sie wird durch die gesellschaftliche Milbe des Pferdes (*Symbiotes equi*) veranlasst.

† 17. **Allgemeine Räude des Rindes** (*Acariasis bovis*); sie wird durch die Stechmilbe des Rindes (*Dermatodectes bovis*) veranlasst.

18. **Sterz- oder Steissräude des Rindes** (*Acariasis cerco-bovina*); sie wird durch die gesellschaftliche Milbe des Rindes (*Symbiotes bovis*) veranlasst.

* 19. **Räude des Schafes** (*Acariasis ovis*); sie wird durch die Stechmilbe des Schafes (*Dermatodectes ovis*) veranlasst.

† 20. **Räude der Ziege** (*Acariasis caprae*); sie wird durch die Grabmilbe der Ziege, welche wahrscheinlich mit *Sarcoptes hominis* identisch ist, hervorgebracht.

21. **Räude des Schweines** (*Acariasis suis*); sie wird durch die Grabmilbe des Schweines (*Sarcoptes suis*) veranlasst.

22. **Aechte Räude des Hundes** (*Acariasis canis vera*); sie wird durch die Grabmilbe des Hundes (*Sarcoptes canis*) veranlasst.

23. **Räude der Katze** (*Acariasis cati*); sie wird durch die Grabmilbe der Katze (*Sarcoptes cati*) veranlasst.

Anmerk. Bei der obigen Uebersicht der Räudekrankheiten der Thiere ist der Naturgeschichte der Milben von Gerlach (Krätze und Räude, entomologisch und klinisch bearbeitet. Berlin 1857.) gefolgt worden. Nach dem jüngst erschienenen Werke von Fürstenberg: „die Krätzmilben der Menschen und Thiere. Mit 10 lithogr. Tafeln, 10 Umrissfiguren und 3 Holzschnitten. Leipzig 1861. Fol. 240 Seiten" ist die Bezeichnung der Milben abweichend von jener. Nach demselben kommen vor:

a) Beim Pferde: *Dermatophagus bovis* und *Dermatocoptes communis;* selten *Sarcoptes scabiei*, welche auch beim Menschen die Krätze erzeugt. b) Beim Rinde: *Dermatophagus bovis* und *Dermatocoptes communis.* c) Beim Schafe: *Dermatocoptes communis*, und sehr selten (einmal) *Sarcoptes scabiei.* d) Bei der afrikanischen Zwergziege: *Sarcoptes caprae.* e) Beim Schweine: *Sarcoptes squamiferus.*

f) Beim Hunde: *Sarcoptes squamiferus.* g) Bei der Katze: *Sarcoptes minor;* diese auch beim Kaninchen. Von dem beim Pferde und Rinde gemeinschaftlich vorkommenden *Dermatophagus bovis* und *Dermatocoptes communis* unterscheiden sich nach Fürstenberg die ersteren dadurch, dass sie sich in den Epidermis-Schuppen verbergen, was die anderen nicht thun. Nach demselben gehört dem Pferde, Rinde und Schafe *Dermatocoptes communis* gemeinschaftlich an, ebenso dem Schweine und Hunde *Sarcoptes squamiferus*, wie der Katze und dem Kaninchen *Sarcoptes minor.*

c. Die Contagien sind kryptogamische Pflänzchen.

† 24. Die Schwindflechte, vorzüglich des Rindes, dann des Pferdes und des Hundes, (*Herpes tonsurans*); sie wird durch *Trichophyton tonsurans* veranlasst. Diese Krankheit ist zwischen den genannten Thieren und dem Menschen eine homologe.

Anmerk. Der Favuspilz (*Achorion v. Oidium Schoenleinii*), der die Ursache des Kopfgrindes des Menschen ausmacht, ist auch solche einer Ausschlagskrankheit (des weissen Kammes) der Hühner, besonders der cochinchinesischen und brama'schen Raçe.

Schlussbemerkung.

Nach der vorstehenden Uebersicht kommen also bei den Haussäugethieren 7 reine, nicht ansteckende Seuchen, dagegen 41 ansteckende Seuchen oder Einzelkrankheiten vor, von welchen letzteren 17 dem Wesen nach unbekannte, dagegen 24 dem Wesen nach bekannte (aus Parasiten bestehende) Contagien führen.

Beilage E. (Zu S. 160).

Desinfections-Mittel.

Obgleich die bereits angegebenen Mittel und Formen zum Behufe der Desinfection völlig ausreichen, so möge hier, der Vollständigkeit wegen, doch noch einiger anderen, neuerlichst belobten, jedoch zur Zeit weniger bewährten, als die bereits erwähnten, gedacht werden. In dieser Beziehung kommt der von Dr. H. v. Fehling verfasste Artikel: „Desinfection" (Handwörterbuch der reinen und angewandten Chemie, 2. Bd. 3. Abth. 3. u. 4 Lief. Braunschweig 1862) zu Statten.

Siegel schreibt zur Entwicklung des Chlorgases vor: 3 Theile Braunstein, Thonerde, Kochsalz und Eisenvitriol v. J. 1 Theil zu nehmen, diese Stoffe zu pülvern und zu mengen, dann dieselben mit Wasser zu Kugeln zu formen, sie zu trocknen, und zum Behufe der Anwendung eine entsprechende Menge davon auf glühende Kohlen zu legen. Dieses Verfahren empfiehlt sich insofern als ein praktisches, als solche Kugeln vorräthig gehalten werden könnten, ihre Anwendung leicht und ohne Gefahr ist.

Collins empfiehlt zur Entwicklung des Chlors, bezw. der unterchlorigen Säure aus dem Chlorkalke ein Gemenge von 2 Thl. desselben mit einem Thl. schwefelsaurer Thonerde, aus dem sich dann jene Säure unter Einwirkung der feuchten Luft entwickelt, jedenfalls aber nur schwach; es wäre daher dieses Verfahren zu einer intensiven Räucherung wohl nicht anwendbar.

Zur Zeit der Cholera-Epidemie, in der man alles Mögliche zum Behufe der Desinfection versucht hatte, kamen auch ätherische Oele, wie Rosmarin-, Lavendelöl und vorzugsweise Terpenthinöl an die Reihe; man hat einige Tropfen davon auf ein Läppchen oder auf Fliesspapier gegossen, und diese Gegenstände in den zu desinficirenden Räumen aufgehängt. Schönbein ist der Meinung, dass dem hiebei sich bildenden Ozon die desinficirende Wirkung zuzuschreiben sei. In ähnlicher Weise soll auch der an glühendem Platin verdampfende Alkohol oder Schwefeläther (Davy's Platinräucherlämpchen) wirken.

Anstatt des viel gebrauchten, sehr belobten und bereits gedachten, besonders von Schattenmann empfohlenen Eisenvitriols wendet man auch wohl Gyps im gepülverten Zustande zur Desinfection der Düngergruben, Cloaken u. dergl. an; er wirkt in ähnlicher Weise wie jener. Von Anderen wird der Eisenvitriol nicht wie gewöhnlich einfach und in Wasser aufgelöst, sondern mit anderen Stoffen in Verbindung in Anwendung gebracht. So z. B. nimmt Begemann auf 1000 Cbkf. Grubeninhalt 36 Pfd. Eisenvitriol und 2 Pfd. Chlorkalk, indem beide Stoffe, jeder für sich mit Wasser aufgerührt, dem Grubeninhalt zugesetzt werden; dagegen empfiehlt Louvet-Milan ein Gemenge von Eisenvitriol, Kohle, Kalk und Russ in Wasser aufgerührt. Berthoud verwendet ein Gemenge von Eisenvitriol-, Kupfervitriol, Zinkvitriol, Alaun, Kohlenpulver und Gyps oder Bauschutt. Seret räth ein Gemenge von Eisenvitriol, Kohlenpulver und bituminösen Stoffen an. (Helf was helfen mag!)

Nach Ellermann und Tereil hat Eisenchlorid in besonders hohem Grade die Eigenschaft, faulende Thierstoffe geruchlos zu machen. Nach in grösserem Massstabe von Hofmann und Frankland angestellten Versuchen wirkt dieses Mittel besonders günstig, um den Inhalt von Cloaken geruchlos zu machen, und das Eintreten der Fäulniss zu behindern. Um 15000 Vol. Cloakenmasse zu desinficiren, genügte 1 Vol. neutrale Eisenchlorid-Auflösung von $1{,}_{45}$ spec. Gewicht. Bei vergleichenden Versuchen einerseits mit diesem Mittel und anderseits mit Chlorkalk und mit Kalk, zeigte jenes sich wohlfeiler, Fäulniss trat weniger leicht wieder ein, und klärte sich auch die Masse viel schneller, als bei der Anwendung von Kalk oder Chlorkalk. Das Eisenchlorid gibt unzweifelhaft an die zu desinficirenden Stoffe einen Theil seines Chlors ab, und bildet so Eisenchlorür, welches sich dann wahrscheinlich mit den eiweissartigen Stoffen zu unauflöslichen Verbindungen vereinigt.

In der neueren Zeit ist auch als Desinfectionsmittel vielfach empfohlen der Zinkvitriol (als Rückstand in den galvanischen Apparaten der elektrischen Telegraphen), sowie mangansaure und übermangansaure Salze und zwar vorzugsweise Manganchlorür (Rückstand von der Chlorbereitung). Mit verdünnten Flüssigkeiten dieser Art werden Gegenstände aus- und abgewaschen, davon den Dunggruben zugesetzt u. s. w.

Schon in alter Zeit hat man den Holzkohlentheer als Desinfectionsmittel angewandt; man ist indess später davon abgegangen, während man in neuester Zeit den Steinkohlentheer als ein sehr wirksames Mittel der Art empfiehlt. Syret und Bayard hatten auf die desinficirende Wirkung desselben besonders aufmerksam gemacht. Pereymond nahm den Steinkohlentheer, besonders um die Fäulniss des Harnes zu verhüten, und zwar 1 Kilogr. auf 100 Lit. — Corne und Demeaux wenden, wie es scheint, mit sehr gutem Erfolge, ein Gemenge von 100 Theilen fein gepülverten Gyps mit 1 — 4 Theilen Steinkohlentheer (den sog. Coaltergyps, welcher auch für die thierärztliche Praxis von Probstmayr im „Wochenblatt für Thierheikunde und Viehzucht IV." empfohlen wurde) für therapeutische Zwecke bei Wunden an: nach manchen Erfahrungen ist dieses Mittel in hohem Grade gegen Spitalfäulniss wirksam.

Zum Desinficiren von Cloaken nimmt man statt Gyps: Sand, Erde oder irgend einen anderen indifferenten Körper und mengt diesem 2 — 3% Steinkohlentheer bei. Nach Cabanes desinficirt 1 Lit. solchen Gemenges 5 Lit. Grubeninhalt. Es ist fast unzweifelhaft, dass hiedurch die riechenden Faulstoffe wirklich zersetzt und nicht etwa blos durch den Theergeruch verdeckt werden. Dumas schreibt die Wirksamkeit des Mittels den flüchtigen Oeldämpfen zu, indem diese

Ozonbildung veranlassen; Calvert aber nimmt an, dass das Phenol des Theeres der desinficirende Bestandtheil desselben sei. Hiemit in Uebereinstimmung hat Lemaire wässerige Lösungen der Phenols sehr wirksam gefunden.

Das Ozon ist in der thierärztlichen Praxis noch nicht zur directen Anwendung gekommen; es liegen daher auch noch keine Erfahrungen über dessen Wirksamkeit vor. Uebrigens dürfte es ungenügend sein, zum Behufe der Desinfection der Ställe u. dergl. das Ozon auf die gewöhnliche, einfache Weise zu entwickeln, indem man Phosphorstengelchen halb in Wasser untertaucht und sie dem Einflusse der atmosphärischen Luft überlässt, während eine intensive Ozonentwicklung umständlich und schwierig darzustellen und daher, wenigstens zur Zeit, nicht für die thierärztliche Praxis geeignet ist.

LEIPZIG,

DRUCK VON GIESECKE & DEVRIENT.

FSC
www.fsc.org
MIX
Papier | Fördert gute Waldnutzung
FSC® C083411

Zeitfracht Medien GmbH
Ferdinand-Jühlke-Straße 7
99095 Erfurt, Deutschland
produktsicherheit@kolibri360.de